Der *kleine* Kinderarzt

Dr. med. Dirk Nonhoff

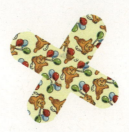

Wo tut's denn weh?	→ 4
Wachstum und Entwicklung	→ 7
Verletzungen und Erste Hilfe	→ 33
Kinderkrankheiten	→ 67
Kopf und Atemwege	→ 87
Rumpf	→ 143
Haut, Nägel, Haare	→ 183
Gut zu wissen	→ 209
Register	→ 220
Impressum	→ 224

WO TUT'S DENN WEH?

Kopfschmerzen

Erkältung	→ 106
Fieber	→ 109
FSME	→ 204
Gehirnerschütterung	→ 47
Grippe	→ 112
Hitzschlag	→ 198
Kopfschmerzen	→ 116
Meningitis	→ 124
Migräne	→ 116
Sonnenstich	→ 198

Hautausschlag

Allergien	→ 88
Dreitagefieber	→ 72
Hand-Fuß-Mund-Krankheit	→ 188
Masern	→ 73
Ringelröteln	→ 77
Röteln	→ 78
Scharlach	→ 80

Schmerzen in Knie und Hüfte

Hüftdysplasie	→ 158
Hüftschnupfen	→ 161
Wachstumsschmerzen	→ 178

Ohrenschmerzen und Hörprobleme

Erkältung	→ 106
Grippe	→ 112
Mandelentzündung	→ 120
Mittelohrentzündung	→ 126
Polypen	→ 122

Bauchschmerzen

Blinddarm	→ 146	Harnwegsinfektion	→ 155
Darmeinstülpung	→ 148	Laktoseintoleranz	→ 164
Dreimonatskoliken	→ 104	Leistenbruch	→ 162
Durchfall	→ 149	Nabelbruch	→ 163
Erbrechen	→ 152	Nabelkolik	→ 145
Erkältung	→ 106	Rotavirus-Infektion	→ 166
Fieber	→ 109	Verstopfungen	→ 172
Fruktoseintoleranz	→ 164	Würmer	→ 180
Giardiasis	→ 154	Zöliakie	→ 164
Grippe	→ 112		

Fieber

Dreitagefieber	→ 72	Meningitis	→ 124
Erkältung	→ 106	Mittelohrentzündung	→ 126
FSME	→ 204	Pfeiffer-Drüsenfieber	→ 131
Grippe	→ 112	Ringelröteln	→ 77
Harnwegsinfektion	→ 155	Rotavirus-Infektion	→ 166
Hitzschlag	→ 198	Röteln	→ 78
Insektenstich	→ 204	Scharlach	→ 80
Lungenentzündung	→ 118	Sonnenstich	→ 198
Mandelentzündung	→ 120		

Jucken

Allergien	→ 88
Insektenstich	→ 204
Krätzmilben	→ 189
Läuse	→ 189

Sehprobleme

Schielen	→ 97
Rot-Grün-Blindheit	→ 98
Kurz- und Weitsichtigkeit	→ 95
Astigmatismus	→ 96

Halsschmerzen und Schluckbeschwerden

Fieber	→ 109
Mandelentzündung	→ 120
Erkältung	→ 106
Grippe	→ 112
Pfeiffer-Drüsenfieber	→ 131
Scharlach	→ 80

Husten, Schnupfen und Atemprobleme

Asthma	→ 92
Bronchitis	→ 102
Erkältung	→ 106
Grippe	→ 112
Keuchhusten	→ 114
Lungenentzündung	→ 118
Pseudokrupp	→ 134
RSV-Infektion	→ 136

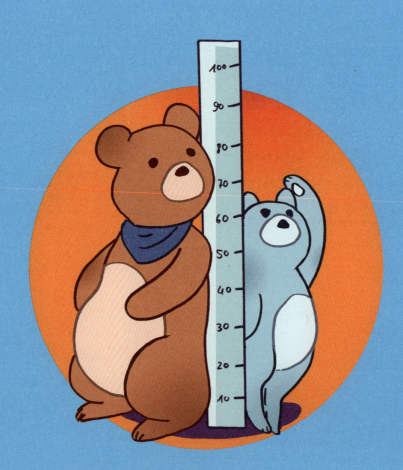

Wachstum und Entwicklung

U1 → 8

U2 → 9

U3 → 12

U4, U5 → 14

U6 → 16

U7 → 19

U7A → 22

U8 → 23

U9 → 24

U10, U11 → 26

J1, J2 → 29

VORSORGEUNTERSUCHUNGEN
Von U1 bis U9

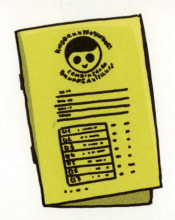

Für Ihr Kind werden von der Geburt an (U1 bis U9) bis ins Jugendalter (J1) regelmäßige Vorsorgeuntersuchungen angeboten. Insgesamt sind es elf, bei manchen Kassen sogar 14. Diese Untersuchungen bieten zum einen die Möglichkeit, Fehlbildungen, Entwicklungsstörungen und Krankheiten frühzeitig zu erkennen. Zum anderen eröffnen sie die Chance, ärztliche Tipps zu Ernährung, Bewegung, Vorbeugung von Krankheiten und Unfallverhütung zu bekommen. Sie werden im Rahmen der Untersuchungen über anstehende Impfungen informiert und die altersgerechte körperliche und geistige Entwicklung Ihres Kindes wird untersucht.

Notieren Sie sich vor dem Besuch des Kinderarztes Ihre Fragen und Sorgen. Auch wenn Sie etwas Ungewöhnliches bei Ihrem Kind beobachten, haben Sie bei den Vorsorgeuntersuchungen Gelegenheit, dies mit dem Arzt zu besprechen. Sollten Sie den Eindruck haben, Ihrem Kind geht es gut, nutzen Sie die Gelegenheit, auch dies anzusprechen. Der Arzt sieht schneller, wenn irgendetwas nicht stimmt, und kann auch frühzeitig eine Therapie einleiten, z. B. bei Haltungsfehlern.

Leider finden Kinder Arztbesuche häufig nicht so prima: Sie werden von einer fremden Person angefasst, bekommen bei Impfungen einen Piks usw. Dass Ihr Kind da manchmal ganz schön verunsichert ist und mit anhaltendem Geschrei reagiert, ist ganz natürlich. Nehmen Sie sich deshalb bei den ersten Arztbesuchen viel Zeit und seien Sie entspannt. Ihr Kind spürt das und wird somit auch weniger angespannt sein.

U1 (DIREKT NACH DER GEBURT)
Die Ergebnisse der ersten Vorsorgeuntersuchung werden in das gelbe Kinder-Untersuchungsheft (s. Abb.) eingetragen, das Sie dann – genau wie den Impfpass – auch bei den folgenden Untersuchungen mitnehmen sollten, damit die Untersuchungsergebnisse lückenlos protokolliert werden können.

Körperliche Untersuchung von Größe, Gewicht und Kopfumfang
- Das Normalgewicht liegt bei 2 500 bis 4 100 Gramm. Schwerere Kinder sind übergewichtig. Das kann an Schwanger-

APGAR-SCORE

Mit dem sofort nach der Geburt erhobenen Apgar-Score lässt sich der Zustand von Neugeborenen beurteilen. Bei kritischen Werten können bestimmte Maßnahmen, z. B. Sauerstoffgabe, eingeleitet werden

	0 Punkte	1 Punkt	2 Punkte	Akronym
Hautfarbe	überall blau	blass	rosig	Appearance
Herzfrequenz	fehlend	langsam < 100/min	normal > 100/min	Pulse
Absaugreflex	fehlend	Grimassieren	aktives Husten	Grimmace
Muskeltonus	schlaff	leichte Beugung Extremitäten	aktive Bewegung	Activity
Atmung	fehlend	schwach oder unregelmäßig	gut und Baby schreit kräftig	Respiration

7–10 Punkte = gesund

schaftsdiabetes (= Gestationsdiabetes) liegen, den man bei Ihnen nie diagnostiziert hat. Sprechen Sie Ihren Arzt darauf an, ggf. ist eine Untersuchung sinnvoll. Außerdem weiß man heute, dass Kinder, die schon bei Geburt „übergewichtig" sind, später ein höheres Risiko haben, an Diabetes (Typ 2) zu erkranken. Beugen Sie dem vor und motivieren Ihr Kind früh zu gesunder Ernährung und viel Bewegung.

Erhebung des APGAR-Scores
- Schnelle Prüfung des Gesundheitszustands Ihres Kindes. Der APGAR-Score wird eine, fünf und zehn Minuten nach der Geburt erhoben (siehe Tabelle oben).

Weitere Untersuchungen
- Fehlbildungen, Geburtsverletzungen, Sinnesorgane, Sehvermögen (Reaktion auf optische Reize), Hörvermögen (Reaktion auf akustische Reize), Blutentnahme aus der Nabelschnur (Untersuchung, ob genügend Sauerstoff im Blut).

Gabe von Vitamin-K-Tropfen
- Neugeborene haben oft noch zu wenig Vitamin K. Dies ist aber für eine funktionierende Blutgerinnung notwendig und wird dem Neugeborenen deshalb in Tropfenform innerhalb der ersten zwei bis vier Stunden nach der Geburt gegeben.

U2 (3. BIS 10. LEBENSTAG)

Die U2 erfolgt meist noch im Krankenhaus oder wird bei Ihnen zu Hause vom Kinderarzt durchgeführt.

Allgemeine Fragen
- Schlafstörungen: Bekommt Ihr Kind genug Ruhe?
- Trinkmenge: Will ein Kind nicht trinken, kann das auf eine Magen-Darm-Störung hinweisen.

- Verdauung: Verdauungsprobleme können auf Probleme im Darm hinweisen.
- Kontakt zur Mutter: Wie kommen Sie mit Ihrem Kind klar?
- Krankheiten in der Familie: Genetische Vorbelastungen und Erkrankungen, auf die im Verlauf der Entwicklung besonders geachtet werden muss.

Körpermaße
- Größe, Gewicht, Kopfumfang: Verläuft die körperliche Entwicklung Ihres Kindes normal (siehe hinten im Gelben Heft)?

Blutuntersuchung
- erweitertes Neugeborenenscreening, am besten innerhalb der ersten 48 bis 72 Stunden: freiwillige Blutuntersuchung Ihres Kindes auf angeborene Stoffwechselerkrankungen. Ihr Arzt wird mögliche Konsequenzen eines positiven Tests ansprechen. Das Blut wird aus der Ferse des Kindes entnommen. Das Screening ermöglicht, Krankheiten wie z. B. eine Schilddrüsenunterfunktion frühzeitig zu erkennen und dann auch zu behandeln, sodass der Krankheitsverlauf positiv beeinflusst werden kann und Ihr Kind möglichst keine/geringe Folgeerscheinungen hat.

Körperliche Untersuchung
- Herz: Mögliche Geräusche als Hinweis auf angeborene Herzfehler.
- Lunge: Belüftung beidseitig unauffällig?
- Geschlechtsorgane: Prüfen auf Hodenhochstand (siehe S. 157).
- Skelettsystem: Mögliche Fehlhaltungen oder Probleme mit den Füßen (Klumpfuß).
- Hüfte – bei Verdacht auf Hüftdysplasie (siehe S. 158): Durchführung eines Hüftultraschalls (standardmäßig erst bei U3).
- Sinnesorgane: Ausführlicher Hörtest bei HNO- oder Kinderarzt.
- Motorik: Überprüfen der Reflexe und der Muskelspannung.

Vorbeugung
- Erneute Vitamin-K-Gabe zur Vorbeugung von Gerinnungsstörungen.
- Beratung zur Vitamin-D- und Fluorid-Gabe im ersten Lebensjahr. Vitamin D ist nötig, um stabile Knochen zu bilden. Säuglinge können dieses Vitamin im ersten Lebensjahr nur unzureichend bilden und sollten es deshalb täglich – entweder als Tablette oder in Tropfenform – bekommen.
- Oft ist in den Vitamin-D-Tabletten auch Fluorid zur Vorbeugung von Karies enthalten. Kinder- und Zahnärzte sind sich aber uneins, ob Kinder Fluorid in Form von Tabletten aufnehmen oder fluoridierte Zahnpasta verwenden sollten.
- Kinderärzte empfehlen üblicherweise ab Geburt eine Fluoridtablette täglich mit 0,25 Milligramm Fluorid. Das gilt nicht für ungestillte Babys, wenn das Wasser für die Fertigmilch mehr als 0,3 Milligramm Fluorid pro Liter enthält. Den Fluorid-Gehalt des Leitungswassers können Sie bei den örtlichen Wasserwerken erfahren. Bei

Mineralwasser, das zur Zubereitung von Säuglingsnahrung geeignet ist, steht der Fluoridgehalt auf dem Flaschenetikett.

- Zahnärzte empfehlen zunächst keine Fluoridtabletten. Stattdessen sollten erst ab dem Durchbruch der ersten Milchzähne diese einmal täglich mit einer geringen Menge fluoridhaltiger Kinderzahnpasta (500 ppm) geputzt werden – ab dem zweiten Lebensjahr zweimal täglich mit einer erbsengroßen Menge. Wenn überhaupt, sollten aus Sicht der meisten Zahnärzte erst ab dem Durchbruch der ersten Milchzähne Fluoridtabletten gegeben werden. Diese wirken nämlich in erster Linie an der Zahnoberfläche, wenn man sie im Mund zergehen lässt. Viele Babys schlucken die Tabletten aber einfach hinunter. Um eine Überdosierung zu vermeiden, sollten Sie Fluoridtabletten und fluoridhaltige Zahnpasta bis zum zweiten Lebensjahr nicht gemeinsam anwenden. Eine Überdosierung kann sich durch weiße Flecken auf dem Zahnschmelz der bleibenden Zähne und ungleichmäßige Zahnschmelzbildung äußern.

Unfallverhütung

- Seien Sie beim Wickeln (Fallen vom Wickeltisch) und Baden (Verbrühung durch zu heißes Wasser) immer aufmerksam und vorsichtig.

Neugeborenengelbsucht

Wird Ihr Kind kurz nach der Geburt plötzlich ganz gelb, ist das für Sie sicher etwas erschreckend. Die Gelbfärbung der Haut wird durch Bilirubin (Abbauprodukt des Blutfarbstoffs Hämoglobin) verursacht. Der rote Blutfarbstoff des Ungeborenen (= HbF) wird gegen einen anderen (= HbA) ausgetauscht. Bei manchen Neugeborenen ist die Leber noch nicht reif genug, um die hohen Bilirubinmengen schnell genug abbauen zu können. Die Folge davon ist ein Anstieg des Bilirubinspiegels im Blut, der zu einer Gelbfärbung von Haut, Schleimhäuten und sogar dem Weißen des Auges führt.

Drei bis fünf Prozent der Neugeborenen zeigen den Neugeborenenikterus; es handelt sich dabei also um ein häufig auftretendes Problem. Der Höhepunkt der Gelbfärbung liegt meist zwischen drittem und fünftem Lebenstag, in den nächsten zehn Tagen verschwindet die Färbung, ohne Spuren auf der Haut zu hinterlassen.

U3 (4. BIS 6. LEBENSWOCHE)

Die U3 ist meist die erste Vorsorgeuntersuchung beim Kinderarzt. Planen Sie genug Zeit ein, sodass alle Fragen in Ruhe besprochen werden können und die Untersuchung ohne Hektik durchgeführt werden kann, auch wenn Ihr Kind nicht so mitspielt.

Allgemeine Fragen

- Wie ist Ihre Beziehung zum Kind?
- Fühlen Sie sich überfordert oder kommen Sie gut zurecht?
- Hatte Ihr Kind Infektionen (grippale Infekte) und dabei einen Fieberkrampf?
- Reagiert Ihr Kind auf Geräusche? Folgt es Gegenständen mit den Augen?
- Hat Ihr Kind regelmäßigen Stuhlgang?
- Wie steht es um sein Schlafverhalten?

Körperliche Untersuchung

Für die körperliche Untersuchung müssen Sie Ihr Kind vollständig ausziehen. Der Kinderarzt untersucht es unter einem Wärmestrahler. Am besten ist es, wenn Sie währenddessen möglichst nah bei Ihrem Kind sind und sich die Untersuchungsschritte erläutern lassen.

- Haut: Blasse Haut ist ein Hinweis auf zu wenig rote Blutkörperchen. Eine bläuliche Verfärbung der Haut kann auf einen möglichen Herzfehler hindeuten.
- Herz: Geräusche können Hinweis auf einen Herzfehler sein.
- Lunge: Es wird überprüft, ob die Lunge Ihres Kindes gut belüftet wird.
- Bauch: Liegt ein Nabelbruch (siehe S. 163) vor? Ist sehr viel Luft im Bauchraum? Kann man eine normale Darmbewegung hören?
- Geschlechtsorgane: Prüfen auf Hodenhochstand (siehe S. 157) oder Schamlippenverklebung (siehe S. 168).
- Kopf: Wie ist die Vergrößerung des Kopfes vorangeschritten? Ist die Fontanelle geschlossen oder vorgewölbt?
- Skelettsystem: Gibt es Fehlhaltungen? Untersuchung der Hüften mittels Ultraschall, um eine Hüftdysplasie (siehe S. 158) frühzeitig zu erkennen und ggf. zu behandeln.
- Sinnesorgane: Bei dieser Untersuchung werden hauptsächlich die Augen untersucht. Das Hörorgan wurde ja bereits gründlich in der U2 untersucht. Haben Sie aber das Gefühl, dass Ihr Kind schlecht hört, sprechen Sie Ihren Arzt darauf an!
- Motorik: Überprüfung der Muskelspannung und der Reflexe – kann Ihr Kind den Kopf heben, kann Muskelspannung im Liegen aufgebaut werden?
- Ergeben sich krankhafte bzw. auffällige Befunde, muss Ihr Kind ggf. zu einem Spezialisten. Liegt z. B. der Verdacht auf einen Herzfehler vor, sollten Sie einen (Kinder-)Kardiologen aufsuchen.

Vorbeugung

- Fortsetzung der Vitamin-D- und ggf. Fluorid-Gabe.
- Besprechung der empfohlenen Schutzimpfungen (siehe S. 68).

Plötzlicher Kindstod (SIDS = Sudden Infant Death Syndrom)

Das Erschreckende am plötzlichen Kindstod – der am häufigsten zwischen dem zweiten und vierten Lebensmonat auftritt – ist die Tatsache, dass die Kinder trotz völliger Gesundheit plötzlich und ohne Vorzeichen sterben. Zwar nimmt die Zahl des SIDS seit Jahren kontinuierlich ab, aber jedes Kind, das daran verstirbt, ist eines zu viel – und bedeutet für die Eltern eine lebenslange Tragödie. Umso wichtiger wäre es, die Ursachen für den plötzlichen Kindstod zu kennen, um dann entsprechende Vorsorgemaßnahmen treffen zu können. Leider ist es der Wissenschaft bis heute nicht gelungen, genau zu klären, wie es zu den mysteriösen Todesfällen kommt.

Als mögliche Ursachen stehen ein schwach ausgeprägter, unreifer Atemantrieb und eine verminderte Erweckbarkeit der Kinder unter Verdacht. Ein hierdurch bedingter Atemstillstand könnte die Todesursache sein. Auch Virusinfekte, die eine Herzmuskelerkrankung mit nachfolgenden Herzrhythmusstörungen auslösen können, sollen eine Rolle spielen.

Auch wenn die Ursache für den plötzlichen Kindstod wissenschaftlich noch nicht bis ins letzte Detail geklärt wurde, haben sich einige wichtige Risikofaktoren gezeigt, die sich leicht vermeiden lassen:

- Legen Sie Ihr Kind immer in Rückenlage ins Bett und drehen Sie es ggf. während der Nacht auch wieder zurück, falls es im Schlaf die Position geändert hat.
- Rauchen erhöht das Risiko Ihres Kindes, am SIDS zu sterben. Sorgen Sie daher für eine rauchfreie Umgebung.
- Lassen Sie Ihr Kind ohne Kissen schlafen.
- Wählen Sie eine normal feste Matratze für Ihr Kind. Weiche Matratzen sollten Sie meiden.
- Vermeiden Sie eine Überwärmung des Raumes, in dem Ihr Kind schläft. Ideal ist eine Raumtemperatur von 16 bis 18 Grad Celsius.
- Wenn möglich, sollten Sie Ihr Kind stillen.

Merken Sie sich die wichtigsten Regeln mit der 3-R-Faustformel:

Rückenlage – Richtig betten – Rauchfrei

Unfallverhütung
- Vorsicht: Tücher, Kissen und Schnüre im Bett Ihres Kindes bergen Erstickungs- und Strangulationsgefahr. Außerdem ist ein Schlafsack besser als eine Bettdecke.

U4 (3. BIS 4. LEBENSMONAT)
Hierbei steht das Überprüfen der Reflexe, der Sinnesorgane, der körperlichen Entwicklung (normale Gewichts- und Größenzunahme) und der sozialen Interaktion im Vordergrund.

Ihr Kind sollte in diesem Alter aus der Bauchlage sicher den Kopf heben können, wenn es an den Händen hochgezogen wird, und den Kopf eine gewisse Zeit halten können. Aus der Bauchlage heraus sollte es sich auf die Arme stützen und die Arme in Rückenlage in der Körpermitte zusammenführen können. In der Regel beginnt es auch schon, Dinge zu greifen. Mit den Augen sollte es Dinge fixieren oder verfolgen können. Auch Geräuschquellen sollten erkannt und mit Tönen und Geräuschen „beantwortet" werden, z. B. Ihre Stimme. Wenn Sie Ihr Kind anlächeln, sollte Ihr Kind zurücklächeln und somit den Kontakt verstärken. Wenn Sie Ihr Kind anlächeln, fühlt es sich gut und geborgen.

Vorbeugung
- Fortsetzung der Vitamin-D- und ggf. Fluorid-Gabe.
- Beginn der empfohlenen Schutzimpfungen (siehe S. 68).

- Ernährung: Stillen Sie Ihr Kind, kann ab Ende des vierten Lebensmonats mit Beikost (= alles außer Muttermilch, also z. B. Brei aus Karotten oder Obst) begonnen werden.

U5 (6. BIS 7. LEBENSMONAT)
Die körperliche Untersuchung ist für Sie und Ihr Kind inzwischen fast schon Routine. Der Arzt untersucht Ihr Kind gründlich. Besonderes Augenmerk liegt bei dieser Untersuchung auf der Entwicklung der Motorik: Kann Ihr Kind sich an der hingehaltenen Hand hochziehen, kann es sich aus der Bauchlage mit den Händen abstützen, kann es Dinge gezielt greifen und in den Händen wechseln? Auch Augen und Ohren werden erneut überprüft. Wenn Ihr Arzt bemerkt, dass Ihr Kind schielt (siehe S. 97), wird er Sie zum Augenarzt schicken, um diesen Sehfehler frühzeitig behandeln zu lassen.

In diesem Lebensalter ist die Untersuchung manchmal schwieriger als vorher, da Ihr Kind jetzt meist mit dem Fremdeln beginnt. Es kann stärker zwischen fremd und Familie unterscheiden.

Die soziale Interaktion wird durch gezielte Laute verstärkt. Ihr Kind reagiert auf unterschiedliche Situationen bereits mit verschiedenen Lauten. Die ersten Silben werden gebildet. Ihr Kind sucht die körperliche Interaktion mit Ihnen, es fasst Sie gezielt an und versucht dadurch, den Kontakt zu verstärken.

Ein Wort zu ...
Partnerschaft

Ja, Sie und Ihr Partner haben sich sehnlichst ein Kind gewünscht, und ja, es ist auch toll, dass es gesund und munter zur Welt gekommen ist. Aber irgendwie fühlt sich Ihre Partnerschaft jetzt ganz anders an als vor der Geburt. Auch wenn es vielleicht nur wenig tröstend ist: Für viele Beziehungen ist das erste Kind eine echte Bewährungsprobe.

Ein Kind verändert viel mehr, als man sich das vorher überhaupt vorstellen konnte. Gemeinsame Hobbys können auf einmal nicht mehr oder nicht mehr gemeinsam ausgeübt werden, die geliebten Kinoabende sind auf unbestimmte Zeit verschoben, der gemütliche Pärchenabend muss ausfallen, auf Partys sind Sie stets, falls Sie überhaupt kommen können, die ersten, die gehen, und Ihre Sexualität droht – genau wie Sie selbst immer öfter – einzuschlafen. Die neue Konstellation Mutter, Vater, Kind stört das Beziehungsgleichgewicht bei vielen Paaren empfindlich. Aus einem Liebespaar werden Eltern. Die Mutter kümmert sich intensiv um das Kind und bleibt häufig zu Hause, um dort Haushalt und Kind zu managen. Väter fühlen sich in der neuen Beziehungskonstellation oft zurückgesetzt und aus der Beziehung zu ihrer Partnerin ausgegrenzt. Schlafmangel und mögliche finanzielle Einbußen – nur noch ein Elternteil geht arbeiten – tragen dazu bei, dass Konflikte nicht frühzeitig angesprochen und gelöst werden und so zu einer schweren Krise führen können.

Das wichtigste Mittel, um als Liebespaar und Eltern diese Klippen zu meistern, ist Kommunikation. Viel Kommunikation. Sie sollten sich schon vor der Geburt Ihres Kindes über mögliche Aufgabenverteilungen, Vorstellungen und Wünsche unterhalten. Zwar ist sicher, dass alles anders kommen wird, aber so haben Sie immerhin intensiv über Ihre Pläne gesprochen. Das ist für beide Seiten wichtig. Auch in den ersten Jahren, in denen die Belastung für Sie als Paar am höchsten ist, sollten Sie viel miteinander sprechen: Welche Art von Hilfe und wie viel davon erwartet der andere, was fehlt ihm, was kann man ändern? Planen Sie trotz Ihres Kindes regelmäßig Zeit zu zweit ein – ein gemeinsames Essen in den eigenen vier Wänden ist eine gute Gelegenheit, wieder intensiv miteinander zu sprechen. Schaffen Sie sich Freiräume, passen Sie Ihre Hobbys an die neue Situation an, pflegen Sie Freundschaften. Und signalisieren Sie Ihrem Partner, dass er in der neuen Beziehungskonstellation eine genauso wichtige Rolle spielt wie vor dem Kind.

Ihr Kind verliert jetzt den angeborenen Nestschutz, es bekommt auffällig häufig Infekte mit Husten und „Rotznase". Ihre Geduld ist jetzt noch mehr gefordert – unruhige Nächte und ein missmutiges Kind sind anstrengend. Außerdem können die ersten Zähne (siehe S. 138) durchbrechen, was meist auch Probleme verursacht. Doch Sie werden auch diese Herausforderungen meistern und gemeinsam mit Ihrem Kind daran wachsen!

Allgemeine Fragen
- Sucht Ihr Kind Blickkontakt mit Ihnen?
- Reagiert Ihr Kind auf Klingeln/Ansprache/Geräusche?
- Welches Spielzeug mag Ihr Kind, wie reagiert es worauf?
- Dreht sich Ihr Kind vom Rücken auf den Bauch und umgekehrt?

Vorbeugung
- Fortsetzung der Vitamin-D- und ggf. Fluorid-Gabe.
- Fortsetzung der empfohlenen Schutzimpfungen (siehe S. 68).

Ernährung
- Ihr Kind entwickelt zunehmend Interesse an Dingen, die Sie oder die älteren Geschwister essen. Besprechen Sie mit dem Arzt, was für Ihr Kind infrage kommt.

Unfallverhütung
- Da Ihr Kind in diesem Alter beginnt, sich an vielen Dingen – Regale, Stühle, Tische – hochzuziehen, sollten Sie sicherstellen, dass nichts auf Ihr Kind fallen kann. Schwere Dinge in Regalen, Tischdecken und Dinge, die leicht umkippen können (z. B. Bodenvasen), sollten Sie für eine gewisse Zeit wegräumen.

Erziehung
- Versuchen Sie, Ihrem Kind einen regelmäßigen Tagesablauf anzugewöhnen.
- Führen Sie feste Schlafenszeiten mit regelmäßigen Ritualen wie Vorlesen und Kuscheln ein. Je eher sich Ihr Kind an feste Schlafenszeiten gewöhnt, umso leichter wird es auch für Sie. Wenn es mal nicht klappt, ist es auch nicht tragisch, aber einen gewissen Rhythmus brauchen Kinder, um sich an Strukturen und Abläufe zu gewöhnen.

U6 (10. BIS 12. LEBENSMONAT – EINJAHRESUNTERSUCHUNG)

Der Arzt wird Ihr Kind wieder gründlich körperlich untersuchen. Nach einem Jahr hat Ihr Kind seine Körperlänge in etwa verdoppelt und das Geburtsgewicht in etwa verdreifacht.

Der Schwerpunkt der U6 liegt in der Überprüfung der motorischen, sprachlichen und sozialen Entwicklung. Ihr Kind kann jetzt stehen. Es richtet sich an Stühlen, Tischen oder an Ihrer Hand auf. Manchmal kann es sich schon alleine aufrichten und auch die ersten Schritte gehen. Die Feinmotorik hat große Fortschritte gemacht. Kleine Gegenstände wie z. B. Krümel können mit Daumen und Zeigefinger (= Pinzettengriff) aufgenommen werden. Das Sabbeln und Brabbeln wird mittlerweile zweisilbig und zu Ihrer großen Freude ist manchmal auch ein „Mama" und „Papa" oder etwas Ähnliches zu erkennen. Ihr Kind versteht auch etwas abstraktere Dinge. Es kann Gegenstände finden, die Sie z. B. hinter dem Rücken verstecken, und weiß auch, dass es nicht verschwindet, wenn es sich die Augen zuhält. Es beginnt damit, Wörter Gegenständen zuzuordnen, und versteht Sie zunehmend, wenn Sie „Ja" und „Nein" sagen. Auf seinen Namen reagiert Ihr Kind in dieser Zeit schon sicher. Die Welt um Ihr Kind wird bedeutsamer und immer mehr erkundet. Ihr Kind will alles – meist angstfrei – ausprobieren, und so werden „Nein!" und „Vorsichtig!" in nächster Zeit Ihre häufigsten Ein-Wort-Sätze sein – ob Sie wollen oder nicht.

Allgemeine Fragen

- Zieht sich Ihr Kind alleine hoch und kann es alleine stehen?
- Macht Ihr Kind schon erste kleine Schritte bzw. Gehversuche?
- Sitzt Ihr Kind sicher?
- Schläft Ihr Kind nachts durch?
- Reagiert Ihr Kind auf seinen Namen?
- Haben Sie selbst genug Zeit für sich selbst?

Vorbeugung

- Fortsetzung der Vitamin-D- und ggf. Fluorid-Gabe (ca. zwölf bis 18 Monate).
- Vervollständigung der empfohlenen Schutzimpfungen (siehe S. 68).

Ernährung

- Ihr Kind kann jetzt gerne den größten Teil des „Familienessens" ausprobieren. Manches mag es lieber und Sie können sein „Lieblingsessen" herausfinden. Es soll und kann ruhig viele Sachen ausprobieren. Einheitskost verdirbt den Geschmack.

Unfallverhütung

- Achten Sie darauf, dass Ihr Kind nicht mit Gegenständen spielt, die es leicht verschlucken kann. In diesem Lebensalter wird alles mit dem Mund „untersucht". Kleine Gegenstände wie z. B. Murmeln, Geldstücke oder Bausteine werden dabei schnell verschluckt. Geraten sie dabei in die Lunge, kann Ihr Kind im schlimmsten Fall daran ersticken (siehe S. 64).
- Ihr Kind erkundet intensiv seine Umgebung. Besonders Treppen, Steckdosen und Feuer haben es ihm angetan. Ihr Nein ist sicher hilfreich, trotzdem müssen Sie entsprechende Gefahrenherde ausreichend sichern und Feuer, d. h. Streichhölzer und Feuerzeuge, unerreichbar für Kinder aufbewahren. Auch Messer, Scheren und andere spitze und scharfe Gegenstände sollten Sie lieber möglichst weit oben lagern. Versuchen Sie mal, Ihre Umgebung in Höhe und Reichweite – diese ist immer zehn Zentimeter mehr als angenommen – Ihres Kindes abzusuchen. Sie werden mehr Gefahrenquellen entdecken, als Ihnen wahrscheinlich bewusst ist.

Ein Wort zu ...
individueller Entwicklung

„Niklas kann schon laufen!" – mit diesen und ähnlichen Sätzen werden eigentlich alle Eltern während der ersten Lebensjahre ihres Kindes konfrontiert. Sicher haben auch Sie so etwas schon gehört. Manchmal ist man es aber auch selbst, der Vergleiche mit anderen Kindern im gleichen Alter oder auch mit der Entwicklung der älteren Geschwister anstellt – wenngleich vielleicht auch nur innerlich.

Dabei hat jedes Kind seine eigene Entwicklungsgeschwindigkeit. Manche Kinder können schon vor dem Ende des ersten Lebensjahres stehen und laufen, andere Kinder fangen früh an zu sprechen und einige Kinder sind schon sehr früh „trocken". Natürlich dürfen Sie sich freuen, wenn Ihr Kind irgendetwas besonders früh oder vorzeitig kann. Gleichzeitig ist es aber kein Grund zur Besorgnis, wenn Ihr Kind etwas langsamer ist und anderen Kindern möglicherweise in der Entwicklung ein wenig hinterherhinkt. Das sollte vor allem auch nicht dazu führen, dass Sie einen besonderen Eifer entwickeln, der Ihr Kind schneller machen soll. So lange die Entwicklungsstufen im bei den Vorsorgeuntersuchungen überprüften zeitlichen Rahmen ablaufen, besteht überhaupt kein Grund zur Beunruhigung.

Auch wenn Ihr Kind ein Spätzünder in manchen oder auch in allen Bereichen ist, ist das keine Prognose für seine Zukunft. Geben Sie Ihm das Gefühl, dass es alle Zeit der Welt hat, um die nötigen Entwicklungsschritte in Ruhe zu durchlaufen, das nimmt Ihnen und Ihrem Kind viel Druck. Eine positive Grundstimmung ist viel wichtiger als dass Ihr Kind möglichst früh auf den eigenen Beinchen stehen kann. Schaffen Sie eine Atmosphäre, die Ihrem Kind vermittelt, dass Eile nicht nötig ist und dass mit ihm alles in Ordnung ist. Führen Sie sich vor Augen, dass ein, zwei Monate im Verhältnis zu 70 oder 80 Jahren selbstständigen Laufens und Essens ein Klacks sind!

Manchmal ist es aufschlussreich, in der eigenen Entwicklungsgeschichte nachzuforschen. Waren Sie selbst ein entspanntes, ruhiges Baby – oder waren Sie eher früh dran? Es ist naheliegend, dass auch das eigene Verhaltensmuster oder das Ihres Partners an Ihr Kind weitergegeben wird. Aber selbst, wenn die Eltern oder die älteren Geschwister Frühentwickler waren, muss das nicht die Regel sein. Zum Glück gibt es unzahllge verschiedone Verhaltensmuster, die die Entwicklung Ihres Kindes in Zukunft interessant und spannend machen!

Erziehung

- Versuchen Sie, mehr und mehr feste Zeiten für gemeinsame Mahlzeiten einzuführen. Wenn Sie gemeinsam als Familie essen, findet Ihr Kind es meist auch ganz gut, mit am Tisch zu sitzen. Allerdings dauert es oft nicht lange, bis es runter vom Stuhl oder auf Ihren Schoß oder den Ihres Partners will – und dann wieder runter usw. Das ist o.k., aber Ihr Kind sollte gerade in diesem Alter lernen, dass es einen eigenen Stuhl hat und dass es dort auch sitzen sollte, wenn es essen möchte. Auch bei den kleinen Mahlzeiten zwischendurch sollte der eigene Stuhl und der gemeinsame Tisch als Ruhepol dienen.
- In diesem Alter lernt Ihr Kind immer mehr, was „Nein" bedeutet. Schauen Sie etwas strenger als normal, wenn Sie es sagen, damit Ihr Kind die Verknüpfung von Wort und Mimik lernt. Das „Nein" ist keine Regelreiterei, sondern wichtig, um Ihr Kind vor Gefahren zu schützen. Wenn es z. B. mit dem Essen spielt oder versucht, die Steckdosen zu erkunden, sollten Sie dreimal „Nein" sagen. Reagiert es auch beim dritten Mal nicht, müssen Sie etwas tun. Nur so bringen Sie Ihrem Kind bei, dass ein nicht befolgtes „Nein" Konsequenzen hat. Ziehen Sie Ihr Kind zudem einfach von der Steckdose weg und setzen es woanders hin, das reicht meist aus. Der leichte Klaps auf die Finger ist nur selten notwendig. Er sollte sicher nicht zur Gewohnheit werden, aber manchmal ist er die einzige Hilfe in brenzligen Situationen. Auch wenn es Ihnen danach sicher leidtut, ist ein leichter Klaps nicht dramatisch. Überlegen Sie danach in Ruhe, wie Sie solche Ausrutscher künftig vermeiden können. Vor allem sollten Sie sich selbst nicht innerlich dafür ausschimpfen: Sie machen gerade so vieles richtig und gut, da kann auch mal etwas nicht so toll klappen!

U7 (21. BIS 24. LEBENSMONAT)

Zwischen der U6 und der U7 hat sich Ihr Kind wieder deutlich entwickelt. Es kann frei laufen, Hindernisse erkennen und sie umkurven. Auch kann es mit den Händen sicher greifen: Konnte es vor einem Jahr höchstens einen Bauklotz greifen, wird jetzt einen Turm mit vier, fünf Bauklötzen aufeinandergesetzt.

Sprachlich hat sich auch einiges getan. Es spricht Zweiwortsätze und verwendet die Symbolsprache, also z. B. „Wauwau" für Hund. Die selbst gebildeten Sätze klingen zwar noch recht einfach, Ihr Kind versteht aber eine ganze Menge und kann auch vieles, was Sie ihm sagen, umsetzen. Fragen wie „Hast du Hunger?" oder „Möchtest du etwas trinken?" kann es sicher beantworten. Auch der eigene Wille wird immer ausgeprägter. In der „Trotzphase" ist es manchmal schwierig, ruhig zu bleiben, aber diese Phasen sind die ersten Schritte in die Selbstständigkeit und

Wachstum und Entwicklung

Ausbildung einer eigenen Persönlichkeit. Ihr Kind wird dabei auch immer wieder Ihre Grenzen testen. Am besten ist es, wenn Sie diesen Prozess in Ruhe begleiten und auch mal ein Auge zudrücken.

Ihr Kind beginnt in diesem Lebensalter auch, aktiv soziale Kontakte zu andern Kindern, z. B. in der Krippe oder mit Nachbarskindern, aufzubauen. Es übt gemeinsames Spielen und das Teilen von Spielzeug. Das klappt natürlich nicht beim Lieblingsspielzeug, aber mit anderen Sachen kann gemeinsam gespielt werden.

Der Arzt untersucht bei der U7 Ihr Kind wieder gründlich von Kopf bis Fuß. Schwerpunkt der Untersuchung ist die Prüfung der Sprachfähigkeit und des Hör- und Sehvermögens. Ist bei Ihrem Kind die Sprachentwicklung verzögert, sollten Sie das Hörvermögen bei einem HNO-Arzt überprüfen lassen. Auch chronische Mittelohrentzündungen (siehe S. 126) können zu einer verzögerten Sprachentwicklung beitragen und müssen deshalb behandelt werden.

Allgemeine Fragen

- Kann Ihr Kind Zwei-Wort-Sätze bilden?
- Hat es häufig Infektionen?
- Reagiert Ihr Kind auf leise Musik?
- Kann Ihr Kind bei Benennen die entsprechenden Körperteile zeigen?
- Kann es sicher stehen und gehen?
- Kann Ihr Kind eine Treppe hinaufgehen und sich dabei am Geländer festhalten?
- Beginnt Ihr Kind zu klettern?
- Wenn Sie selbst einen Sehfehler hatten oder haben, sollten Sie mit Ihrem Kind zum Augenarzt gehen!

Erziehung

- Die Trotzphase bei Ihrem Kind kann Sie einiges an Nerven kosten. Versuchen Sie, ruhig zu bleiben. Nur bei Dingen, die Ihnen wirklich wichtig sind, wie z. B. dem gemeinsamen Essen, den Schlafenszeiten oder in echten Gefahrensituationen, lohnt es sich, Ihrem Kind klare Grenzen zu setzen. Wichtig ist, dass Sie Ihre Entscheidungen erklären und Sie und Ihr Partner sich einig sind und bei der Entscheidungsdurchsetzung konsequent bleiben. Nichts ist schlechter für das Kind – und letztendlich für die Partnerschaft –, wenn einer Ja und der andere Nein sagt. Ihr Kind versteht sehr schnell, wo es was durchsetzen kann, und spielt Sie dann instinktiv – ohne böse Absicht – gegeneinander aus. Versuchen Sie am besten im Vorfeld zu klären, welche Regeln Sie gerne gemeinsam durchsetzen möchten, damit es dann nicht zu widersprüchlichen Ansagen für Ihr Kind kommt.
- Mit der Zahnpflege haben Sie ja schon beim ersten Zahn begonnen – jetzt ist es an der Zeit, dass Ihr Kind die Sache selbst in die Hand nimmt. Die meisten Kinder kriegen das zwar noch nicht hundertprozentig hin und Sie müssen noch nach-

putzen, aber die Gewöhnung an die Zahnpflege nach den drei Hauptmahlzeiten ist genau richtig für dieses Alter. Wenn das Zähneputzen jetzt geübt wird, ist die Wahrscheinlichkeit groß, dass die Zähne Ihres Kindes lange gesund bleiben. Manchmal ist das Angewöhnen des Zähneputzens aufgrund der Trotzphase etwas mühsam, aber der Aufwand lohnt sich!

- Die Sauberkeitserziehung sollten Sie ganz entspannt angehen. Manche Kinder merken schon recht früh, wann Sie „müssen" und sind stolz, ihr großes Geschäft wie Mama und Papa auf der Toilette machen zu können. Bei anderen Kindern dauert es etwas länger. Zu viel Kontrolle bringt dem Kind und Ihnen nur Stress – im Laufe der nächsten Monate wird Ihr Kind von alleine auf die Idee kommen, dass es sich mit leerer Windel angenehmer spielen lässt und so früher oder später sauber werden.
- Spätestens jetzt wird es Zeit, Ihr Kind von Schnuller, Fläschchen und Co. zu entwöhnen. Gegen ein Fläschchen an bestimmten Tagen ist nichts einzuwenden, aber das regelmäßige Fläschchen zum Einschlafen sollte der Vergangenheit angehören.

Ernährung

- In diesem Alter kann der Speiseplan Ihres Kindes sich Ihrem angleichen: viel Obst und Gemüse, viele Milchprodukte, ab und zu Fisch und Fleisch (siehe S. 26). Schneiden Sie Ihrem Kind das Essen in kleine mundgerechte Stücke. Zwischendurch kann Ihr Kind gerne ein paar Obst- oder Gemüseschnitze essen. Zu den Mahlzeiten können Sie Leitungswasser anbieten, auch zwischen den Mahlzeiten ist das oder ungezuckerter Tee das ideale Getränk für Sie (Vorbildfunktion) und Ihr Kind.
- Vermeiden Sie möglichst zu viele Kohlenhydrate, um Karies, Übergewicht und Diabetes zu verhindern. Nehmen Sie statt gesüßten Fruchtjoghurts Naturjoghurt mit selbstgeschnittenem Obst, statt Milchschnitten Obststückchen, statt Fertigmüslis Haferflocken mit Obst, statt Salzstangen Gemüseschnitze und statt Schokokeksen lieber ein Stück selbstgemachten Obstkuchen.

Bewegung

- Lassen Sie Ihr Kind viel spielen, toben, klettern und rennen, so lernt es Bewegung früh schätzen. Am besten natürlich draußen in der Natur. Gehen Sie mit Ihrem Kind viel raus. Haben Sie keinen eigenen Garten, nutzen Sie öffentliche Spielplätze oder Parks. In diesem Alter ist es nötig, dass Sie ständig anwesend sind, da Ihr Kind Gefahren schlecht einschätzen kann und alles erklettert, was sich anbietet. Da müssen Sie manchmal einschreiten, falls Ihr Kind zu hoch hinauswill.
- Sie können auch Kinderturn-Kurse besuchen, die von vielen Vereinen ange-

boten werden – dort sind Sie auch nicht alleine verantwortlich, können andere Eltern kennenlernen und sich austauschen.

Vorbeugung
- Vervollständigung der empfohlenen Schutzimpfungen (siehe S. 68)

Unfallverhütung
- Überprüfen Sie, ob Ihr Autokindersitz noch für das Gewicht Ihres Kindes zugelassen ist.
- Achten Sie noch mehr darauf, alles, was Ihrem Kind gefährlich werden könnte – Chemikalien, Reinigungsmittel (siehe S. 62), Streichhölzer, Messer, Wasserkocher – außer Reichweite zu bringen.
- Montieren Sie Gitter an Ihren Herd, sodass Ihr Kind sich nicht verbrennen (siehe S. 60) kann.
- Haben Sie einen eigenen Garten, achten Sie darauf, dass alle tieferen Wasserstellen – Teich oder auch Bottiche – abgedeckt sind. Ertrinkungsunfälle (siehe S. 46) sind bei kleinen Kindern sehr häufig.

U7A (34. BIS 36. LEBENSMONAT)

Bei dieser Untersuchung, die meist vor Beginn des Kindergartenbesuchs stattfindet, liegt der Schwerpunkt auf dem Erkennen und Behandeln von Sehstörungen, Übergewicht, Allergien, psychischen, sozialen und emotionalen Auffälligkeiten bzw. Defiziten. Trotzdem wird Ihr Kind auch diesmal gründlich körperlich untersucht. Besonderes Augenmerk liegt auf möglichen Sehfehlern wie z. B. Schielen (siehe S. 97). Dazu führt der Arzt eine ziemlich umfangreiche Untersuchung durch. Ergeben sich dabei Auffälligkeiten, wird er Sie zu einem Augenarzt überweisen.

Der Arzt überprüft, ob Ihr Kind seinen eigenen Namen kennt, ob es schon längere Sätze – Drei- bis Fünf-Wort-Sätze – bilden kann und ob und wie es mit anderen Menschen in Kontakt tritt. Außerdem prüft er, wie weit Ihr Kind mit Stuhl- und Urinkontrolle ist.

Diese Fragen dienen dazu, einzuschätzen, wie weit Ihr Kind entwickelt und ob ein Kindergarten schon das Richtige für es ist. Die genannten Fertigkeiten sind wichtig, um sich in der Gruppe behaupten zu können und davon zu profitieren.

Allgemeine Fragen
- Kann Ihr Kind von einem Hocker oder einer Stufe springen?
- Zieht sich Ihr Kind schon teilweise selbst aus/an?
- Ist Ihr Kind tagsüber trocken?
- Kann Ihr Kind mit anderen Kindern zusammen spielen?
- Stellt Ihr Kind Fragen, ist es neugierig?
- Akzeptiert Ihr Kind Grenzen?
- Spricht Ihr Kind Mehrwortsätze?

Vorbeugung
- Prüfung der Vollständigkeit des Impfschutzes.

Bewegung
- Achten Sie darauf, dass sich Ihr Kind genügend draußen bewegt. Die Weltgesund-

heitsorganisation (WHO) empfiehlt zur Vorbeugung von Übergewicht und Stoffwechselkrankheiten wie z. B. Diabetes, dass Kinder sich fünfmal wöchentlich eine Stunde bewegen sollten. Das gilt auch im Winter. Die natürlichen Abwehrkräfte werden gestärkt und das Sonnenlicht sorgt für die Bildung von Vitamin D, das für die Knochenfestigkeit wichtig ist.

- In diesem Lebensalter kann Ihr Kind anfangen, das Fahrradfahren zu lernen. Meist sagt Ihr Kind, dass es „selbst fahren" möchte. Das Interesse am Radfahren ist meist größer, wenn Sie Ihr Kind viel auf dem Rad mitgenommen haben und selbst viel mit dem Rad erledigen.

Unfallverhütung
- Spätestens in diesem Alter sollten Sie Ihrem Kind die Gefahren des Straßenverkehrs näherbringen. Schon Kindergartenkinder sind aktive Verkehrsteilnehmer und Ihr Kind sollte alle Regeln, die für Fußgänger gelten, kennen. Üben Sie, wenn Sie mit Ihrem Kind unterwegs sind, die wichtigen Ampelzeichen, das Links-und-rechts-Gucken und das Warten am Straßenrand!

Medien
- Gerade wenn Ihr Kind ältere Geschwister hat, ist es schwierig, es vom Fernseher fernzuhalten. Oft ist Ihr Kind zufrieden, wenn es eine Sendung schauen darf, z. B. „Die Sendung mit der Maus". Alle anderen (digitalen) Medien sollten in diesem Lebensalter noch keine Rolle spielen.

U8 (43. BIS 48. LEBENSMONAT)

Auch bei dieser Untersuchung steht die Überprüfung der Sprachfertigkeiten, der Motorik und der sozialen Entwicklung und Interaktion im Vordergrund. Ihr Kind kann sich zu diesem Zeitpunkt bereits alleine an- und ausziehen, es kann kleine Geschichten erzählen und – mehr oder weniger – Spielregeln einhalten. Gegenüber anderen zeigt es Mitgefühl, z. B. beim Trösten von anderen Kindern. Es ist jetzt meist tags und nachts trocken, was für Sie eine große Erleichterung darstellt. Insgesamt wird in dieser Zeit vieles einfacher, da Ihr Kind schon vieles selbstständig erledigen kann. Dazu gehört auch das Zähneputzen, das Einhalten der festgelegten Essenszeiten, das Selbst-Essen und glücklicherweise oft auch das Durchschlafen. Sie haben also schon eine Menge geschafft!

Allgemeine Fragen
- Kann Ihr Kind drei bis vier Sekunden auf einem Bein stehen?
- Kann Ihr Kind die Treppe am Geländer im Wechselschritt hinaufgehen?
- Kann es sich problemlos in eine Gruppe einfügen?
- Kann Ihr Kind sich gut alleine beschäftigen und konzentrieren?
- Stottert Ihr Kind oder bemerken Sie andere Aussprachestörungen?

Wachstum und Entwicklung

Vorbeugung
- Vollständigkeit des Impfschutzes überprüfen lassen, ggf. Auffrischimpfungen.

Bewegung
- In diesem Alter gibt es für Ihr Kind sicher Angebote, um das Schwimmen zu erlernen. Das geschieht am besten zwischen dem vierten und sechsten Lebensjahr, optimalerweise vor dem Schulbeginn. Die meisten Kinder haben viel Spaß mit und im Wasser und lernen das Schwimmen sehr schnell. Ein etwas wärmeres Becken ist für einen Kinderschwimmkurs gut geeignet.
- Viele Kinder lernen zu dieser Zeit auch das Fahrradfahren. Ihr Kind macht motorisch große Fortschritte und kann dadurch seine Umgebung noch besser erkunden.

Medien
- Begrenzen Sie den Medienkonsum auf höchstens fünfmal eine halbe Stunde pro Woche. Bewegung sollte auf jeden Fall Vorrang haben – gehen Sie mit Ihrem Kind so oft es geht raus. Außerdem steht in diesem Alter Vorlesen – gerne auch kompliziertere Geschichten – hoch im Kurs!

Unfallverhütung
- Fahrradfahren sollte von Anfang an mit Helm erlernt werden. Fangen Sie dagegen erst später mit dem Helm an, müssen Sie bei Ihrem Kind sicher einige Widerstände überwinden.

U9 (60. BIS 64. LEBENSMONAT – VORSCHULUNTERSUCHUNG)

Dies ist die letzte Vorsorgeuntersuchung vor der Einschulung. Deshalb wird neben der körperlichen Untersuchung – Zahnfehlstellungen, Haltungsfehler, Fußstellung – vor allem auf Defizite in Sprachentwicklung, kognitiven Fähigkeiten und motorischen Fertigkeiten geachtet. Stellt der Arzt Defizite bei Ihrem Kind fest, können Fördermaßnahmen wie z. B. eine Sprachtherapie helfen. Falls Ihr Kind noch nicht ganz so weit ist: Bleiben Sie ruhig. Bis zur Einschulung haben Sie und Ihr Kind meist noch ein Jahr. In dieser Zeit macht Ihr Kind große Fortschritte und kann die Defizite durch gezielte Förderung leicht aufholen!

Allgemeine Fragen
- Kann Ihr Kind auf einem Bein hüpfen?
- Kann Ihr Kind die Treppe ohne Geländer im Wechselschritt hinaufgehen?
- Kann Ihr Kind mit anderen Kindern spielen und auch mal verlieren?
- Kann es erkennbare Menschen malen?
- Hat Ihr Kind Freundschaften geschlossen?
- Ist Ihr Kind tags und nachts trocken?
- Schläft Ihr Kind gut ein und durch?

Vorbeugung
- Gerade vor Schulbeginn sollten Sie noch einmal die Vollständigkeit des Impfschutzes überprüfen lassen.

Ernährung
- Sicher machen Sie sich viel Gedanken über die richtige Ernährung Ihres Kindes:

Bio, vegetarisch, vegan, Fast Food oder Süßigkeiten? Es gibt einige Themen, zu denen Sie sich eine Meinung bilden müssen. Es gibt einige Erkenntnisse, die Ihnen die Orientierung erleichtern. Der Ernährungskreis (siehe S. 26) ist eine gute Grundlage. Viel frisches Obst und Gemüse, wenig Fett und Fleisch und viel Wasser bzw. ungezuckerte Getränke sind die Eckpfeiler einer gesunden Ernährung. Versuchen Sie so oft wie es geht, frische Produkte einzukaufen und selbst zuzubereiten. Industriell vorgefertigte Produkte sind für Sie und Ihr Kind keine gute Wahl.

- In diesem Lebensalter können Sie anfangen, mit Ihrem Kind zusammen einzukaufen und gemeinsam zu kochen. Lassen Sie Ihr Kind einfach mal die ganzen Obst- und Gemüsesorten auf dem Markt oder Supermarkt anschauen und suchen Sie gemeinsam etwas aus, was Sie dann auch zusammen kochen. Das geht nicht jeden Tag, aber vielleicht mal am Wochenende? Ihrem Kind macht das Rühren, Kneten und zwischendurch Probieren sicher Spaß und es bekommt spielerisch Zugang zu Selbstgekochtem. Zudem ist Einkaufen und Kochen eine sinnliche Erfahrung, die Ihrem Kind in positiver Erinnerung bleibt.
- Klar ist auch, dass Ihr Kind von Fast Food angezogen wird. Pommes, Burger und Pizza sieht es bei Freunden oder auf Kindergeburtstagen. Verteufeln Sie Fast Food nicht, das macht es für Ihr Kind nur noch interessanter. Erklären Sie ihm, warum Fast Food nicht die ideale Ernährung ist, aber malen Sie dabei nicht zu schwarz. Vielleicht können Sie ja einen monatlichen Familien-Fast-Food-Fernsehabend einführen? Die Pizza dafür machen Sie selbst und belegen Sie mit Dingen, die Ihr Kind am liebsten mag!
- Ähnlich ist es bei Süßigkeiten. Sie ganz zu verbieten bringt nichts. Treffen Sie mit Ihrem Kind eine Vereinbarung, wann, wie viel und welche Süßigkeiten es essen darf – Ihr Kind sollte in diesem Alter auf jeden Fall ein Mitspracherecht haben. Sie können auch eine „Naschdose" einführen, in der z. B. der Wochenvorrat an Süßigkeiten ist. So lernt Ihr Kind, sich den Vorrat selbst einzuteilen – und Sie, Ihrem Kind zu vertrauen. Ist die Dose früher leer als geplant, gibt es bis zum Nachfülltag nichts mehr, auch nicht von Oma. Setzen Sie Süßigkeiten bzw. Essen generell nie als Belohnung ein.
- Wenn Ihr Kind bestimmte Speisen nicht mag, zwingen Sie es nicht zum Aufessen – das sorgt im Zweifel nur für Stress und verstärkt die Abneigung Ihres Kindes. Kinder mögen bestimmte Geschmacksrichtungen noch nicht. Besser ist es, Ihr Kind immer wieder verschiedene Speisen bei sich probieren zu lassen, um so herauszufinden, was es gerne mag.

- Isst Ihr Kind nicht gerne rohes Gemüse, versuchen Sie, es ihm mithilfe von Dips schmackhaft zu machen.
- Ihr Kind sollte viel trinken. Zu den drei Hauptmahlzeiten und auch zwischendurch kann Ihr Kind Leitungswasser trinken. Zur Abwechslung können Sie ab und zu Saftschorle – selbstgemischt – anbieten.

Bewegung
- In diesem Alter sollte Ihr Kind Fahrradfahren können. Jetzt ist auch noch ein guter Zeitpunkt für einen Schwimmkurs.

Medien
- In diesem Alter interessiert sich Ihr Kind auch für Tablet oder Computer. Ein komplettes Verbot ist auf Dauer schwierig. Versuchen Sie, kindgerechte und intelligente Spiele zu finden, z. B. Verschiebepuzzle oder Tetris. Aber: Mehr als fünfmal eine halbe Stunde pro Woche sollte für Fernsehen und Computer nicht draufgehen.

Sexualität
- Sprechen Sie mit Ihrem Kind über die Geschlechtsorgane. Machen Sie ihm frühzeitig, aber behutsam klar, dass sein Intimbereich prinzipiell niemanden etwas angeht. Erklären Sie ihm, dass, wenn jemand es dort anfasst, das nicht o.k. ist. Bringen Sie Ihrem Kind bei, sich zu wehren, wenn es sich unwohl fühlt, und zeigen Sie ihm, dass es mit Ihnen über alles sprechen kann. Wie weit Sie in dem Gespräch ge-

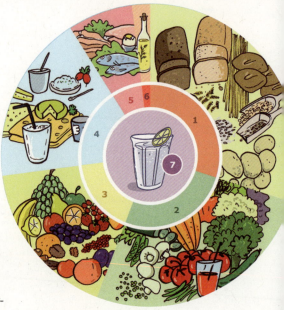

hen, hängt sehr stark von Ihrem Kind ab. Sie entwickeln sicher ein Gespür dafür, welche Informationen für Ihr Kind passend sind. Manchmal kennen schon Kindergartenkinder Ausdrücke für Geschlechtsteile oder -verkehr, die ziemlich heftig sind. Suchen Sie dann das Gespräch mit Ihrem Kind und machen Sie ihm klar, dass solche Begriffe nicht in Ordnung sind.

U10 (7. BIS 8. LEBENSJAHR) UND U11 (9. BIS 10. LEBENSJAHR)

Inzwischen ist Ihr Kind eingeschult worden und seit der letzten körperlichen Untersuchung ist einige Zeit vergangen. Der Kin-

Lebensmittel	Orientierungswerte für 2- bis 6-Jährige	Orientierungswerte für 7- bis 11-Jährige
Gruppe 1: Getreide, Getreideprodukte, Kartoffeln, **täglich**	• 2½–3½ Scheiben (120–170 g) Brot **oder** 2–3 Scheiben (100–150 g) Brot und 20–30 g Getreideflocken **und** • 1 Portion (100–130 g) Kartoffeln (Rohgewicht) **oder** 1 Portion (50–65 g) Nudeln (Rohgewicht) **oder** 1 Portion (50–65 g) Reis/anderes Getreide (Rohgewicht); Produkte aus Vollkorn bevorzugen	• 4–5 Scheiben (200–250 g) Brot **oder** 3–4 Scheiben (150–200 g) Brot und 50 g Getreideflocken **und** • 1 Portion (150–180 g) Kartoffeln (Rohgewicht) **oder** 1 Portion (75–90 g) Nudeln (Rohgewicht) oder 1 Portion (75–90 g) Reis/anderes Getreide (Rohgewicht); Produkte aus Vollkorn bevorzugen
Gruppe 2: Gemüse und Salat, **täglich**	• mindestens 3 Portionen (150–200 g) Gemüse, davon ein Drittel bis die Hälfte als Rohkost/Salat	• mindestens 3 Portionen (220–250 g) Gemüse, davon ein Drittel bis die Hälfte als Rohkost/Salat
Gruppe 3: Obst, **täglich**	• mindestens 2 Portionen (150–200 g) Obst	• mindestens 2 Portionen (220–250 g) Obst
Gruppe 4: Milch und Milchprodukte, **täglich**	• 330–350 ml/g fettarme Milch/Milchprodukte **oder** • 220–250 ml/g fettarme Milch/Milchprodukte und 15 g Schnitt- oder 30 g Weichkäse **oder** • 120–150 ml/g fettarme Milch/Milchprodukte und 30 g Schnitt- oder 60 g Weichkäse	• 400–420 ml/g fettarme Milch/Milchprodukte **oder** • 300–320 ml/g fettarme Milch/Milchprodukte und 15 g Schnitt- oder 30 g Weichkäse **oder** • 200–220 ml/g fettarme Milch/Milchprodukte und 30 g Schnitt- oder 60 g Weichkäse
Gruppe 5: Fleisch, Wurst, Fleischersatz, Fisch und Eier, **wöchentlich**	• 245–280 g fettarmes Fleisch (zubereitet) und fettarme Wurst oder Fleischersatzprodukte **und** • 70–100 g Fisch (zubereitet), davon ca. die Hälfte fettreicher Seefisch **und** • 1–2 Eier (inkl. verarbeitetes Ei)	• 350–420 g fettarmes Fleisch (zubereitet) und fettarme Wurst oder Fleischersatzprodukte **und** • 150–180 g Fisch (zubereitet), davon ca. die Hälfte fettreicher Seefisch **und** • 2–3 Eier (inkl. verarbeitetes Ei)
Gruppe 6: Öle und Fette, **täglich**	• 10–15 g Öl (z. B. Raps-, Walnuss- oder Sojaöl) **und** • 15–30 g Margarine oder Butter	• 30–35 g Öle und Fette, davon die Hälfte als Öl (z. B. Rapsöl), die andere Hälfte als Margarine oder Butter
Gruppe 7: Getränke, **täglich**	• 700–800 ml bevorzugt energiefreie/-arme Getränke	• 900–1000 ml bevorzugt energiefreie/-arme Getränke

Ein Wort zu ...
Medienkonsum

Mit zunehmendem Alter interessiert sich Ihr Kind für die schöne bunte Welt der Medien und kommt mit Fernsehen, Computer, Tablet, Smartphone, Spielkonsole und Co. in Berührung. Dagegen ist grundsätzlich nichts einzuwenden. Unbestritten ist, dass wir immer mehr mit den neuen Medien leben und arbeiten werden. Waren früher viele Berufe eher körperlich und handwerklich geprägt, ist heute immer mehr Computerwissen und -beherrschung elementar.

Medienkonsum hat Vor- und Nachteile. Fernsehen kann z. B. inspirierend, lehrreich und informativ sein, oder einfach mal sehr unterhaltsam. Das Internet bietet unzählige Möglichkeiten, sich zu informieren, neue Dinge zu lernen, sich eine Meinung zu bilden. Mit dem Smartphone und seinen Apps lässt sich das Leben effektiver organisieren. Und ab und zu auf der Playstation zocken kann die Reaktionsfähigkeit trainieren, Aggressionen abbauen und dabei helfen, mal abzuschalten.

Dem gegenüber stehen Schlagworte wie Fernsehdauerkonsum, Internet- und Spieleabhängigkeit und die dauernde Erreichbarkeit durch Handy und Smartphone – nicht nur bei Ihren Kindern! Auch werden insbesondere die neuen digitalen Medien dafür mitverantwortlich gemacht, dass Kinder und Jugendliche sich weniger bewegen und Zivilisationskrankheiten wie Übergewicht, Diabetes und Bluthochdruck sich immer früher einstellen.

All dies sind Gründe, Medienkonsum kritisch zu überdenken. Grundsätzlich gilt aber, dass ein striktes Verbot nicht weiterhilft. Ihr Kind wird früher oder später einen Weg finden, an die gewünschten Medien zu kommen. Sei es das Computerspiel beim Kumpel oder die Fernsehsendung bei der Freundin. Sie werden es nicht immer und überall kontrollieren können. Sie können aber Vorbild sein: Sitzen Sie selbst stundenlang vor dem Fernseher, wird Ihr Kind sicher schon früh fernsehen wollen; spielen Sie selbst dauernd Spiele auf dem Smartphone, wird Ihr Kind ...

Eine Altersempfehlung für Internet, Fernsehen und andere Verlockungen gibt es pauschal nicht. Sicher ist aber, dass es ein „Zu spät" nicht gibt: Ihr Kind wird den Umgang mit Computer und Internet sicher früh genug für Schule und Beruf lernen. Eine kindliche Computerfrüherziehung ist weder notwendig noch sinnvoll. Und sicher ist: Wer neben digitalen auch herkömmliche Medien – also Bilderbücher, Bücher, Zeitschriften – nutzt, trainiert sein Gehirn optimal!

der- oder auch schon Hausarzt überprüft besonders, ob eine Lese-Rechtschreib- oder Rechenschwäche, eine motorische Störung oder Verhaltensauffälligkeit, z. B. ADHS, vorliegt. Ihr Arzt wird dann ggf. mit Ihnen besprechen, welche Therapie nötig ist und wo Sie am besten Unterstützung bekommen.

Diese Untersuchung wird noch nicht von allen Kassen übernommen (= freiwillige Leistung).

Allgemeine Fragen
- Wie ist das Essverhalten Ihres Kindes? Hat es Über- oder Untergewicht?
- Bewegt sich Ihr Kind regelmäßig?
- Macht es selbstständig Hausaufgaben?
- Findet es sich in Gruppen gut zurecht?
- Ist es fröhlich und hat meist gute Laune?
- Hat Ihr Kind Freunde?

Bewegung
- Sorgen Sie dafür, dass Ihr Kind sich zum Ausgleich der meist sitzend verbrachten Schulzeit regelmäßig körperlich betätigt. Vielleicht gibt es eine Sportart, die es sehr gerne mag und die es mit anderen Kindern im Verein ausüben kann, z. B. Fußball, Badminton, Tischtennis, Schwimmen, Hockey, Judo oder Leichtathletik. Bei Sportarten wie Freeclimbing, Inline-Skating oder Skateboarding sollte Ihr Kind immer ausreichende Sicherheitsausrüstung tragen.

Medien
- In diesem Alter haben manche Kinder schon ein Smartphone – ob aus Gründen der Erreichbarkeit, falls mal etwas passieren sollte, oder weil „alle anderen" auch eins haben. Sorgen Sie dafür, dass die Internetfunktion abgeschaltet ist. Auch bei Computer und Tablet sollten Sie den Zugang zum Internet für Ihr Kind sperren bzw. nur bestimmte Seiten zulassen. Facebook ist zwar erst ab 13, sprechen Sie ggf. trotzdem mit Ihrem Kind über Chatrooms, E-Mail- und Facebook-Kontakte. Machen Sie Ihm klar, dass nicht jede Freundschaftsanfrage freundlich ist und welche Daten Ihrer Meinung nach auf eine Facebook-Seite gehören und welche nicht.

Sexualität
- Heutzutage sind Informationen über Sex in jeder Spielart frei verfügbar (Internet). Sicher ist vieles dabei, was Ihr Kind überfordert und viel zu früh ist. Besser ist, wenn Sie sich Zeit nehmen und mit Ihrem Kind über Sexualität sprechen. Sagen Sie ihm dabei auch, dass es „Nein" sagen soll, wenn es von jemandem „betatscht" wird!

J1 (12. BIS 14. LEBENSJAHR) UND J2 (16. BIS 17. LEBENSJAHR)

Die J1 und J2 (wird nicht von allen Kassen übernommen) kann von Ihrem Kinder- oder Hausarzt durchgeführt werden. Häufig wird der Termin leider nicht wahrgenommen, da sich Ihr Kind körperlich ganz wohl fühlt und Sie mittlerweile ja schon so viele Termine mitgemacht haben. Diese Vorsorgeuntersuchung bietet aber die Chance, dass der Arzt bestimmte wichtige Themen für dieses Alter anspricht und das möglicherweise neutraler und mit einer anderen Autorität als Sie selbst. Fragen Sie Ihr Kind, ob es mit dem Arzt alleine sprechen möchte. So ist es ihm vielleicht möglich, Dinge zu besprechen, die im Beisein der Eltern schwierig sein können – z. B. Sexualität oder Alkoholkonsum.

Zu dieser Vorsorgeuntersuchung gehören, neben der gründlichen körperlichen Untersuchung, die Themen Essverhalten – mögliche Essstörungen wie Magersucht und Bulimie –, Übergewicht, Bewegung, Medienkonsum, Drogenerfahrung – hier insbesondere Informationen über Alkohol und Nikotin –, Lernprobleme und Sexualentwicklung – geistig wie körperlich.

Allgemeine Fragen
- Ist Ihr Kind oft fröhlich oder eher bedrückt?
- Fühlt es sich mit seinem Körper überwiegend gut?
- Kommt Ihr Kind in der Schule zurecht oder ist es überfordert?
- Macht Ihr Kind regelmäßig Sport?
- Hat Ihr Kind eine Bezugsgruppe (Clique) oder ist es oft alleine?

Sexualität
- In diesem Alter wollen die meisten Kinder nicht mehr mit ihren Eltern über Sexualität reden – es ist ihnen sowieso alles eher peinlich ... Bleiben Sie entspannt und signalisieren Sie Gesprächsbereitschaft. Wenn Ihr Kind früher oder später den ersten Freund oder die erste Freundin hat, sollten Sie mit ihm aber über Verhütung sprechen. Sagen Sie Ihrer Tochter, dass Sie sie, wenn sie möchte, zum Frauenarzt begleiten, damit sie die Pille verschrieben bekommt. Auch das Thema HIV sollten Sie mit Ihrem Kind besprechen.
- Sprechen Sie mit Ihrem Kind über gleichgeschlechtliche Beziehungen. Machen Sie deutlich, dass das kein Tabu ist, sodass Ihr Kind sich Ihnen gegenüber ggf. einfacher öffnen kann.

Medien
- Der Medienkonsum ist für Sie in diesem Alter schwer zu kontrollieren. Viele Jungen neigen dazu, ganze Nachmittage vor der Playstation zu sitzen, und Mädchen tendieren zu stundenlangem und ununterbrochenem Benutzen sozialer Medien wie Facebook und Smartphone. Tragen Sie es mit Fassung und versuchen Sie, mit gemeinsamen Aktivitäten Kontrapunkte zu setzen. Das wird zwar eher nicht auf Begeisterung stoßen, aber wenn Sie z. B. bereits ein gemeinsames Hobby gefunden haben, kann das ein guter Ausgangspunkt sein. Früher oder später verlieren auch das interessanteste Computerspiel und die intensivste Online-Freundschaft ihren Reiz und der Medienkonsum reduziert sich ganz von selbst wieder.

Ein Wort zu ...
Pubertät

Ein kleiner Trost vorweg: Diese Zeit geht vorüber, auch wenn es Ihnen nicht so vorkommen mag. Manche Kinder kommen schon früh in die Pubertät und all die damit einhergehenden Missverständnisse, heftigen Streits, emotionalen Unsicherheiten und Verletzungen dauern lange an. Ihr Kind macht während dieser Phase eine Menge Veränderungen durch. Es wird in kurzer Zeit vom Kind zum Erwachsenen, körperlich wie geistig. Es muss und will seinen eigenen Weg finden, selbst Dinge ausprobieren und wird dabei – für Sie vorhersehbare – Fehler machen. Und die muss es auch machen dürfen. Sie können es nicht davor schützen, sich eine blutige Nase zu holen.

Während der Pubertät wächst Ihr Kind sehr schnell, die Geschlechtsorgane prägen sich deutlich aus. Oft fühlen Kinder sich dann in ihrer Haut nicht mehr wohl. Der Kontakt zum anderen Geschlecht fühlt sich auch irgendwie seltsam an. Da helfen auch keine gut gemeinten Ratschläge von Mama und Papa – eher verschlimmern sie die Situation noch.

Seien Sie in der Zeit einfach für Ihr Kind da. Signalisieren Sie immer wieder Gesprächsbereitschaft, zeigen Sie Verständnis, wenn etwas schiefgeht, wenn etwas zu Bruch geht. Arbeiten Sie an Ihrer Toleranz für laute Musik, ungewöhnliche Kleidungsstile und ausgefallene Frisuren. Sie haben Ihr Kind bis hierher gebracht, und sicher ist einiges von Ihrer Erziehung hängengeblieben. Das mag während der Pubertät vielleicht nicht zu spüren sein, aber auch das ist Teil des gerade stattfindenden Ablösungsprozesses.

Damit Ihr Kind seinen eigenen Weg finden und die eigene Persönlichkeit ausbilden kann, sind unzählige Diskussionen und Konflikte notwendig. Es braucht die Eltern auch als „Reibungsfläche", um etwas Eigenes zu entwickeln. Sehen Sie das positiv und versuchen Sie, auch mit überzogener Kritik seitens Ihres Kindes entspannt umzugehen.

Wie stark die Pubertät abläuft, ist ganz unterschiedlich. Haben Sie mehrere Kinder, kann es sein, dass Sie bei einem Kind fast keine Probleme haben und bei einem anderen sehr starke Nerven brauchen. Das hat aber nichts damit zu tun, dass Sie etwas falsch gemacht haben: Jedes Kind hat eine andere Persönlichkeit, und das macht sich besonders in dieser heftigen Entwicklungsphase bemerkbar. Ist dieser Prozess überstanden und wurde von Ihnen positiv begleitet, können Sie und Ihr Kind sich auf Augenhöhe begegnen.

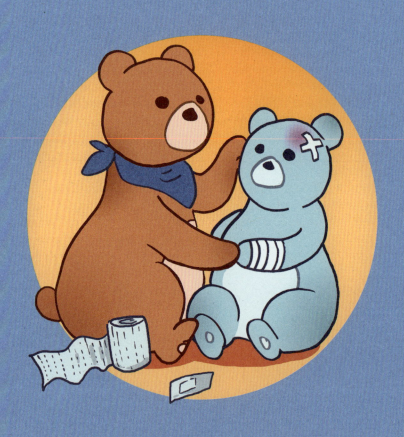

Akute Verletzungen und Erste Hilfe

Bewusstlosigkeit → 34

Bisswunden → 36

Blutvergiftung → 38

Bruch, Verrenkung, Verstauchung → 40

Erfrierungen und Unterkühlungen → 43

Ertrinken → 46

Gehirnerschütterung → 47

Herz-Kreislauf-Stillstand → 49

Nasenbluten → 52

Platz-, Schürf-, Schnittwunden → 54

Stromunfälle → 56

Verätzungen → 58

Verbrennungen → 60

Vergiftungen → 62

Verschlucken und Ersticken → 64

VOR DEM ERSTICKEN BEWAHREN
Bewusstlosigkeit

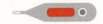

Ist Ihr Kind bewusstlos, z. B. nach einem Sportunfall mit Schädelprellung, einem Sturz vom Klettergerüst oder nach einem Fieberkrampf, müssen Sie es zügig in die stabile Seitenlage bringen. Diese Sofortmaßnahme verhindert, dass Ihr Kind, wenn es z. B. nach einer Gehirnerschütterung erbricht oder im Nasen-Rachen-Raum blutet, daran ersticken kann. Auch ein Ersticken durch die eigene Zunge, die bei Bewusstlosigkeit erschlafft und in den Rachen rutschen kann, wird so verhindert.

Die stabile Seitenlage hält die Atemwege frei und stellt so die Atmung sicher. Bei Bewusstlosigkeit Ihres Kindes sollten Sie Ihr Kind erst in die stabile Seitenlage bringen, bevor Sie einen einen Notarzt (Telefonnummer 112) rufen. Bei Herz-Kreislauf-Stillstand muss sofort ein Notarzt gerufen werden.

Säuglinge und Kleinkinder bis ca. fünf Jahre werden in die stabile Bauchlage gebracht:

1. Legen Sie Ihr Kind bäuchlings auf eine warme Unterlage, z. B. ein Badetuch.

2. Drehen Sie den Kopf Ihres Kindes zur Seite und ziehen ihn ganz leicht in Richtung Nacken.

3. Öffnen Sie Ihrem Kind den Mund, damit Speichel oder Erbrochenes ungehindert abfließen können.

4. Decken Sie Ihr Kind gut zu, damit es nicht auskühlen kann.

5. Kontrollieren Sie regelmäßig die Atmung Ihres Kindes.

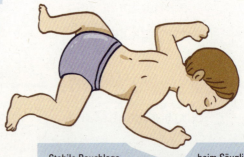

Stabile Bauchlage beim Säugling (bei Kleinkindern und auch Erwachsenen: stabile Seitenlage). Ziel der Bauch- bzw. Seitenlage ist es, dass Erbrochenes z. B. bei einer Gehirnerschütterung aus dem Mund läuft und nicht in die Atemwege.

Bei Kindern ab ca. fünf Jahren gehen Sie folgendermaßen vor:

1. Knien Sie sich seitlich neben Ihr auf dem Rücken liegendes Kind und legen dessen auf Ihrer Seite befindlichen Arm (also den rechten, wenn Sie auf der rechten Seite knien, und umgekehrt) angewinkelt nach oben, sodass die Handfläche nach außen zeigt.

2. Danach greifen Sie den von Ihnen entfernten Arm Ihres Kindes, kreuzen ihn vor dessen Brust und legen die Handoberfläche an die gegenüberliegende Wange (linker Arm an rechte Wange und umgekehrt) Ihres Kindes. Halten Sie die Hand dort fest.

3. Greifen Sie jetzt den von Ihnen entfernten Oberschenkel Ihres Kindes und ziehen ihn zu sich, sodass Ihr Kind auf der Seite liegt. Beugen Sie den Oberschenkel dabei und richten ihn im rechten Winkel vor dem Körper des Kindes aus.

4. Neigen Sie den Kopf Ihres Kindes nach hinten und leicht nach unten, um die Atemwege frei zu halten. Öffnen Sie Ihrem Kind dann leicht den Mund, so dass Erbrochenes oder andere Flüssigkeiten problemlos abfließen können.

5. Damit Ihr Kind bis zum Eintreffen des Notarztes nicht auskühlt, sollten Sie es gut zudecken. Am besten dafür geeignet ist eine spezielle Rettungsdecke aus dem Erste-Hilfe-Kasten, eine einfache Decke tut es notfalls aber auch. Kontrollieren Sie zudem regelmäßig die Atmung.

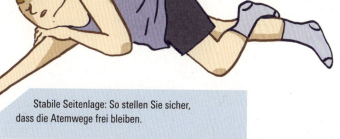

Stabile Seitenlage: So stellen Sie sicher, dass die Atemwege frei bleiben.

NICHT MIT JEDEM SPIELEN
Bisswunden

Keine Angst, der will nur spielen. Aber dann wird aus dem Spiel doch Ernst – und Ihr Kind hat plötzlich den Gebissabdruck Ihres oder auch eines fremden Vierbeiners in Arm, Hand oder Bein. Ob es sich dabei um einen Hunde- oder Katzenbiss handelt, der auch nur ein oberflächlicher Kratzer sein kann, ist zunächst egal. Denn auch aus scheinbar nur oberflächlichen Verletzungen kann sich schnell deutlich mehr entwickeln, als man anfangs vermutet. Achtung: Auch menschliche Bisse können gefährlich sein!

Die Lieblingstiere der Deutschen sind nämlich nicht unbedingt für Ihre Mundhygiene bekannt: Im Maul von Hund, Katze und anderen Tieren können sich Bakterien prächtig halten. Bei einem Biss gelangen sie tief unter die Haut der gebissenen Person; breiten sich dort schnell aus und können schon nach wenigen Stunden ausgedehnte Infektionen des umliegenden Gewebes verursachen. Im schlimmsten Fall entsteht daraus eine Blutvergiftung (siehe S. 38).

DAS KÖNNEN SIE SELBST TUN
Ein einfacher Schutz ist es, den direkten Kontakt mit unbekannten Tieren möglichst zu vermeiden und Ihrem Kind einzuschärfen, diese nicht oder nur unter Ihrer Aufsicht zu streicheln. Meist sind die fremden Tiere aber gar nicht das Problem: Die meisten Kratzer und Bisse stammen vom eigenen Haustier. Und auch, wenn gegen das Miteinander von Kind und Tier überhaupt nichts einzuwenden ist – die beiden verstehen sich ja meist prima: Kleine Wunden können, z. B. beim gemeinsamen Herumtollen, schnell mal vorkommen.

Achtung: Erklären Sie Ihrem Kind, dass der Futternapf Ihres Tieres absolute Tabuzone ist, denn da kennen auch die freundlichsten vierbeinigen Mitbewohner kein Pardon.

Kommt es zu einer Bissverletzung, sollten Sie diese sofort gründlich mit klarem Wasser ausspülen. Legen Sie Ihrem Kind danach einen sterilen Wundverband an. Er schützt vor weiterem Eindringen von Keimen. Gehen Sie anschließend schnell zu Ihrem Hausarzt.

DAS MACHT DER ARZT
Hat Ihr Kind einen Tierbiss oder deutliche Kratzer abbekommen – die Krallen sind nicht sauberer als das Maul –, sollten Sie immer mit ihm zum Arzt gehen. Er kann entscheiden, ob die Wunde direkt antibiotisch behandelt werden muss oder ob man sie noch beobachten kann. Er wird den Impf-

status überprüfen – speziell der Tetanusschutz darf nicht älter als zehn Jahre und muss komplett sein. Ist er das bei Ihrem Kind nicht, kann bei tiefen oder ausgedehnten Wunden eine passive Tetanusimpfung notwendig sein. Dabei werden Ihrem Kind die Antikörper gegen den Tetanuserreger direkt gespritzt (siehe S. 55). Sollte sich die Bissstelle entzündet haben, muss Ihr Kind mit einem Antibiotikum behandelt werden. Zudem wird die betroffene Extremität, z. B. die Hand, mit einer Schiene „stillgelegt", damit die Keime sich nicht durch Bewegung weiter im Körper verteilen können. Die Wunde muss regelmäßig kontrolliert und ggf. chirurgisch gesäubert werden.

ACHTUNG, TOLLWUT!

Tollwuterkrankungen kommen glücklicherweise in Mitteleuropa und speziell in Deutschland nahezu nicht mehr vor – mit Ausnahme der Fledermaus-Tollwut. Auf Reisen ist man dieser Gefahr aber auch heute noch ausgesetzt: Besonders gefährdet sind Asien, Afrika und auch Osteuropa. Dort sind viele freilaufende Tiere infiziert. Tollwut ist eine durch Viren verursachte Infektionskrankheit, Ansteckungsgefahr besteht bei Bissen, vor allem von (wilden) Hunden und Füchsen. Über die Wunde gelangen die Viren ins zentrale Nervensystem (= Gehirn und Rückenmark). Tollwuterkrankungen enden fast immer tödlich.

Bei der Tollwut-Impfung – für Kinder jeden Alters geeignet – wird ein Totimpfstoff eingesetzt, der sowohl vor klassischer Tollwut als auch vor der europäischen Fledermaus-Tollwut schützt.

Bekannte Nebenwirkungen sind Impfreaktionen in den ersten Tagen, z. B. kann die Einstichstelle sich rot färben und anschwellen, außerdem können Fieber, Magen-Darm-Beschwerden, Kopf- und Gliederschmerzen auftreten. Mitunter kommt es nach der Impfung auch zu Gelenkschmerzen und -entzündungen. Sehr selten und eher nach Auffrischimpfungen kann es zu allergischen Reaktionen kommen. Um einen vollständigen Impfschutz zu gewährleisten, sind drei Impfungen innerhalb von drei bis vier Wochen notwendig. Auffrischungen sind je nach Risiko angeraten.

Grundsätzlich sind besonders Menschen ansteckungsgefährdet, die oft Kontakt mit freilebenden Tieren haben, z. B. Jäger, Förster, Tierärzte und (Rucksack-)Touristen in entsprechenden Gebieten. Diesen Personen rät das Robert-Koch-Institut zu einer vorbeugenden Schutzimpfung.

Besteht auch nur der geringste Verdacht auf eine Tollwuterkrankung bei Ihrem Kind – ist es z. B. von einem unbekanntem Tier mit Verdacht auf Tollwutbefall gebissen worden –, muss es sofort geimpft werden, ganz egal, wo auf der Welt Sie sich gerade befinden! Es reicht auf gar keinen Fall, mit der Impfung bis zur Rückkehr oder Ankunft in einer größeren Stadt zu warten.

Bisswunden

KLEINE WUNDE, GROSSE FOLGEN
Blutvergiftung

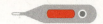

Beim Raufen mit Freunden oder beim Toben in der Natur kommt es schnell mal zu kleineren Wunden. Die sind meist harmlos und schnell wieder vergessen. Werden sie aber nicht ordentlich gereinigt und desinfiziert, können Bakterien für Entzündungen sorgen, die sich im schlimmsten Fall im ganzen Körper ausbreiten. Eine solche Blutvergiftung (= Sepsis) verursacht erhöhte Körpertemperatur, Schwächegefühle und Abgeschlagenheit. Später sinkt dann die Körpertemperatur, es kommt zu Kreislaufstörungen und zum Schluss zu Bewusstlosigkeit und Tod durch Versagen mehrerer Körperorgane (= septischer Schock). Frühzeitig erkannt, kann eine Sepsis gut mit Antibiotika behandelt werden und heilt dann folgenlos aus.

Der berühmte „rote Streifen" auf der Haut zeigt eine Entzündung der Lymphbahn an und ist kein sicheres Zeichen für eine Blutvergiftung – die kann auch ohne Streifen vorliegen. Man sollte sich also nicht in Sicherheit wiegen, wenn er fehlt.

DAS KÖNNEN SIE SELBST TUN
Jede Wunde – auch die kleinste! – gründlich säubern und desinfizieren. Kontrollieren Sie die Wunde bis zur kompletten Abheilung regelmäßig. Bilden sich Eiterherde, z. B. unter der Haut, ist das ein Zeichen dafür, dass die Wunde sich entzündet hat. Sie müssen mit Ihrem Kind zum Arzt, um die Wunde (chirurgisch) säubern zu lassen und mit einer Antibiotikatherapie zu beginnen. Werden diese Eiterherde übersehen und können sich ausbreiten, kann es zur Sepsis kommen.

DAS MACHT DER ARZT
Der Arzt stellt die Diagnose anhand einer gründlichen Untersuchung und zusätzlicher Laborwerte. Wenn Symptome vorliegen, die auf eine Sepsis hindeuten, wird der Arzt weitere Untersuchungen vornehmen. Da bei einer Sepsis einige Körperfunktionen vermindert sind, wird er z. B. die Nierenfunktion überprüfen oder eine Blutgasanalyse durchführen – diese Untersuchungen können weitere Anhaltspunkte liefern. Besteht danach auch nur der leiseste Verdacht auf eine Sepsis, wird er Ihr Kind sofort ins Krankenhaus einweisen.

Ein Wort zu ...
Antibiotika

Antibiotika helfen dem Körper, mit krankheitsauslösenden Bakterien fertigzuwerden. Und damit ist eine wichtige Regel schon beschrieben: Antibiotika sollen nur bei Infektionen eingesetzt werden, die tatsächlich durch Bakterien ausgelöst sind. Bei allen anderen Infektionen, also auch bei Viruserkrankungen, sind Antibiotika sinnlos.

Und beachten Sie: Antibiotika sind keine Fiebermittel! Zwar sinkt das Fieber nach der Einnahme meist schnell, dass Antibiotika eine fiebersenkende Wirkung haben, stimmt aber so nicht. Der Körper bekämpft jede Infektion erst einmal dadurch, dass er die Temperatur erhöht, nicht selten auf über 39 Grad Celsius. Das Fieber kurbelt die Abwehrreaktionen an, was dazu beiträgt, dass der Organismus mit den Keimen rascher fertigwird. Häufig genügt das aber nicht. Die Bakterien vermehren sich trotz des Fiebers weiter, und die Infektion breitet sich aus. Werden dann Antibiotika eingesetzt, töten diese schlagartig sehr viele Krankheitserreger ab. Der Körper kann seine eigene Abwehrreaktion wieder drosseln und das Fieber sinkt.

Es gibt Krankheiten, bei denen der Arzt sicher oder mit hoher Wahrscheinlichkeit von einer bakteriellen Infektion ausgehen kann, die unbedingt mit einem Antibiotikum behandelt werden muss. Dazu gehören z. B. Harnwegsinfektionen, Scharlach oder Wundrose. Leidet Ihr Kind jedoch an einer akuten Bronchitis, einem Schnupfen oder einer akuten Nasennebenhöhlenentzündung, sind dafür fast immer Viren verantwortlich, die nicht mit Antibiotika behandelt werden können. Nur wenn sich über die Virusinfektion noch eine bakterielle Infektion legt, kann es sinnvoll sein und sogar notwendig werden, dass der Arzt Ihrem Kind ein Antibiotikum verschreibt.

In Deutschland werden nach wie vor zu oft Antibiotika verschrieben, vor allem in der Erkältungszeit. Schwerwiegend sind die Folgen häufiger Antibiotikaeinnahme nicht nur für Kinder, sondern für uns alle: Bakterien werden zunehmend resistent, bisher gut behandelbare Erkrankungen könnten in Zukunft wieder gefährlich werden, weil die üblichen Antibiotika nicht mehr ausreichend wirken.

Die wichtigste Regel, die Sie bei einer Antibiotikatherapie beachten sollten: Geben Sie Ihrem Kind nie ohne ärztlichen Rat Antibiotika und befolgen Sie die Hinweise des Arztes zu Dosis und Einnahmedauer korrekt, sonst riskieren Sie die Rückkehr der Erkrankung.

BEIM SPIELEN PASSIERT
Bruch, Verrenkung, Verstauchung

X-mal ist Ihr Kind schon hingefallen und nie ist irgendetwas Schlimmes passiert. Von der Schaukel, vom Fahrrad, vom Stuhl, beim Klettern und auch beim Sport im Verein – Prellungen und Verstauchungen sind für Sie mittlerweile Alltag. Aber diesmal ist etwas anders: Ihr Kind ist beim Schlittschuhlaufen auf die ausgestreckte Hand gefallen und klagt jetzt bei jeder Bewegung über Schmerzen oberhalb des Handgelenks. Zeit, zum Arzt zu gehen, um einen Bruch auszuschließen.

Kinder haben noch sehr flexible Knochen, die sich unter Belastung wie ein Bambusrohr verformen können und deutlich später brechen als die Knochen eines Erwachsenen. Kommt es dennoch zu einem Bruch, kann dieser bei Kindern mitunter durch die den Knochen umgebende Knochenhaut geschient werden (= Grünholzfraktur) und die Knochenenden bleiben dicht beieinander, so dass sie schnell verheilen können. Neben der schnelleren Heilung hinterlassen Brüche bei Kindern glücklicherweise meist auch keine bleibenden Schäden. Durchstößt der gebrochene Knochen die Haut (= offene Fraktur) oder steht der betroffene Körperteil in eine falsche Richtung ab, ist die Diagnose eindeutig und es muss sofort ein Arzt aufgesucht werden.

DAS KÖNNEN SIE SELBST TUN

Hat Ihr Kind einen offenen Bruch, decken Sie die Stelle am besten mit einem sauberen oder besser noch sterilen Tuch ab und fixieren dieses vorsichtig mit einem Verband. Dann sollten Sie so schnell wie möglich ins Krankenhaus fahren bzw., wenn Sie Ihr Kind nicht transportieren können oder es stark blutet, den Notarzt rufen (Telefonnummer 112).

Vermuten Sie einen geschlossenen Bruch, können Sie die Gliedmaßen schienen, um ein Verschieben der Knochen zu verhindern. Das geht z. B. mit einem Ast, einem Wanderstock oder auch einem Stapel Zeitschriften. Legen Sie das Material am besten beidseits um die schmerzende Stelle und fixieren es mit Klebestreifen oder einem dehnbaren Verband. So kann sich der Knochen auch unter Belastung nicht verschieben und Ihr Kind wenigstens ein paar Schritte gehen. Das kann z. B. bei einer Wanderung ohne Arzt in der Nähe nötig sein. Suchen Sie schleunigst einen Arzt auf!

DAS MACHT DER ARZT

Bei kindlichen Knochen gibt es zwei Besonderheiten: Zum einen sind die Knochen, wie ein junger Ast mit frischer Rinde, von einer derben Knochenhaut umgeben, die einen

Das PECH-Schema

Nach diesem Schema sollten akute Sportverletzungen behandelt werden:

- **Pause:** Abbruch der sportlichen Tätigkeit, Untersuchung der Verletzung.

- **Eis:** Eiswasser beschaffen – Mischverhältnis: etwa 30 Eiswürfel auf 2 Liter Wasser – und Verletzung damit kühlen. Die Kühlung zeitlich begrenzen: max. 20 Minuten pro Anwendung, gegebenenfalls wiederholen.

- **Compression:** Im Liegen Druckverband anlegen, bei dem ein in Eiswasser getauchter Schwamm auf der betroffenen Stelle mit einer in Eiswasser getauchten Binde umwickelt wird. Die Kompression darf dabei allerdings nicht zu fest sein, die Durchblutung muss erhalten bleiben.

- **Hochlagerung:** Verletztes Körperteil hochlagern.

Bruch „schient" und das Verschieben der Knochenenden verhindert. Das wirkt sich positiv auf den Heilungsprozess aus, sodass nur 10 Prozent aller Knochenbrüche bei Kindern operativ versorgt werden müssen. Meist genügen Schienen, Gips oder Bandagen.

Zum anderen gibt es, da der kindliche Knochen noch wachsen muss, in ihm einen Bereich, der besonders aktiv und für das Längenwachstum zuständig ist. Diese sogenannte Wachstumsfuge kann bei einem Bruch zu Schwierigkeiten führen: Ist sie vom Bruch direkt mitbetroffen, wird jedoch nicht richtig behandelt, können in der Folge Wachstumsstörungen des betroffenen Knochens auftreten. Brüche in der Wachstumsfuge bedürfen fast immer einer Operation. Die Wachstumsfuge muss operativ möglichst genau wiederhergestellt werden, um Fehlwachstum zu verhindern. Häufig geschieht das mithilfe sogenannter Spickdrähte.

Die Behandlung von Knochenbrüchen erfolgt meist nach drei Grundsätzen:
- Die Bruchstücke werden wieder in die Position gebracht, in der sie heilen sollen (= Reposition).
- Der ausgerichtete Bruch wird so lange in der gewünschten Stellung gehalten, bis er knöchern verheilt ist (= Retention).
- Mit krankengymnastischen Übungen werden weitere Funktionsverluste vermieden bzw. die Funktion wiederhergestellt (= Rehabilitation).

Am häufigsten erfolgt eine Ruhigstellung des Bruchs mit einem Gipsverband – meist ist der „Gips" heute ein leichter Kunststoffgips, der eine Menge aushält. Wichtig ist, dass er nicht zu eng sitzt. Klagt Ihr Kind über Kribbeln in den Fingerspitzen oder Verfärben sich diese sogar blau, müssen Sie sofort zum Arzt, damit der Sitz des Gipses kontrolliert und ggf. gelockert werden kann.

Die meisten Brüche sind nach 4 bis 6 Wochen verheilt. Bis dahin ist Geduld gefragt. Eine zu frühe Belastung kann den Heilungsprozess stören und im schlimmsten Fall zu einer Gelenkbildung (= Pseudoarthrose) zwischen den beiden Knochenenden führen. Dann ist eine (erneute) Operation unumgänglich.

VERRENKUNGEN

Verrenkungen oder Auskugeln kommen aufgrund der noch sehr flexiblen Bänder und Gelenkkapseln bei kleinen Kindern selten vor. Wird ein Gelenk z. B. beim Spielen stark belastet und ist kurzzeitig „ausgekugelt", klagt Ihr Kind zwar über Schmerzen, die Beweglichkeit ist aber nicht eingeschränkt. Sie können das betroffene Gelenk mit Kühlpackungen kühlen und am nächsten Tag ist der Schmerz meist schon wieder vergessen.

Manchmal kommt es allerdings zur (inkompletten) Verrenkung im Ellenbogengelenk. Das kann z. B. passieren, wenn Sie Ihr Kind an der Hand halten und es ausrutscht – der kräftige Zug am Arm lässt Ihr Kind schreien und es kann den Arm im Ellenbogengelenk nicht mehr bewegen (= Chassaignac-Lähmung). Auch beim lustigen Spiel „Engelchen, Engelchen flieg" kann es leicht zu einer solchen Subluxation kommen. Dabei wird das Speichenköpfchen im Ellenbogengelenk ausgerenkt. Anhand des Unfallhergangs kann ihr Arzt schnell die richtige Diagnose stellen. Der Knochen wird mit ein paar geübten Handgriffen eingerenkt und Ihr Kind ist wieder schmerzfrei.

VERSTAUCHUNGEN

Glücklicherweise sind Kinder sehr gelenkig und die Band- und Gelenkstrukturen noch sehr flexibel. Das ist allerdings auch nötig, denn sonst würde es ja beim Toben, Ausprobieren von neuen Bewegungen und dem ständigen Gefalle und Umknicken andauernd zu schmerzhaften Verletzungen kommen.

Verstauchungen kommen vor, wenn Ihr Kind beim Spielen umknickt und Bänder und Gelenkkapsel stark beansprucht werden. Das betroffene Gelenk schwillt an und verfärbt sich manchmal durch leichte Einblutungen rötlich-bläulich. Zur Sicherheit sollten Sie beim Arzt einen Bänderriss ausschließen lassen. Bei einer Verstauchung ist erst einmal eine Spielpause angesagt, das Gelenk sollte hochgelagert und gekühlt werden (siehe PECH-Schema, S. 41).

ZU KALT GEWORDEN
Erfrierungen und Unterkühlungen

Erfrierungen und Unterkühlungen werden gerne mal verwechselt, obwohl beide Symptome grundverschieden sind – und unterschiedlich bedrohlich.

Bei Erfrierungen kommt es zu einer örtlich begrenzten Schädigung des Hautgewebes durch Kälte. Besonders Wangen, Nase, Ohren, Finger und Zehen sind gefährdet. Die Kälteeinwirkung verursacht eine verminderte Durchblutung. Das führt zur Schädigung bis hin zum Absterben des betroffenen Gewebes. Wenn Ihr Kind im Winter lange draußen spielt und dabei bestimmte Körperstellen stark auskühlen, kann es zu Erfrierungen kommen. Die Kinder bemerken die Erfrierungen oft gar nicht, da die Stelle in der Kälte gefühllos ist – erst beim „Auftauen" treten die Schmerzen durch das geschädigte Gewebe auf. Bei einer Erfrierung sind die betroffenen Körperstellen weiß, kalt und teilweise verhärtet, es kommt oft zu einer Blasenbildung und danach zu einer Wunde. Manchmal verursacht eine Erfrierung sogar eine bleibende Narbe an der durch die Kälte geschädigten Stelle.

Bei der Unterkühlung, die wesentlich gefährlicher als die Erfrierung ist, ist der ganze Körper betroffen. Gerade Säuglinge sind von der Unterkühlung bedroht, da sie noch nicht in der Lage sind, ihre Körpertemperatur rasch zu regulieren. Unterkühlungen kommen z. B. vor, wenn Ihr Kind ins kalte Wasser fällt oder im Winter ins Eis einbricht. Aber auch, wenn es sich zu lange in kalten Räumen aufhält oder im Kinderwagen – besonders im Winter – nicht ordentlich zugedeckt bzw. warm genug angezogen, liegt. Wenn die Körpertemperatur dann von den normalen 37,5 °C auf 35 °C oder tiefer sinkt, werden die Organe immer schlechter durchblutet und die Lage kann lebensgefährlich werden. Bei einer Unterkühlung beginnt Ihr Kind zu zittern – auf diese Weise versucht der Körper, seine Temperatur zu erhöhen –, wirkt verwirrt und kann schließlich sogar das Bewusstsein verlieren.

DARAN ERKENNEN SIE EINE ERFRIERUNG
Erfrierungen lassen sich in verschiedene Grade einteilen. Nach dem jeweiligen Grad richtet sich die Therapie und auch die Prognose. Folgende Punkte bieten Orientierung:

- **Erfrierung, Grad 1:** Die ausgekühlte Hautstelle ist blass, teilweise auch grau-weiß oder gelb-weiß verfärbt. Die Haut ist hart, kalt, gefühllos. Wird sie wieder warm, rötet sie sich und schmerzt dabei heftig.

- **Erfrierung, Grad 2:** An der betroffenen Hautstelle bilden sich – zum Teil blutgefüllte – Blasen, die Stelle färbt sich rot-bläulich.
- **Erfrierung, Grad 3:** Bei derart schweren Erfrierungen kommt es zu einer blauschwarzen Verfärbung der Haut. Auch das darunterliegende Gewebe ist betroffen und stirbt ab (= Nekrose). Eine Heilung ist nicht möglich, die Stelle muss operativ versorgt, der betroffene Körperteil möglicherweise sogar amputiert werden.

DARAN ERKENNEN SIE EINE UNTERKÜHLUNG

Bei einer Unterkühlung werden drei verschiedene Stadien unterschieden:

- **Unterkühlung, Stadium 1:** Zunächst tritt Zittern am ganzen Körper auf, das unterkühlte Kind atmet tief und der Puls ist erhöht (Körpertemperatur: 35 bis 32 °C).
- **Unterkühlung, Stadium 2:** Sinkt die Temperatur weiter ab, kommt es zu einer Beeinträchtigung der Hirnfunktion. Schläfrigkeit und später Bewusstlosigkeit sind die Folge (Körpertemperatur: 32 bis 28 °C).
- **Unterkühlung, Stadium 3:** Im dritten und letzten Stadium besteht akute Lebensgefahr. Das unterkühlte Kind ist bewusstlos, der Puls lässt sich kaum noch ertasten. Sinkt die Temperatur unter 24 °C, kommt es zu Atem- und Kreislaufstillstand.

Bei einer schweren Unterkühlung mit Atem- und Kreislaufstillstand tritt der Hirntod deutlich später ein als in anderen Fällen von Kreislaufversagen. Das liegt daran, dass das Hirn durch den verlangsamten Stoffwechsel deutlich später geschädigt wird. Führen Sie deshalb immer – auch in zweifelhaften Fällen – Wiederbelebungsmaßnahmen (siehe S. 49) durch. Dabei sollten Sie die Arme und Beine des Kindes nur wenig bewegen, um das kalte Blut in den Extremitäten nicht im Körper zu verteilen.

 DAS KÖNNEN SIE SELBST TUN

Ziehen Sie Ihr Kind immer warm genug an – zu warm gibt es bei kalten Temperaturen nicht! Am besten sind mehrere Lagen Kleidung nach dem „Zwiebelschalenprinzip", die dann notfalls aus- und wieder angezogen werden können. Wird die Kleidung feucht oder nass, sollte sie möglichst zügig gewechselt werden. Fäustlinge schützen die Hände Ihres Kindes besser vor Erfrierungen als Fingerhandschuhe. Eine Mütze muss bei kalten Temperaturen selbstverständlich sein, über den Kopf verliert Ihr Kind sehr viel Wärme, wenn er nicht geschützt wird. Außerdem sollten die Schuhe nicht zu eng sitzen, damit die Durchblutung der Füße nicht behindert wird. Lieber eine Nummer größer kaufen und dafür dicke Socken anziehen!

BEI ERFRIERUNGEN

1. Bringen Sie Ihr Kind an einen warmen Ort.
2. Ziehen Sie ihm nasse Kleidung wie Handschuhe, Socken usw. aus.
3. Die betroffenen Körperstellen sollten von alleine wieder „auftauen" – warme Wasserbäder oder warme Umschläge sollten Sie also nicht durchführen bzw. auflegen.
4. Stattdessen können Sie die betroffenen Körperstellen in Ihrer Achselhöhle oder mit Ihren Händen behutsam wärmen. Reiben Sie aber bitte nicht, da sonst die Haut weiter geschädigt wird.
5. Achtung: Die möglicherweise entstandenen Blasen an der Erfrierungsstelle nicht öffnen, da es sonst zu Infektionen kommen kann!
6. Die betroffenen Stellen sollten Sie auch auf keinen Fall mit Schnee abreiben oder mit dem Föhn behandeln!

BEI UNTERKÜHLUNG

1. Sollte Ihr Kind nicht ansprechbar sein, rufen Sie den Notarzt (Telefonnummer 112).
2. Bringen Sie Ihr Kind an einen warmen Ort.
3. Ziehen Sie Ihrem Kind nasse Kleidung aus und legen es ins Bett oder auf eine warme Unterlage, z. B. Isomatte, Decke.
4. Packen Sie Ihr Kind warm ein, z. B. mithilfe von Decken und einer warmen Mütze.
5. Geben Sie Ihrem Kind warme Getränke.
6. Kommt es zu Kreislaufstörungen oder haben Sie das Gefühl, dass Ihr Kind nicht richtig reagiert, rufen Sie unbedingt den Notarzt!
7. Ist Ihr Kind schläfrig und sein Kreislauf schwach, sollten Sie seine Gliedmaßen nicht bewegen, um das sehr kalte Blut aus Armen und Beinen nicht weiter im Körper zu verteilen. Sonst sinkt die Körperkerntemperatur noch weiter und ein lebensbedrohlicher Kreislaufstillstand kann folgen. Rufen Sie auch hier den Notarzt!

DAS MACHT DER ARZT

Bei leichten Erfrierungen mit Blasenbildung kann Ihr Arzt die Blasen öffnen und den Heilungsverlauf kontrollieren. Sollte die Erfrierung größere Schäden am Gewebe verursacht haben, kann eine Operation im Krankenhaus notwendig sein.

Leichte Unterkühlungen bedürfen keiner ärztlichen Betreuung. Sobald aber Störungen des Kreislaufs auftreten, muss Ihr Kind vom Notarzt versorgt und zur Überwachung in ein Krankenhaus gebracht werden.

RETTEN AUS DEM WASSER
Ertrinken

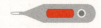

Auf der Skala tödlicher Unfälle von Kindern folgt Ertrinken direkt auf den Verkehrsunfall. Dabei sind 20 Prozent der betroffenen Kinder jünger als fünf Jahre. Auch Kinder, die schwimmen können, sind gefährdet, da bei ihnen Selbstüberschätzung bzw. Fehleinschätzung der Risiken ins Spiel kommen kann. Ganz wichtig: Versuchen Sie die Rettung nur, wenn Sie schwimmen können und sich nicht selbst in Gefahr bringen (z. B. in einem reißenden Fluss oder kaltem Wasser im Winter). Sonst müssen Sie auf Notarzt oder Feuerwehr warten! Prägen Sie sich folgenden Ablauf für den Ernstfall ein:

1 **Notarzt:** Sofort und als Erstes über den Notruf (Telefonnummer 112) Hilfe rufen.

2 **Aus dem Wasser:** Das Kind muss schnellstens aus dem Wasser, vor allem muss der Kopf über die Wasseroberfläche.

3 **Rufen Sie laut um Hilfe:** Ohne fremde Hilfe kann die Bergung sehr schwierig sein.

4 **Atemwege frei machen:** Öffnen Sie den Mund des Kindes und entfernen mögliche Fremdkörper. Atmet das Kind – auch nur schwach – noch selbst, bringen Sie es in die stabile Seitenlage (siehe S. 34).

5 **Beatmung und Herzmassage:** Atmet das Kind nicht mehr, beginnen Sie sofort mit der Beatmung (siehe S. 50). Können Sie keinen Puls feststellen, beginnen Sie auch mit der Herzdruckmassage (siehe S. 50). Setzen Sie beides so lange fort, bis Atmung und Kreislauf wieder von alleine arbeiten oder der Notarzt da ist.

6 **Lagerung:** Legen Sie trockene Kleidung oder Handtücher unter das Kind, ziehen Sie ihm die nasse Kleidung aus, trocknen es vorsichtig ab und decken Sie es mit trockenen Kleidungsstücken oder einer Decke zu. Versuchen Sie nicht, das Kind schnell zu wärmen. Wichtig ist zunächst, eine weitere Auskühlung zu verhindern.

7 **Durchhalten:** Geben Sie nicht auf! Es gibt dokumentierte Fälle, in denen Personen überlebt haben, die länger als eine Stunde unter Wasser gewesen sind. Wichtig ist, dass die richtigen Erste-Hilfe-Maßnahmen ohne Verzögerung begonnen und lange genug durchgehalten werden.

8 **Krankenhaus:** Jedes Kind, das beinahe ertrunken wäre, muss im Krankenhaus ärztlich untersucht und überwacht werden!

STURZ AUF DEN KOPF
Gehirnerschütterung

Auf dem Spielplatz fällt Ihr Kind rückwärts von der Schaukel und kommt dabei leicht mit dem Hinterkopf auf dem Boden auf. Nach kurzem heftigem Geschrei und einer kurzen Schreckenspause geht aber alles wieder gut und es spielt fröhlich weiter. Abends bemerken Sie allerdings, dass Ihr Kind zunehmend ruhiger wird und über Kopfschmerzen und Übelkeit klagt und sich beinahe übergeben muss. Jetzt ist es höchste Zeit, zum Arzt zu gehen, denn der Verdacht auf eine Gehirnerschütterung liegt nahe. Es muss geklärt werden, ob das Hirn nur erschüttert worden ist (= Hirnerschütterung, Commotio cerebri) oder ob eine ernsthafte Verletzung (Prellungen oder Blutungen) des Gehirns vorliegt.

Ein Schlag auf den Kopf, ein Zusammenstoß, z. B. beim Kopfball, ein Sturz von Fahrrad oder Klettergerüst – all dies kann Auslöser einer Gehirnerschütterung sein. Durch den Aufprall des Kopfes wird die Flüssigkeit, die unser Gehirn umgibt, so stark beschleunigt, dass Nerven und Nervenfasern gereizt werden. Das löst Kopfschmerzen, Übelkeit und Erbrechen aus. Ist der Aufprall so heftig, dass das Gehirn an den Schädelknochen schlägt, spricht man von einer Prellung des Hirns (= Contusio cerebri). Dann kann an der entsprechenden Stelle eine Schwellung entstehen. Der Übergang zwischen Gehirnerschütterung und Hirnprellung ist fließend und durch die auftretenden Symptome – Bewusstlosigkeit, Kopfschmerzen, Übelkeit und Erbrechen – nicht zu unterscheiden. Ob Ihr Kind beim Sturz von der Schaukel nun also eine Gehirnerschütterung oder doch eine Hirnprellung erlitten hat, kann nur mithilfe eines Bildes des Gehirns (CT = Computertomografie oder MRT = Kernspintomografie) entschieden werden.

Übrigens führt natürlich nicht jede Prellung des Kopfes zu einer Gehirnerschütterung. Wenn Ihr Kind sich seinen Kopf irgendwo anstößt, hat es danach meist nur eine schmerzhafte Schwellung, die nach ein paar Tagen wieder verschwunden ist.

❌ DAS KÖNNEN SIE SELBST TUN

Bei Kopfverletzungen ist die Entscheidung, ob Ihr Kind einen Arzt benötigt oder eher nicht, relativ schwierig zu treffen. Grundsätzlich gilt auch hier: Wenn Sie sich unsicher sind, gehen Sie lieber einmal zu viel als zu wenig zum Arzt – gerade bei Kindern ist die Symptomatik nicht immer eindeutig und tritt auch manchmal erst am nächsten Tag auf. Ist das der Fall, bewahren Sie Ruhe und gehen zügig zum Arzt oder in die Klinik.

Für viele sportliche Aktivitäten gilt: Schützen Sie den Kopf Ihres Kindes mit geeigneten Helmen! Kinder finden Helme zwar mitunter lästig, aber einen effektiveren Schutz für Schädel und Gehirn gibt es nicht. Und wenn Sie Ihr Kind früh an das Helmtragen gewöhnen, ist es später eine Selbstverständlichkeit – wie der Sicherheitsgurt beim Autofahren. Tests geeigneter Kinderhelme finden Sie unter www.test.de. Dort finden Sie sicher einen Helm, der auch Ihrem Kind gefällt.

Als Vorbeugung gegen diese und andere Verletzungen sollte Ihr Kind seine Koordination trainieren. Stürze – im Alltag und beim Sport – sind häufig die Folge von motorischer Überforderung. Lassen Sie Ihr Kind generell viel Sport treiben: Klettern, balancieren und dem Ball hinterherjagen sind ein gutes Training, das auf Dauer Unfälle verhindern kann. Auch Übungen im Alltag sind gut geeignet. Beim Zähneputzen auf einem Bein stehen, über einen Balken oder die Bordsteinkante balancieren oder auf einem Wackelbrett stehen – das macht Spaß und bringt Sicherheit. So kann Ihr Kind in kritischen Situationen dann besser reagieren und Stürze verhindern.

DAS MACHT DER ARZT

Bei einem Unfall mit Verdacht auf Gehirnerschütterung sollten Sie immer einen Arzt aufsuchen. Auch wenn Sie Zweifel haben, ob Ihr Kind sich nur den Kopf gestoßen oder sich doch etwas Schwerwiegenderes zugezogen hat, ist ein Arztbesuch die bessere Variante. Gerade bei kleinen Kindern ist es nachher schwierig, zu erfragen, wie der Unfall passiert ist, ob der Kopf wirklich auf den Boden geschlagen ist und wie es Ihrem Kind denn geht. Kinder können noch keine zuverlässigen Angaben machen, ob sie Kopfschmerzen haben oder ob ihnen übel ist!

Auf jeden Fall zum Arzt müssen Sie, wenn Ihr Kind infolge des Unfalls

- bewusstlos war,
- erbrechen musste,
- über starke Übelkeit klagt,
- Erinnerungslücken hat, also bestimmte Dinge vor dem Unfall nicht erinnert,
- Sprachstörungen hat,
- starke Schwindelgefühle hat,
- unter zunehmendem Kopfschmerz leidet.

Für Sie als Eltern ist es sehr schwierig abzugrenzen, ob die Kopfschmerzen oder die Übelkeit, über die Ihr Kind klagt, noch normal sind oder doch schon ein gefährliches Zeichen. Der Arzt wird Ihr Kind gründlich untersuchen und ggf. eine Kernspintomografie durchführen lassen. Je nach Diagnose darf Ihr Kind dann entweder wieder nach Hause oder muss zur Beobachtung und Behandlung ins Krankenhaus.

SO RETTEN SIE LEBEN

Herz-Kreislauf-Stillstand

Ein Herz-Kreislauf-Stillstand kann bei Stromunfällen, Ertrinken, Ersticken, Erfrierungen, nach Schädelprellungen oder auch bei Vergiftungen auftreten. Selten sind bei Kindern Herzfehler die Ursache.

Bei einem Herzstillstand bleiben nur wenige Minuten, um bleibende Schäden zu verhindern. Das Gehirn nimmt schon nach drei bis fünf Minuten ohne Herzschlag irreversiblen Schaden. Notarzt und Rettungssanitäter treffen allerdings oft – auch in Städten – erst nach zehn Minuten ein. Zeit, selbst zu handeln! Durch schnelles Reagieren können Sie das Leben Ihres Kindes retten.

Schauen Sie sich die Anleitungen auf den folgenden Seiten genau an und spielen Sie diesen Ablauf vielleicht auch mal mit einem Teddybär oder einer Puppe durch. Es ist wirklich nicht so schwer. Und jede Form von Hilfe ist auf jeden Fall besser als keine!

Das vorrangige Ziel der sogenannten kardiopulmonalen Wiederbelebungsmaßnahmen ist die Wiederherstellung eines Minimalkreislaufs, der die Organe mit Sauerstoff versorgt. Je nachdem, ob Sie die Reanimationsmaßnahmen bei einem Baby – bis zum Ende des ersten Lebensjahrs – oder einem Kleinkind durchführen, gibt es einige wichtige Unterschiede zu beachten, die wir im Folgenden hervorheben.

1 Bewusstlosigkeit: Sprechen Sie Ihr Kind an. Überprüfen Sie, ob es reagiert. Rütteln Sie es sanft an den Schultern.

2 Notruf: Wenn Sie alleine sind und festgestellt haben, dass Ihr Kind nicht mehr atmet, beginnen Sie sofort mit den lebensrettenden Maßnahmen und benachrichtigen nach ca. 1 bis 2 Minuten – also nach dem ersten Reanimationsdurchgang – den Notarzt. Wenn Sie zu zweit sind, beginnt eine Person mit den Maßnahmen, die andere alarmiert sofort den Notarzt.

3 Atemwege: Legen Sie Ihr Kind mit dem Rücken auf eine harte Unterlage, z. B. auf den Fußboden. Entfernen Sie ggf. vorsichtig Fremdkörper aus dem Mund des Kindes. **Beim Säugling** sollte der Kopf dabei nur minimal nach hinten geneigt werden. **Beim Kleinkind** können Sie den Kopf etwas stärker nach hinten kippen.

4 Atemstillstand: Kontrollieren Sie die Atmung. Halten Sie Ihren Kopf nah über den Mund Ihres Kindes: Können Sie Atemluft an Ihrer Wange spüren? Hebt sich der

Brustkorb des Kindes sichtbar? Hören Sie Atemgeräusche? Entscheiden Sie innerhalb von ca. zehn Sekunden, ob Ihr Kind atmet oder nicht. Ist es bewusstlos, atmet aber, bringen Sie es in die stabile Seitenlage (siehe S. 34).

5 **Beatmen:** Beginnen Sie bei Säugling und Kleinkind mit fünf Atemspenden.
Beim Säugling: Umschließen Sie Nase und Mund Ihres Kindes mit Ihrem Mund (siehe Abb. links unten). Atmen Sie durch die Nase ein und mit dem Mund in Nase und Mund des Kindes aus.
Beim Kleinkind: Verschließen Sie die Nase mit Daumen und Zeigefinger der einen Hand. Mit der anderen Hand – den Daumen auf dem Kinn Ihres Kindes – öffnen Sie den Mund durch Ziehen des Kinns nach unten und geben fünf Atemspenden.

6 **Herzdruckmassage:** Ist nach der Atemspende weiterhin keine Atmung feststellbar, beginnen Sie unmittelbar mit der Herzdruckmassage. Wenn Sie zu zweit sind, übernimmt eine Person die Beatmung, während die andere die Herzdruckmassage durchführt.
Beim Säugling: Drücken Sie mit Zeige- und Mittelfinger auf das untere Drittel des Brustbeins Ihres Kindes (siehe Abb. rechts unten). Drücken Sie das Brustbein 30 Mal ca. 4 cm tief in Richtung Wirbelsäule (Frequenz: 100/Minute). Geben Sie dann erneut zwei Atemspenden und wiederholen

Beim Säugling erfolgt die Beatmung durch Mund und Nase des Kindes. Nur so viel Luft spenden, wie sich in Ihrem Mund befindet.

Die Herzdruckmassage beim Säugling führen Sie mit zwei Fingern durch. Gedrückt wird im unteren Drittel des Brustbeins.

die Herzdruckmassage. Kontrollieren Sie nach einer Minute die Atmung. Machen Sie mit Atemspenden und Massage so lange weiter, bis Ihr Kind wieder atmet oder der Notarzt zur Stelle ist. Wenn Ihr Kind wieder atmet, bringen Sie es in die stabile Seitenlage (siehe S. 34).

Beim Kleinkind: Legen Sie den Handballen einer Hand – bei größeren Kindern können Sie auch beide Hände benutzen – auf das untere Drittel des Brustbeins und drücken 30 Mal ca. 5 cm in Richtung Wirbelsäule (Frequenz: ca. 100/Minute). Dann geben Sie zwei Atemspenden und setzen die Herzdruckmassage fort. Fängt Ihr Kind wieder an zu atmen, bringen Sie es in die stabile Seiten-

Herzdruckmassage beim Kleinkind: Handballen auf das untere Drittel des Brustbeins, dann 30 Mal drücken, dann zwei Atemspenden und dann Atmung kontrollieren. Ggf. von vorn.

lage. Stoppen Sie die Wiederbelebungsmaßnahme nur, wenn sich Ihr Kind bewegt, die Augen öffnet, atmet oder der Notarzt eintrifft.

OHNE ANGST HELFEN

Helfen Sie in Notsituationen ohne Angst, etwas falsch zu machen. Die kardio-pulmonale Reanimation gelingt auch Laien. Der Nutzen Ihrer Maßnahmen ist auf jeden Fall größer als der Schaden, den Sie anrichten können. Wenn Sie zu ungestüm drücken, können Sie Ihrem Kind im schlimmsten Fall ein paar Rippen brechen oder einen Bluterguss zufügen, aber das heilt ganz schnell wieder. Bei der Herzdruckmassage geht es um Leben und Tod. Ohne sofortige Wiederbelebungsmaßnahmen verschlechtern sich die Überlebenschancen für Ihr Kind drastisch.

ERSTE-HILFE-KURSE

Wenn Sie Ihrem Kind oder natürlich auch anderen Menschen im Notfall sicher helfen wollen, belegen Sie am besten einen Erste-Hilfe-Kurs. Große Hilfsorganisationen wie z. B. das DRK, aber auch Haus- oder Kinderärzte, bieten Kurse an, in denen Sie die Handgriffe an Puppen üben können. Wenn Sie diese Kurse alle zwei bis drei Jahre wiederholen, bleiben Sie immer auf dem neuesten Stand und sind ein sicherer Ersthelfer.

SIEHT MEIST SCHLIMMER AUS ALS ES IST
Nasenbluten

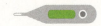

Es sieht dramatisch aus: Das Blut rinnt Ihrem Kind aus der Nase und innerhalb kürzester Zeit sind mehrere Taschentücher oder auch die Kleidung Ihres Kindes vollgeblutet. Dabei hat es nur gedankenverloren ein wenig in der Nase gebohrt. Dass es so schnell zu heftigem Nasenbluten (= Epistaxis) kommen kann, liegt an der guten Durchblutung der Nasenschleimhaut: Vorne in der Nase sitzt ein üppiges Gefäßnetz. Oft genügt eine trockene Nase im Winter, kräftiges Schnäuzen, körperliche Anstrengung oder der popelnde Finger, um sich eine blutige Nase zu holen.

❌ DAS KÖNNEN SIE SELBST TUN

Gerade in der kalten Jahreszeit ist die Raumluft durch die Heizung besonders trocken. Die Nasenschleimhaut trocknet aus und es kommt schneller zum Nasenbluten. Ist Ihr Kind dafür anfällig, können Nasensalben helfen, die Schleimhaut feucht zu halten. Außerdem sollten Sie die Raumluft etwas befeuchten, sei es mit einem Wasserbehälter auf der Heizung oder mit einem Luftbefeuchter.

Kommt es dennoch zum Nasenbluten, helfen folgende Tipps, den Blutfluss möglichst schnell zu stoppen:

- Beruhigen Sie Ihr Kind – es wird aufgrund des vielen Bluts womöglich ziemlich erschrocken reagieren. Weitere Aufregung verstärkt das Nasenbluten jedoch zusätzlich.
- Setzen Sie Ihr Kind aufrecht hin und lassen es den Kopf nach vorne beugen. Auf diese Weise kann das Blut besser aus der Nase abfließen und läuft nicht in den Magen.
- Legen Sie ihrem Kind einen kalten Eisbeutel oder Waschlappen in den Nacken. Die Blutgefäße in der Nase verengen sich dadurch.

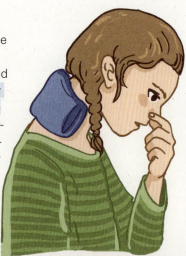

Das hilft bei Nasenbluten: Kopf nach vorne, damit das Blut nicht in den Magen läuft, Kühlung im Nacken und Nasenflügel zusammendrücken.

- Nasenspray, direkt in das blutende Nasenloch gesprüht, verengt die Gefäße. Die Blutung wird geringer oder stoppt sogar.
- Drücken Sie Ihrem Kind behutsam die Nasenflügel zusammen, damit die Gefäße komprimiert werden.
- Ihr Kind sollte das Blut nicht herunterschlucken: Blut im Magen verursacht Übelkeit.
- Stopfen Sie Ihrem Kind keine Taschentücher in die blutenden Nasenlöcher, vor allem keine Papiertaschentücher: Wenn Sie die Tücher später wieder entfernen, reißen die Gefäße dabei wieder auf. Bei Papiertaschentüchern besteht zudem die Gefahr, dass sie sich nicht vollständig entfernen lassen und Rückstände in der Nase bleiben.
- Ist die Blutung gestoppt, sollte sich Ihr Kind erst einmal mit dem Naseschnäuzen zurückhalten – sonst fängt alles gleich wieder von vorne an.

DAS MACHT DER ARZT

Meist ist Nasenbluten harmlos, hört nach wenigen Minuten von selbst auf und kommt so schnell auch nicht wieder.

Es gibt allerdings Ausnahmefälle, in denen ärztliche Hilfe nötig ist. Bitte rufen Sie unbedingt einen Arzt oder suchen Sie eine nahe gelegene Arztpraxis oder Ambulanz auf, wenn eines der folgenden Szenarien bei Ihrem Kind eintritt:

Während der Schwangerschaft

Bei schwangeren Frauen blutet die Nase oft schneller, da die Schleimhäute während der Schwangerschaft besser durchblutet und daher auch empfindlicher sind. Da reicht auch schon ein kräftiges Schnäuzen, um das Blut fließen zu lassen. Doch gefährlich ist das auch jetzt nicht – halten Sie sich an die hier genannten Tipps, dann sollte die Blutung schnell gestillt sein.

- Das Nasenbluten hält länger als eine halbe Stunde an.
- Dem Nasenbluten ging ein Sturz voraus, bei dem Gesicht und/oder Kopf in Mitleidenschaft gezogen wurden.
- Das Blut aus der Nase ist mit einer wasserklaren Flüssigkeit vermischt.

Bei leichten Blutungen kann der Arzt das verletzte Gefäß veröden. Wenn die Blutungen stärker sind, kann eine Tamponade notwendig werden. Dabei werden spezielle Kompressen in beide Nasenlöcher eingeführt, um die Blutungsquelle zu komprimieren und so zu stillen. Wenn Ihr Kind oft Nasenbluten hat oder die Blutungen besonders lange andauern, sollte der Arzt prüfen, ob die Blutgerinnung Ihres Kindes in Ordnung ist.

EIN KLEINES MALHEUR UND ES BLUTET
Platz-, Schürf-, Schnittwunden

Platsch, da liegt Ihr Kind auf dem Boden: Gerade erst das Schaukelpferd erklommen – und jetzt mit dem Kopf voran schon wieder runter. Die stark blutende Wunde am Kopf erschreckt Sie sehr, doch was beängstigend aussieht, ist glücklicherweise oft schnell wieder geflickt und dann auch rasch vergessen.

Platzwunden kommen, gerade bei Spaß, Sport und Spiel, ziemlich häufig vor. Oft haben Kinder aber auch Schürfwunden, z. B., wenn sie beim Skateboardfahren aufs Knie oder den Ellenbogen fallen. Solche Wunden sind häufig auch verschmutzt, z. B. mit Asphaltkörnchen. Schürfwunden schmerzen, weil neben der Oberhaut und kleinen Blutgefäßen auch Nervenenden verletzt werden.

Schnittwunden kommen vor allem beim Basteln mit der Schere oder Schnitzen mit dem Messer vor. Sie bluten im Gegensatz zu Schürfwunden viel stärker, denn je nach Tiefe können durch den Schnitt auch größere Blutgefäße durchtrennt werden.

DAS KÖNNEN SIE SELBST TUN

Die Maßnahmen sind je nach Art der Verletzung unterschiedlich. Für alle drei Verletzungen gilt allerdings: Werfen Sie zunächst einen Blick in den Impfpass Ihres Kindes: Liegt die letzte Tetanus-Impfung länger als zehn Jahre zurück, oder ist der Impfschutz womöglich noch gar nicht komplett? Dann schnell zum Arzt!

Platzwunde: Versuchen Sie, Ihr Kind – und ggf. auch sich selbst – zu beruhigen. Das Blut macht Ihrem Kind schon genug Angst, verstärken Sie das nicht noch. Decken Sie die Wunde am besten mit einem sterilen Tuch aus dem Verbandskasten ab. Blutet die Wunde sehr stark, können Sie einen Druckverband anlegen. Sie können die Wunde auch mithilfe von Kühlelementen oder -packungen kühlen. Dann: Ruhig Blut und ab zum Arzt!

Schürfwunde: Reinigen Sie die Wunde unter fließendem Wasser und desinfizieren sie danach mit einem Antiseptikum. Decken

Fingerkuppenpflaster: So zugeschnitten, passt es am besten.

Sie sie anschließend mit einer Fettgaze ab – diese mit einer Fettsalbe getränkte Wundauflage gehört in jede Hausapotheke. Sie können sie unter diesem Namen in der Apotheke kaufen. Sie ist mit einer dünnen Paraffinschicht überzogen und verhindert, dass der Verband mit der Wunde verklebt. So ist der Verbandswechsel für Ihr Kind nicht nur schmerzloser, die Wunde heilt auch schneller.

Schnittwunde: Auch bei einer Schnittwunde sollten Sie einen lockeren Verband zum Schutz anlegen. Normalerweise stoppt die Blutung spätestens nach vier Minuten. Können Sie die Blutung allerdings nicht stoppen oder kann Ihr Kind z. B. den verletzten Finger nicht mehr richtig bewegen, müssen Sie zum Arzt. Neben den Blutgefäßen kann dann schlimmstenfalls auch eine Sehne durchtrennt worden sein. Schnittwunden in der Hohlhand (= Handfläche) oder der Fußsohle sollten immer vom Arzt angesehen werden.

IMPFUNG GEGEN WUNDSTARRKRAMPF (= TETANUS)

Eine Tetanus-Impfung ist für alle gesunden Kinder sinnvoll. Geimpft wird mit einem Totimpfstoff, der zu einem nahezu kompletten Impfschutz führt. Manchmal kommt es nach der Impfung zu einer Schwellung und Rötung an der Stichstelle, zu Magen-Darm-Beschwerden, Fieber oder einer Infektion der oberen Atemwege. Komplikationen durch die Sechsfachimpfung, mit der die meisten Kinder geimpft werden, sind sehr selten. Auf 10 000 geimpfte Kinder kommt eines mit einem, meist folgenlosen, Fieberkrampf. Sehr selten tritt auch ein schockähnlicher Zustand auf, der sich in der Regel aber auch schnell wieder legt. Empfohlen werden vier Impfungen im ersten Lebensjahr und Auffrischungen vor Schuleintritt und im Jugendalter.

Die Impfkommission rät darüber hinaus Erwachsenen alle zehn Jahre zu einer Auffrischungsimpfung gegen Tetanus: Ein kleiner Pikser, der einen effektiven Schutz bietet.

DAS MACHT DER ARZT

Platzwunden müssen vom Arzt behandelt werden. Er reinigt und desinfiziert die Wunde und entscheidet, ob er sie mit ein paar Stichen nähen muss oder ob ein paar Klebestreifen und ein Verband ausreichen. Wichtig ist die Frage, ob Ihr Kind infolge des Unfalls bewusstlos war und ob es sich jetzt in irgendeiner Weise auffällig verhält. Bewusstlosigkeit und Erbrechen sprechen für eine Gehirnprellung (siehe S. 47). Dann kann es notwendig sein, dass Ihr Kind eine Nacht zur Beobachtung im Krankenhaus bleibt. Hat es sich aber nur eine Platzwunde geholt, müssen Sie Ihr Kind nur bei starken Kopfschmerzen und Erbrechen wieder dem Arzt vorstellen.

Falls bei einem Schnitt eine Sehne durchtrennt wurde, muss der Arzt diese nähen und/oder den Finger Ihres Kindes schienen.

UNTER STROM

Stromunfälle

Der Horror für alle Eltern: Ihr Kind spielt mit einem Schraubenzieher an der Steckdose herum und bekommt dabei einen Stromschlag. Dummerweise werden Kinder von aller Art von Gefahrenquellen wie magisch angezogen. Feuer und Strom sind dabei besondere „Highlights" für kleine Kinder – und leider auch besonders gefährlich.

Stromkabel und Steckdosen gibt es nahezu in jedem Raum, und meist sind sie auch für die Kleinsten gut erreichbar. Selbst wenn Sie denken, dass in Ihrem Zuhause eigentlich alles kindersicher ist: Unterschätzen Sie niemals den Einfallsreichtum und Spieltrieb Ihres Kindes. Haarklammern, Kugelschreiber, Schrauben, Nägel, Messer, Schere, Zangen, Nadeln oder Stricknadeln sind Gegenstände, mit denen Steckdosen, Toaster, Föhn und Co. gerne untersucht werden. Im ungünstigsten Fall führt eine solche gefährliche Spielerei dann zu einem Stromschlag.

Kommt Ihr Kind mit Strom in Kontakt, sind Herzrhythmusstörungen, die im schlimmsten Fall tödlich sein können, die größte Gefahr. Das Reizleitungssystem, das für einen regelmäßigen Herzschlag zuständig ist, wird durch den Stromschlag von außen aus dem Takt gebracht. Das kann zum gefährlichen Kammerflimmern führen. Brandwunden an der Haut sind durch normalen „Haushaltsstrom" – also 220 V – eher unüblich. Brandverletzungen kommen in der Regel nur bei Kontakt mit Hochspannungsleitern vor. Der Kontakt mit dem Strom führt zudem oft zu Muskelverkrampfungen, sodass Ihr Kind während des Stromschlags an der Stromquelle zu kleben scheint und sich nicht davon lösen kann.

DAS KÖNNEN SIE SELBST TUN

Am wichtigsten ist es, alle Stromquellen in Ihrem Haushalt zu kennen und sie vor dem Zugriff Ihres Kindes zu schützen. Alle Steckdosen müssen mit Kindersicherungen ausgestattet, defekte Geräte und Kabel müssen repariert und Kabel und elektrische Geräte außerhalb der Reichweite Ihres Kindes aufbewahrt werden. Elektrische Geräte wie z. B. ein Föhn sollten außerdem nicht in der Nähe der Badewanne aufbewahrt werden, in der Ihr Kind badet.

Achten Sie darauf, dass keine Gegenstände herumliegen, die Ihr Kind in Steckdosen oder elektrische Geräte stecken kann. Schraubenzieher und Nägel gehören nicht in die Hände Ihres Kindes, auch wenn es später mal Handwerker werden wollen sollte ...

Achten Sie darauf, dass alle defekten Stromkabel – besonders an Knickstellen – ausgetauscht oder sicher mit Isolierband gesichert werden. Gerade in fremden Wohnungen und Umgebungen müssen Sie darauf achten, dass die Steckdosen gesichert sind und besonders auf Ihr Kind achtgeben. Die Installation eines Fehlerstrom-Schutzschalters (FI-Schalter) ist nicht nur günstig, sondern kann auch Leben retten. Machen Sie Ihrem Kind schon frühzeitig und wiederholt klar, dass es mit Elektrogeräten und Kabeln besonders vorsichtig sein muss.

Falls es trotz aller Sicherheitsmaßnahmen zu einem Stromunfall kommt, müssen Sie Ihr Kind schnellstmöglich aus dem Stromkreis entfernen. Dazu sollten Sie

- entweder die Sicherung ausschalten,
- oder, wenn Sie nicht wissen, wo die Sicherung ist oder diese zu weit entfernt ist, Ihr Kind von der Stromquelle wegschieben (z. B. mit einem Besenstiel aus Holz oder einem anderen Gegenstand aus Material, das keinen Strom leitet),
- oder, wenn kein geeigneter Gegenstand vorhanden ist, Ihr Kind mit dem Fuß wegstoßen oder, wenn nötig, wegtreten. Diese Maßnahme hört sich zwar sehr unschön an und sollte auch unbedingt mit der angemessenen Vorsicht durchgeführt werden, sie ist aber eine schnelle und sichere Methode, um Ihr Kind von der Stromquelle zu trennen – allerdings nicht, wenn Sie barfuß sind! Sie sollten dabei am besten auf Zeitungen, Gummisohlen oder einem Holzboden stehen und Schuhe tragen.
- Strommarken, also Verbrennungen der Haut, sollten Sie mit kaltem Wasser oder Umschlägen kühlen.
- Ist Ihr Kind infolge eines Stromunfalls bewusstlos, bringen Sie es in die stabile Seitenlage (siehe S. 34).
- Atmet Ihr Kind nicht mehr, müssen Sie sofort mit Wiederbelebungsmaßnahmen beginnen (siehe S. 49).
- Ist Ihr Kind infolge eines Stromunfalls bewusstlos oder hat es einen auffälligen Puls, rufen Sie den Notarzt (Telefonnummer 112)! Auf jeden Fall müssen Sie mit Ihrem Kind nach einem Stromunfall zum Kinderarzt oder in die Notaufnahme. Auch wenn es normal reagiert, kann es doch sein, dass es durch die Stromeinwirkung Herzrhythmusstörungen hat, die behandelt werden müssen.

DAS MACHT DER ARZT

Der (Not-)Arzt wird Ihr Kind gründlich untersuchen, ein EKG machen, um die Herzfunktion zu prüfen, und Ihr Kind meist für eine Nacht zur Beobachtung ins Krankenhaus schicken. Falls es zu Herzstilland oder starken Herzrhythmusstörungen gekommen ist, muss der Notarzt das Herz Ihres Kindes ggf. durch einen gezielten Stromstoß mithilfe eines Defibrillators wieder in den richtigen Takt bringen.

GEFAHR FÜR HAUT UND AUGEN
Verätzungen

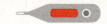

Falls Sie beim Thema Verätzungen zunächst einmal davon ausgehen sollten, dass Ihnen selbst bzw. Ihrem Kind so etwas sicher nicht passieren wird – wo soll es im eigenen Haushalt schon Säuren, geschweige denn Laugen, geben? –, müssen Sie leider umdenken. Denn im modernen, reinigungsintensiven Haushalt gibt es unzählige Möglichkeiten, mit diesen Mitteln in Kontakt zu geraten. Und sobald diese mit Haut, Augen oder Schleimhäuten in Berührung kommen, besteht Gefahr für Ihr Kind. Laugen bzw. Säuren sind z. B. in Essigessenz, Lösungsmittel, Rohrreiniger, Backmittel, Ofenreiniger, WC-Reiniger, Schädlingsbekämpfungsmittel und Entkalker enthalten – also in vielen Mitteln, die Sie mitunter täglich benutzen. 90 Prozent der Unfälle ereignen sich im eigenen Haushalt, am häufigsten sind dabei Kinder zwischen einem und fünf Jahren betroffen.

Das Einwirken von Säure oder Lauge führt zu Verätzungen an Schleimhaut, Augen oder Haut. Der Grad der Schädigung ist abhängig von der Einwirkdauer und der Konzentration der Lauge oder Säure. Im Folgenden werden mögliche jeweilige Symptome bei unterschiedlichen Typen von Verätzungen erklärt.

Symptome bei Verätzungen der Schleimhäute (Mund, Speiseröhre, Magen-Darm-Bereich)
- Ihr Kind hat Schmerzen im Bereich der Verätzungen.
- Ihr Kind hat Schluckstörungen.
- Es kommt zu einer Schwellung und einer verstärkten Durchblutung der betroffenen Schleimhaut.
- Auf den betroffenen Schleimhäuten bilden sich Beläge (weißliche Verfärbung, Geschwüre, Blutung).
- Es kommt zu vermehrtem Speichelfluss.
- Eventuell: Auftreten eines Schocks.

Symptome bei Verätzungen der Augen
- Krampfartiges Zukneifen der Lider.
- Ihr Kind klagt über starke Schmerzen im verätzten Auge.
- Sehstörungen treten auf.
- Eventuell zeigen sich Zeichen eines Schocks.

DAS KÖNNEN SIE SELBST TUN
Vorsorge ist besser als Nachsorge und kann in vielen Fällen Schlimmeres verhindern. Ab dem Krabbelalter gehören alle für Ihr Kind gefährlichen Substanzen in Schränke, die entweder abschließbar sind oder sich in für das Kind unerreichbarer Höhe befinden.

Besser noch: Beides! Was gar nicht geht, ist die Aufbewahrung gefährlicher Substanzen in den falschen Behältern oder gar in ehemaligen Limonadenflaschen. Füllen Sie die entsprechenden Mittel bitte niemals in harmlos oder gar einladend aussehende Behältnisse um! Außerdem sollten Sie darauf achten, dass die Reiniger über einen Kindersicherungs-Verschluss verfügen. Schließen Sie die Behälter nach dem Benutzen wieder.

ERSTE HILFE BEI VERÄTZUNGEN

- **Bei Verätzungen des Auges:** Spülen Sie das betroffene Augen wenige Minuten mit lauwarmem Wasser aus. Das geht am besten unter der Dusche oder in der Badewanne. Spülen Sie das Auge von innen nach außen. Danach müssen Sie zur Weiterbehandlung mit Ihrem Kind zum Augenarzt. Achtung: Geben Sie bei Verätzungen mit Zement oder Kalk kein Wasser ins Auge! Gehen Sie sofort ins Krankenhaus!
- **Bei Verätzungen der Haut:** Auch hier muss die Haut mit lauwarmem Wasser gespült werden. Die verätzte Stelle müssen Sie desinfizieren, mit einer sterilen Kompresse abdecken und verbinden. Zur Weiterbehandlung und Wundkontrolle gehen Sie bitte zum Kinderarzt.
- **Bei Verätzungen der Schleimhäute:** Der Mund sollte gründlich mit lauwarmem Wasser ausgespült werden. Vom Trinken wird eher abgeraten, da es Erbrechen auslösen kann – vor allem Milch ist hier ungeeignet, da sie die Säure nicht wie gewünscht bindet und neutralisiert, sondern in der Verbindung ausflockt. Früher galt das Auslösen von Erbrechen als Weg, verschluckte Substanzen wieder auszuscheiden. Da die Schleimhäute beim Erbrechen allerdings nochmals mit der Substanz – und zusätzlich mit der Magensäure – in Berührung kommen, ist davon abzuraten. Auch sollten Sie Ihrem Kind, falls es Lauge geschluckt haben sollte, keine Zitronensäure zum Neutralisieren geben. Auch wenn das früher üblich war: Die Lauge schädigt die Schleimhäute sehr, die Zitronensäure verursacht starke Schmerzen und eine zusätzliche Schädigung. Die weitere Behandlung sollte durch den Kinderarzt erfolgen!
- Damit Sie genauere Angaben zum Auslöser der Verätzung machen können, nehmen Sie die Flasche, aus der Ihr Kind „getrunken" hat, mit zum Arzt.

DAS MACHT DER ARZT

Je nach Areal und Ausmaß der Schädigung kann Ihr Arzt entscheiden, ob eine weitere Behandlung, z. B. Wundkontrolle und -verband, durch ihn erfolgen kann oder besser im Krankenhaus vorgenommen wird, wie es bei Verätzungen des Magen-Darm-Trakts angebracht ist. Ist Ihr Kind bewusstlos oder zeigt Zeichen eines Schocks, sollten Sie sofort den Notarzt (Telefonnummer 112) rufen!

SCHNELL PASSIERT
Verbrennungen

Die Töpfe auf dem Herd, der lustig brodelnde Wasserkocher oder das tolle Feuerzeug: Überall im Haushalt lauern Verlockungen, die zu schlimmen Verbrennungen bei Ihrem Kind führen können. Verbrennungen und Verbrühungen gehören daher auch zu den häufigsten Unfällen bei Kindern. Die Kleinen sind fasziniert vom Spielen mit Feuer und Flamme und sehen die Gefahren nicht, die sich daraus ergeben können. Der Griff auf die Herdplatte oder ans heiße Bügeleisen kann schon ausreichen, um lebensbedrohliche Verbrennungen hervorzurufen, gerade bei Kleinkindern. Je nach Ausdehnung auf der betroffenen Körperoberfläche kommt es zu einem raschen Verlust von Flüssigkeit, was zu einem Schock führen kann. Bei Kleinkindern sind aufgrund der geringen Körperoberfläche auch kleinere Verbrennungen oft gefährlicher als angenommen.

Man unterscheidet bei Verbrennungen drei Schweregrade:

- **Verbrennungen ersten Grades** verursachen Rötungen, Schwellungen und Schmerzen. In diesem Stadium ist nur die obere Hautschicht geschädigt. Eine vollständige Heilung ohne Narbenbildung ist möglich.
- **Verbrennungen zweiten Grades** sorgen für Blasenbildung. Die Haut ist teilweise zerstört, bei tieferen Verbrennungen zweiten Grades ist Narbenbildung möglich. Das Gefühlsempfinden ist nicht beeinträchtigt, deshalb ist eine solche Verbrennung immer auch mit Schmerz verbunden.
- **Verbrennungen dritten Grades** sorgen für eine völlige Zerstörung der Haut bis auf die Unterhaut. Das Schmerzempfinden ist nicht mehr vorhanden, da die Schmerzsensoren in der Haut zerstört wurden. Die Heilung erfolgt hier immer unter Narbenbildung.

DAS KÖNNEN SIE SELBST TUN

Leichte Verbrennungen, bei denen sich die Haut nur rötet, können Sie selbst versorgen. Hierbei steht die Kühlung im Vordergrund. Durch die Hitze ist die Haut und das darunterliegende Gewebe erwärmt worden. Diese Wärme wird weitergeleitet. So kann sich das geschädigte Hautareal quasi im Nachhinein noch vergrößern. Kühlen Sie die betroffene Stelle mit ca. 20 °C kaltem Leitungswasser. Kältere Temperaturen oder Eis sind ungünstig, da sie eine Unterkühlung verursachen können. Kühlen Sie die betroffene Stelle etwa 20 Minuten lang. Wenn die Haut nicht verletzt ist, können Sie die Verbrennung nach dem Kühlen steril bzw. sauber abdecken. Bei Säuglingen und Kleinkindern und bei großflächigen Verbrennungen sollte auf die Kühlung wegen der Gefahr einer Unterkühlung verzichtet werden. Hausmittel wie Mehl, Zahnpasta, Öl, Kartoffelscheiben oder Desinfektionsmittel haben auf Brandwunden nichts zu suchen! Besonders wenn die Haut verletzt ist, sollten Sie die Wunde nur schützen und sauber halten. Große Brandblasen selbst zu öffnen ist gefährlich, sehr schnell können Keime in die offene Stelle eindringen! Schmerzen sollten gelindert werden, hierzu eignen sich Ibuprofen-Zäpfchen oder -Saft.

DAS MACHT DER ARZT

Verbrennungen, die größer sind als die Handfläche Ihres Kindes, und alle Verbrennungen mit Blasenbildung müssen vom Arzt behandelt werden. Es besteht die Gefahr, dass sich die Blasen entzünden und es zu einer Infektion kommt. Bei Verbrennungen, die mehr als 10 Prozent der Körperoberfläche betreffen (z. B. den gesamten Arm), sollten Sie unbedingt den Notarzt rufen.

SO SCHÜTZEN SIE IHR KIND

- Bewahren Sie Feuerzeug und Streichhölzer kindersicher auf.
- Schieben Sie Tassen und Töpfe mit heißem Inhalt beim Essen in die Tischmitte, sodass Ihr Kind sie nicht erreichen kann. Die Reichweite von Kinderarmen wird oft unterschätzt – probieren Sie es mit einem kalten Getränk einmal aus.
- Achten Sie darauf, dass Stromkabel von Bügeleisen, Wasserkocher usw. für Kinder nicht erreichbar sind.
- Verzichten Sie auf Tischdecken, diese sind oft schnell entzündlich.
- Drehen Sie die Griffe von Töpfen und Pfannen beim Kochen nach hinten.
- Sichern Sie den Herd mit einem Gitter.
- Verwenden Sie für Badewasser eine Mischbatterie. Lassen Sie nie zuerst nur heißes Wasser ein und kontrollieren Sie die Wassertemperatur vor dem Bad.
- Rühren Sie Speisen und Flüssigkeiten, die Sie in der Mikrowelle warm gemacht haben, vor dem Servieren gut um. Sonst besteht die Gefahr, dass manche Stellen lauwarm, andere dagegen kochend heiß sind.
- Bevor Sie ihr Kind füttern, sollten Sie immer die Temperatur von Milchflaschen und Brei überprüfen.
- Essen und trinken Sie nichts Heißes, solange Ihr Kind auf Ihrem Schoß sitzt.
- Lassen Sie Kinder nie unbeaufsichtigt in der Nähe von Feuer und Kerzen.
- Machen Sie Ihrem Kind frühzeitig die Bedeutung von „heiß" klar.
- Mehr Infos zum Thema gibt es bei Paulinchen – Initiative für brandverletzte Kinder e. V., kostenlose Telefonhotline 0800 0 112 123, E-Mail: info@paulinchen.de.

GEFAHREN LAUERN OFT IM HAUSHALT
Vergiftungen

Kinder sind häufig von Vergiftungen betroffen. Spülmaschinenpulver, Spülmittel, Entkalker, Rohrreiniger, Schädlingsbekämpfungsmittel und Medikamente sind eine potenzielle Gefahr für die Kleinen.

Oft ist es ganz leicht zu erkennen, was Ihr Kind aufgenommen hat und Auslöser der Vergiftung ist – wenn es z. B. noch mit der leergetrunkenen Spülmittelflasche oder der Medikamentenschachtel spielt. Gibt es allerdings keine direkten Spuren, kann es schwieriger sein, herauszufinden, ob tatsächlich eine Vergiftung der Grund für das Unwohlsein Ihres Kindes ist. Indirekte Zeichen können Mundgeruch, bräunlicher Speichel (deutet auf Zigaretten hin), starke Bauchschmerzen und Spuren der aufgenommenen Substanz an Mund und Händen sein. Außerdem erzählt Ihnen Ihr Kind vielleicht, dass es etwas Komisches gegessen hat. Alles, was einen merkwürdigen, bitteren Geschmack hatte, sollte Ihnen erst einmal verdächtig vorkommen.

Bemerken Sie bei Ihrem Kind Anzeichen für eine schwere Vergiftung – dazu zählen Atemnot, Bewusstlosigkeit, Verwirrtheit oder gar Atemstillstand –, gilt es, keine Zeit zu verlieren, den Notarzt zu alarmieren und ggf. mit den Erste-Hilfe-Maßnahmen zu beginnen.

Wenn Ihr Kind nur kleine Mengen unverträglicher Substanzen aufgenommen hat, wie z. B. Seife oder Zigaretten, können Sie erste Schritte mit dem Notfallset – am besten in Rücksprache mit der Giftnotrufzentrale – einleiten. Ein Kinderarzt- oder Krankenhausbesuch zur weiteren Behandlung wird anschließend meist auch noch nötig.

NOTFALLSET ALS SCHNELLE HILFE
Sie können ein Notfallset für Vergiftungen vorsorglich in der Apotheke für etwa 15 Euro kaufen. Ein solches Set beinhaltet:
- die dick aufgedruckte Notrufnummer für den schnellen Expertenrat aus der Giftnotrufzentrale,
- 20 Gramm Aktivkohle zur Entgiftung. Es muss pulverisierte Aktivkohle sein, keine Tabletten, denn diese aufzulösen erfordert im Notfall zu viel Zeit. Die Aktivkohle muss luftdicht verschlossen aufbewahrt werden (in einem Glas, verschweißter Folie, Blechbehälter o. Ä.),
- 30 Milliliter des Entschäumers Dimeticon (Handelsnamen dafür sind z. B. Sab Simplex, Elugen, Lefax), der bereits in vielen Hausapotheken als Mittel gegen Blähungen bei Säuglingen vorhanden ist, und

- eine Anleitung zum Umgang mit Vergiftungen, Verätzungen oder den Folgen der Einnahme seifenhaltiger Mittel.

Wenn Sie ein Notfallset zu Hause haben, können Sie die darin enthaltenen Medikamente in direkter Absprache mit den Spezialisten der Giftnotrufzentrale rasch und gezielt einsetzen. **Eine Übersicht aller Giftnotrufnummern finden Sie auf Seite 223.**

SO GEHEN SIE BEI LEICHTEN VERGIFTUNGSUNFÄLLEN VOR:

1 **Ruhe bewahren:** Nicht aufregen, nicht schimpfen, keine Gewalt anwenden!

2 **Trinken:** Geben Sie Ihrem Kind Tee, Wasser oder Saft. Auf keinen Fall jedoch Milch! Bei ätzender Substanz oder Flüssigkeit spülen Sie Ihrem Kind nur den Mund aus.

3 **Kein Erbrechen auslösen:** Auch wenn Sie es sonst irgendwo gelesen haben: Geben Sie Ihrem Kind kein Salzwasser o. Ä.!

4 **Giftnotrufdienst anrufen:** Der Notruf möchte wissen: Was und wie viel wurde eingenommen? Wann und wo? Wie alt ist das Kind? Wie geht es ihm? Was wurde bereits unternommen? Wer meldet den Unfall? Wie lautet die Rückrufnummer?

5 Erhalten Sie beim Notruf den Rat, ein **Entschäumungsmittel** zu geben: Ein Teelöffel reicht. Nicht mit anderen Mitteln mischen! Genügt als Maßnahme nach Einnahme von schäumenden Handspülmitteln, Vollwaschmittel, Seifen, Allzweckreinigern.

6 Erhalten Sie beim Notruf den Rat, **Aktivkohle** zu geben: Lösen Sie zwei Beutel à 5 Gramm in einem Glas Wasser auf, rühren die Mischung gut um und geben Sie sie Ihrem Kind zu trinken.

7 **Aufheben:** Machen Sie eine Kopie dieser Tipps und legen Sie sie in Ihr Notfallset!

VERGIFTUNGEN VORBEUGEN

- **Gefahren erkennen:** Überlegen Sie genau, wie groß Ihr Kind ist – und wo es mit dieser Körpergröße in Ihrer Wohnung herankommt.
- **Sicher verstauen:** Verstauen Sie Medikamente und Haushaltschemikalien entsprechend in hoch gelegenen Schrankfächern oder Regalen – insbesondere Rohrreiniger und Desinfektionsmittel.
- **Kindersicherungen:** Versehen Sie Schränke in Kinderhöhe mit Kindersicherungen.
- **Nichts umfüllen:** Füllen Sie niemals Chemikalien und Reinigungsmittel in Getränkeflaschen oder Gläser um.
- **Zigaretten:** Niemals herumliegen lassen!
- **Giftige Pflanzen:** Aus der Reichweite Ihres Kindes entfernen, vor allem auch im Garten, z. B. Oleander, Goldregen, einige Rhododendronarten.

RICHTIG REAGIEREN BEI ATEMNOT
Verschlucken und Ersticken

Gerade noch spielte Ihr Kind friedlich mit den Bauklötzen, plötzlich ringt es nach Luft und droht zu ersticken. Kleine Kinder nehmen gerne Gegenstände zum Untersuchen in den Mund: Bauklötze, Murmeln, Münzen, zu große Brotstücke oder Nüsse werden dabei gerne verschluckt, rutschen dann aber nicht in den Magen, sondern bleiben am Kehldeckel hängen und verschließen die Atemwege. Das kann im schlimmsten Fall zum Erstickungstod führen. Gut, wenn Sie einen Erste-Hilfe-Kurs gemacht haben (siehe S. 51) und jetzt die nötigen Maßnahmen sicher anwenden können. Eine sogenannte Fremdkörperaspiration muss allerdings nicht immer lebensbedrohlich sein. Wenn Ihr Kind nach dem „Verschlucken" längere Zeit hustet oder auffällig atmet, müssen Sie in jedem Fall zum Arzt, um abklären zu lassen, ob noch ein Fremdkörper in den Bronchien steckt.

DAS KÖNNEN SIE SELBST TUN
Meist kann Ihr Kind den Fremdkörper durch den angeborenen Hustenreflex wieder aushusten, aber manchmal ist der Fremdkörper zu groß oder hat sich quergelegt, so dass er ohne Hilfe nicht mehr herauskommt. Lassen Sie dann am besten durch einen Dritten den Notarzt rufen und beginnen sofort mit den Hilfsmaßnahmen. Sind Sie alleine, führen Sie zuerst die Hilfsmaßnahmen durch und holen dann Hilfe. Wichtig ist in jedem Fall, dass Sie Ruhe bewahren!

Beim Säugling (unter einem Jahr)
- Halten Sie Ihren Säugling mit dem Kopf nach unten in Bauchlage, sodass die Schwerkraft zur Entfernung des Fremdkörpers beitragen kann.
- Stützen Sie den Kopf Ihres Kindes dabei, indem Sie seinen Unterkiefer mit Ihrer Hand umschließen.
- Geben Sie dem Kind fünf leichte bis mittlere Schläge mit dem Handballen zwischen die Schulterblätter.
- Kann Ihr Kind danach immer noch nicht atmen, drehen Sie es in der Hand auf den Rücken und drücken ihm kräftig – wie bei der Herzdruckmassage – mit Daumen und Zeigefinger auf den unteren Teil des Brustbeins. Dies machen Sie jeweils fünfmal im Wechsel, bis der Fremdkörper ausgehustet ist (siehe S. 65, Abb. links). Falls Ihr Kind schlimmstenfalls ganz aufhört zu atmen, müssen Sie sofort eine Atemspende und eine Herzdruckmassage (siehe S. 50) durchführen.

Zur Vermeidung solch lebensbedrohlicher Situationen sollten Sie Ihr Kind möglichst nicht mit Gegenständen spielen lassen, die kleine und ablösbare Teile besitzen. Nahrungsmittel, die Nüsse (besonders Erdnüsse) enthalten, sind wegen der Verschluckungsgefahr für Kinder unter vier Jahren nicht geeignet. Aber auch zu große Fleischstücke oder Brotstücke, besonders solche mit fester Kruste, können leicht hängenbleiben.

Beim Kleinkind (ab einem Jahr)
- Setzen Sie sich und legen Ihr Kind mit dem Gesicht nach unten und den Armen vornüber über die Knie. Schlagen Sie ihm fünfmal kräftig mit der Handwurzel zwischen die Schulterblätter.
- Als letzte Maßnahme können Sie – besonders bei größeren Kindern – den „Heimlich-Handgriff" (siehe Abb. rechts) durchführen – als letzte Maßnahme deshalb, weil es dabei zu schweren Verletzungen der inneren Organe kommen kann. Stellen oder knien Sie sich hinter Ihr Kind und umfassen den Oberbauch des Kindes mit Ihren Armen. Bilden Sie mit einer Hand eine Faust und legen Sie sie zwischen das Ende des Brustbeins und den Nabel des Kindes. Umfassen Sie mit der anderen Hand die Faust und ziehen Sie sie dann ruckartig kräftig gerade nach hinten zu Ihrem Körper. Am besten geht das Manöver, wenn sich Ihr Kind dabei etwas nach vorne lehnt. Durch den Griff wird der Druck in der Lunge erhöht und der Fremdkörper aus der Luftröhre geschleudert.

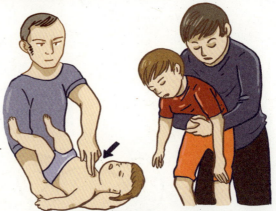

Beim „Heimlich-Handgriff" (rechts) ziehen Sie Ihr Kind kräftig zu sich, so dass durch den Überdruck der Fremdkörper wieder herausgeschleudert wird.

DAS MACHT DER ARZT
Der Notarzt führt zuerst die gleichen Maßnahmen durch. Zudem kann er einen Tubus in die Luftröhre einführen, mit dem der Fremdkörper ggf. in den linken oder rechten Hauptbronchus geschoben wird und das Kind zumindest über eine Lungenseite beatmet werden kann. Ein Luftröhrenschnitt – unterhalb des Kehlkopfknorpels – ist dagegen nur extrem selten notwendig. Im Krankenhaus kann der Fremdkörper mit einem speziellen Endoskop entfernt werden.

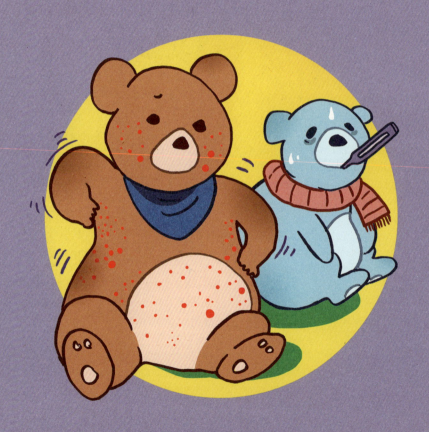

Kinderkrankheiten

Impfen → 68

Dreitagefieber → 72

Masern → 73

Mumps → 75

Ringelröteln → 77

Röteln → 78

Scharlach → 80

Windpocken → 82

Auf einen Blick → 84

ERFOLGSGESCHICHTE DER MEDIZIN
Impfen

Die Entwicklung des Impfens ist eine der größten Erfolgsgeschichten der modernen Medizin. Mithilfe von Impfungen konnten viele gefährliche oder sogar lebensbedrohliche Krankheiten verhindert oder ganz ausgerottet werden, wie etwa die Pocken. Als es noch keine Impfungen gab, waren Todesfälle durch Infektionen mit Tetanus (= Wundstarrkrampf) oder eine lebenslange Behinderung durch die Infektion mit Polio (= Kinderlähmung) sehr verbreitet und Auslöser für großes Leid und stark eingeschränkte Lebensqualität, manchmal von Kindesbeinen an.

Durch kontinuierliche Forschung und Neu- und Weiterentwicklung von Impfstoffen ist das Spektrum der Krankheiten, die mit diesen Stoffen bekämpft werden können, immer größer geworden – und die Impfstoffe gleichsam immer verträglicher. Heutzutage sind die ernsthaften Komplikationen – gerade auch für Kinder – aufgrund des relativ seltenen Auftretens nahezu vergessen. Das ist einerseits sicher gut, andererseits führt es dazu, dass die Impfquote, also die Anzahl der Menschen, die gegen eine bestimmte Infektion (vollständig) geimpft sind, nach und nach sinkt. Impfungen können aber nur dann ausreichend Schutz bieten, wenn sich möglichst viele Menschen impfen lassen. Denn wenn sich stattdessen immer mehr darauf verlassen, dass andere Personen geimpft sind, kann es zu massenhaften Infektionen (= Epidemien) kommen, die schwer zu kontrollieren sind – wie z. B. die Masernepidemie 2015 in Berlin.

Damit sich Krankheiten nicht ausbreiten können, müssen möglichst viele Menschen, bei Masern 95 Prozent, geimpft werden. Diese sogenannte „Herdenimmunität" schützt davor, dass sich die Infektionen ausbreiten können. Bei vorhandener „Herdenimmunität" können zwar ein paar Ungeimpfte erkranken, z. B. Säuglinge, die noch keinen vollständigen Impfschutz hatten, oder Menschen, die bestimmte Impfungen nicht vertragen oder sich einfach nicht impfen lassen wollen, aber es kommt nicht zu einer massenhaften Ausbreitung der Infektion, da (fast) alle anderen geimpft sind und eine Ausbreitung so verhindert wird.

Sinkt die Impfquote aufgrund von Impfmüdigkeit – nach dem Motto: Die anderen lassen sich ja impfen, da wird mir schon nichts passieren –, kann sich eine Infektion schnell ausbreiten und lässt sich anschließend relativ schlecht eindämmen.

Ihr Kind impfen zu lassen also ist nicht nur individueller Schutz für Ihr Kind, sondern auch Schutz der Gemeinschaft in der Kinderkrippe oder der Schule. Lassen Sie Ihr Kind impfen und helfen Sie so mit dabei, schwere Folgeerscheinungen von Infektionskrankheiten, z. B. Hirnschäden nach einer Maserninfektion (siehe S. 73), zu verhindern.

Übrigens: Wenn alle sich mit den empfohlenen Impfungen der ständigen Impfkommission STIKO impfen lassen, kann das Ziel erreicht werden, weitere Krankheiten künftig komplett und dauerhaft ausrotten zu können.

WAS PASSIERT BEI EINER IMPFUNG?

Bei einer Impfung wird die Gedächtnisfunktion des Immunsystems gezielt „trainiert". Die Antigene – die spezifischen Eigenschaften des Erregers – werden uns in abgeschwächter Form gespritzt und unser Körper baut daraufhin eine langdauernde Abwehr auf. Der Impfstoff besteht entweder aus abgeschwächten Erregern (= Lebendimpfstoff) oder sogar nur aus bestimmten typischen Bestandteilen (= Totimpfstoff), z. B. der Hülle des ansonsten krankmachenden Erregers. Unser Immunsystem reagiert auf bestimmte Bestandteile des Erregers und bildet dann die schützenden Antikörper.

Nach der notwendigen Anzahl der Impfungen – meist sind Mehrfachimpfungen nötig – ist das Immunsystem bereit dazu, die natürlichen Keime effektiv abzuwehren, sodass wir kaum oder nur wenig von einer Infektion mitbekommen und vor schlimmen Folgekomplikationen geschützt sind. Um das Immunsystem immer wieder zu „erinnern", sind in festgelegten Abständen Wiederauffrischungsimpfungen nötig. Ohne sie kann die Zahl der Antikörper gegen den bestimmten Keim unter ein bestimmtes Maß sinken und das Immunsystem ist nicht mehr schlagkräftig genug.

WIE SICHER SIND IMPFUNGEN?

Impfungen sind die mit Abstand sichersten Arzneimittel, die in der modernen Medizin eingesetzt werden. Die Schaden-Nutzen-Bilanz ist bei ihnen am größten – bei Kindern wie bei Erwachsenen. Das bedeutet, dass die meisten Menschen von einer Impfung profitieren, ohne dass größere bzw. schwerwiegende Nebenwirkungen auftreten. Jedes andere Arzneimittel, z. B. die häufig eingesetzten Antibiotika, hat eine deutlich schlechtere Schaden-Nutzen-Bilanz.

Da bei einer Impfung das Immunsystem „hochgefahren" wird, kommt es manchmal zu einer Temperaturerhöhung, leichtem Fieber und an der Einstichstelle im Muskel zu Rötungen und Schwellungen, die jedoch fast immer unbedenklich sind. Die Symptome verschwinden in der Regel innerhalb einer Woche gänzlich von selbst.

Impfen

SOFORTIGER IMPFSCHUTZ – PASSIVE IMPFUNG

Wenn Ihr Kind noch keinen ausreichenden Impfschutz hat und sich z. B. beim Spielen verletzt, kann der Tetanus-Impfschutz ebenfalls sofort aufgebaut werden: Bei der sogenannten passiven Impfung werden zum sofortigen Schutz direkt die Antikörper gespritzt. Die passive Impfung ersetzt die aktive Impfung allerdings nicht, da sie nur einige Wochen Schutz bietet.

ARGUMENTE DER IMPFGEGNER

Das Argument der Impfgegner, mithilfe von natürlich durchgemachten Infektionen könne man das Immunsystem von Kindern trainieren und stärken, klingt zwar sinnvoll, ist es aber nicht: Gerade durch das Impfen wird das Immunsystem angeregt, sich kontrolliert mit fremden Einflüssen auseinanderzusetzen und einen Impfschutz aufzubauen. Bei der „richtigen" Infektion, z. B. mit dem Masernvirus, kann es zu einer unkontrollierten Infektion kommen. Dabei geht es dem Kind dann mitunter sehr schlecht und es kann außerdem zu schweren Komplikationen im Krankheitsverlauf kommen.

IMPFREAKTIONEN

Impfen schützt vor vielen gefährlichen Infektionen und ist erwiesenermaßen eine der effektivsten Maßnahmen in der Medizin. Zu behaupten, es gäbe überhaupt keine Nebenwirkungen bzw. unerwünschte Reaktionen, wäre aber falsch.

Nach einer Impfung kommt es relativ häufig – in bis zu 20 Prozent aller Fälle – zu Rötungen und Schwellungen an der Einstichstelle. Diese unschöne Reaktion ist in aller Regel innerhalb weniger Tage wieder verschwunden.

In etwa zehn Prozent aller Fälle ist Ihr Kind nach einer Impfung schlapp, müde, hat eine leicht erhöhte Körpertemperatur und bekommt vielleicht Durchfall. Auch diese Reaktion hält höchstens zwei, drei Tage an.

Bei der Masern-Mumps-Röteln-Impfung (= MMR) treten in einigen Fällen sogenannte „Impfmasern" auf: Dabei kommt es zu einem leichten Hautausschlag, der meist innerhalb weniger Tage wieder spurlos verschwindet, nicht ansteckend ist und kaum Beschwerden verursacht.

Auch Kinder mit Hühnereiweißallergie können heutzutage ohne Probleme alle Impfstoffe bekommen, da, wenn überhaupt, nur noch minimalste Spuren von Hühnereiweiß im Impfstoff vorhanden sind. Ist bei Ihrem Kind allerdings bereits eine schwere Allergiereaktion gegen Hühnereiweiß aufgetreten, muss die Impfung zur Sicherheit unter Beobachtung im Krankenhaus vorgenommen werden.

Übrigens: Ein „banaler" Infekt ohne Fieber ist kein Grund, eine Impfung aufzuschieben – dennoch wird das häufig gemacht.

IMPFKALENDER DER STIFTUNG WARENTEST FÜR KINDER

Es gibt zwei Abweichungen zu gängigen Impfkalendern: Die **Windpocken-Impfung** wird allen gesunden Kindern ab einem Alter von 11 Monaten als Standardimpfung empfohlen. **Wir raten davon jedoch aus mehreren Gründen ab** (siehe S. 83). Wenn doch geimpft wird, sollte die erste Impfung mit einem Einzelimpfstoff gegen Windpocken erfolgen. Im Vergleich dazu besteht bei der Vierfachimpfung (gegen Masern, Mumps, Röteln, Windpocken) ein erhöhtes Risiko für Fieberkrämpfe.

Bei der **Meningokokken-Impfung** erachten wir, zusätzlich zur Impfung im Kleinkindalter, eine zweite Impfung zwischen dem 11. und 15. Geburtstag für sinnvoll.

		Alter in Monaten					Alter in Jahren	
		2	3	4	11 bis 14	15 bis 23	5 bis 6	9 bis 17
Kombi-Impfung möglich	Wundstarrkrampf (Tetanus)	✓	✓	✓	✓		A	A
	Diphtherie	✓	✓	✓	✓		A	A
	Keuchhusten (Pertussis)	✓	✓	✓	✓		A	A
	Haemophilus influenzae B (Hib)	✓	✓	✓	✓			
	Kinderlähmung (Polio)	✓	✓	✓	✓			A
	Hepatitis B	✓	✓	✓	✓			G
	Pneumokokken	✓		✓	✓			
	Rotaviren	✓	✓	✓ [1]				
	Meningokokken					✓		✓
Kombi-Impfung möglich	Masern				✓	✓		
	Mumps				✓	✓		
	Röteln				✓	✓		
	Humane Papillomaviren (HPV) für Mädchen							✓ [2]
	Windpocken (Varizellen)	Nicht generell für alle Kinder.						

A = Auffrischimpfung. G = Grundimmunisierung für bisher nicht Geimpfte.
1) Je nach Impfstoff zwei oder drei Impfungen im Abstand von je vier Wochen. Erste Impfung am besten bereits ab einem Alter von sechs Wochen.
2) Die Impfung kann mit zwei oder drei Dosen erfolgen (Herstellerangaben beachten).

ERST HOHES FIEBER, DANN AUSSCHLAG
Dreitagefieber

Ihr Kind bekommt urplötzlich hohes Fieber bis über 40 Grad Celsius, hat aber kaum andere Symptome wie Husten oder Schnupfen und ist trotz des Fiebers relativ gut gelaunt. Nach drei Tagen erscheint ein leichter kleinfleckiger Hautausschlag, meist an Bauch und Rücken und der Spuk ist glücklicherweise vorbei. Mit Beginn des Ausschlags ist die Diagnose Dreitagefieber gesichert. Alle können durchatmen, die Suche nach den Ursachen kann eingestellt werden. Das Dreitagefieber heilt immer folgenlos aus.

Vom Dreitagefieber, einer Infektion mit einem Herpesvirus, sind hauptsächlich Säuglinge und Kleinkinder bis vier Jahren betroffen. Es wird durch Speichel übertragen. Nach der Infektion vergehen im Schnitt ein bis zwei Wochen bis zum Auftreten der Krankheitssymptome. Die Kinder sind ca. drei Tage vor dem Fieberanstieg bis zum Auftreten des Ausschlags ansteckend.

DAS KÖNNEN SIE SELBST TUN

Wichtig ist ausreichende Flüssigkeitsaufnahme. Bei Fieber verliert Ihr Kind vermehrt Flüssigkeit über die Haut. Besonders bei Säuglingen besteht Austrocknungsgefahr. Am besten ist es, häufiger kleine Mengen zu trinken. Passen Sie die Kleidung Ihres Kindes der erhöhten Körpertemperatur an. Ideal ist leichte Baumwollkleidung bzw. nur Windel.

DAS MACHT DER ARZT

Anfangs sind Eltern und Kinderarzt etwas verunsichert, aber der plötzliche Anstieg der Temperatur ist ein Hinweis auf die Krankheit. Fiebersenkung und weitere Beobachtung sind eine gute Strategie.

Bei entsprechender Neigung kann ein Fieberkrampf (siehe S. 111) auftreten. Dabei handelt es sich um einen Krampfanfall des ganzen Körpers mit kurzer Bewusstlosigkeit, der auch bei jeder anderen Erkrankung mit hohem Fieber im Kindesalter möglich ist. Ein Fieberkrampf wirkt bedrohlich, ist aber weder lebensgefährlich noch bleiben geistige Schäden zurück. Hat Ihr Kind einen Krampfanfall, sollten Sie einen Notarzt rufen. Der Arzt kann entscheiden, ob Ihr Kind zur Sicherheit im Krankenhaus beobachtet werden muss, um mögliche andere Ursachen auszuschließen. Zur Vorbeugung sollten Sie ab 38,5 Grad Celsius versuchen, die Temperatur zu senken. Bei Säuglingen sind Wadenwickel wegen des Bewegungsdrangs nicht gut durchführbar, fiebersenkende Zäpfchen sind eine gute Option.

KEINE HARMLOSE KINDERKRANKHEIT
Masern

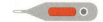

Starker Husten, hohes Fieber, gerötete Augen und ein Ausschlag, beginnend hinter den Ohren (siehe Abb. S. 85), deuten darauf hin, dass Ihr Kind sich eine Maserninfektion zugezogen hat. Bei einem klassischen Verlauf kommt es zunächst zu Husten und geröteter und gereizter Bindehaut, was häufig für eine gewöhnliche Erkältung oder Grippe gehalten wird. Nach einer kurzen Normalisierung von einigen Tagen steigt dann aber die Körpertemperatur stark an (deutlich über 39 Grad Celsius) und der klassische Hautausschlag breitet sich vom Kopf über den ganzen Körper aus. Ihr Kind fühlt sich richtig krank und schlapp und möchte nur im Bett bleiben. Schaut man ihm in den Mund, findet man im Bereich der Backenzähne weiße Flecken, die ebenfalls typisch für eine Masernerkrankung sind.

Nach ein paar Tagen sinkt das Fieber wieder und der Ausschlag blasst ab. Der Hustenreiz kommt bei den Masern zuerst und bleibt am längsten. Im Laufe der Erkrankung kann Ihr Kind zudem eine Mittelohr- oder Lungenentzündung entwickeln. Die Häufigkeit der gefürchteten Hirnhautentzündung (= Masernenzephalitis) liegt im Bereich 1:1 000 bis 1:2 000. Sie hinterlässt bei ungefähr 25 Prozent der betroffenen Kinder eine lebenslange Schädigung. Übertragen wird der Masernvirus durch Tröpfchen, also beim Niesen, Husten oder Sprechen. Masern sind sehr ansteckend und die Gefahr, dass ungeimpfte Kinder sie bekommen, ist sehr groß.

DAS KÖNNEN SIE SELBST TUN
Lassen Sie ihr Kind so früh wie möglich mit den empfohlenen Impfungen vor Masern schützen. Wenn Ihr Kind bereits Masern hat, müssen Sie unbedingt zum Arzt gehen. Für die anschließende Pflege brauchen Sie viel Zeit. Ihr Kind ist sehr krank und muss lange und intensiv betreut werden. Es mag nicht aufstehen und ist wegen der Reizung der Bindehaut sehr lichtempfindlich. Das Zimmer, in dem es sich aufhält, sollte daher abgedunkelt werden. Achten Sie darauf, dass Ihr Kind genügend trinkt, und bereiten Sie ihm leicht verdauliche Speisen – falls möglich gerne auch die Lieblingsgerichte – zu. Das Fieber sollten Sie ab 39 Grad Celsius entweder mit Wadenwickeln oder mit Fiebersenkern, z. B. Parazetamol, behandeln. Die juckenden Ausschläge (siehe Abb. S. 85) können mit kühlen, feuchten Baumwolltüchern etwas beruhigt werden. Gegen den Hustenreiz können Sie Hustensaft geben.

Das Kind sollte sich so lange körperlich schonen, bis es fieberfrei ist. Bis dahin ist auf jeden Fall die meiste Zeit Bettruhe angezeigt. Auch nachdem es Ihrem Kind besser geht, sollte es noch einige Tage zu Hause bleiben.

Bis eine Maserninfektion komplett ausgeheilt ist, können zwei bis drei Wochen vergehen. Achten Sie darauf, dass andere Kinder, die zum Beispiel zu Besuch kommen, gegen Masern geimpft sind – ansonsten gilt strenges Besuchsverbot! Die Masern sind bis zum Verschwinden des Ausschlags ansteckend.

Der wirksamste Schutz gegen die für das Kind und Sie selbst anstrengende und teilweise gefährliche Erkrankung ist die rechtzeitige Schutzimpfung. Sie erfolgt meist als Kombinationsimpfung (Masern, Mumps, Röteln) erst im ersten Lebensjahr (11. bis 14. Lebensmonat), dann im Laufe des zweiten Lebensjahres (15. bis 23. Lebensmonat) zum Abschluss der Grundimmunisierung.

DAS MACHT DER ARZT

Wenn Ihr Kind an Masern erkrankt ist, müssen Sie auf jeden Fall zum Arzt. Die Maserninfektion selbst kann nicht bekämpft werden, aber die Begleiterkrankungen, ausgelöst durch bakterielle Infektionen, sind behandelbar. Der Arzt untersucht, ob z. B. auch eine Lungen- oder Mittelohrentzündung vorliegt, die mit Antibiotika behandelt werden muss, oder ob gegen die Bindehautentzündung Augentropfen nötig sind. Außerdem kann er fiebersenkende Medikamente verschreiben.

Bei einer Infektion mit dem Masernvirus kann es im schlimmsten Fall zu einer Hirnhautentzündung kommen. Deshalb ist es ratsam, das Kind während der Erkrankung genau zu beobachten. Ihr Arzt wird Sie und Ihr Kind regelmäßig sehen wollen, damit eine Krankenhauseinweisung ggf. rechtzeitig erfolgt. Anzeichen für eine Hirnhautentzündung sind starke Kopfschmerzen, Erbrechen, Nackensteifigkeit und vermehrte Schläfrigkeit.

Ab 2020 keine Masern mehr?

Masern gehören zu den Krankheiten, die in nächster Zukunft ausgerottet werden sollen. Ziel der WHO ist, dass es im Jahr 2020 keine Maserninfektionen mehr geben wird. Leider gab es zuletzt einige Rückschläge: Wie z. B. eine Masernwelle in Berlin 2015 gezeigt hat, sind die Impflücken derzeit noch viel zu groß, um dieses Ziel zu erreichen. Auch in den USA kommt es trotz Impfpflicht im Kindergartenalter immer wieder zu Masernausbrüchen. Weltanschauliche und religiöse Widerstände sowie zunehmende Impfmüdigkeit verhindern eine effektive Durchimpfungsrate.

DICKE BACKEN
Mumps

Mumps, umgangssprachlich auch Ziegenpeter genannt, ist eine Viruserkrankung. Sie wird meist durch Tröpfchen übertragen, also beim Niesen, Husten oder Sprechen. Die Infektion kann aber auch über das Anfassen von Gegenständen (Schmierinfektion) erfolgen. Am häufigsten tritt die Erkrankung zwischen dem fünften und neunten Lebensjahr auf.

Bei einer Infektion mit dem Mumpsvirus hat ihr Kind hohes Fieber, oft Kopfschmerzen und eine Entzündung der Speicheldrüsen, besonders der Ohrspeicheldrüse (= Parotis). Die Entzündung kann ein- oder beidseitig auftreten und schmerzt beim Kauen, was die Aufnahme fester Nahrung unangenehm macht. Die Schwellung ist vor und hinter dem Ohr zu sehen, manchmal verursacht sie das Abstehen des Ohres.

Mumps ist sehr ansteckend, erste Beschwerden treten meist 14 bis 16 Tage nach Ansteckung auf. Allerdings zeigt ungefähr die Hälfte der Infizierten keinerlei Symptome und bildet nur Antikörper gegen das Virus (sogenannter stummer Verlauf). Bereits eine Woche vor Auftreten der ersten Symptome kann Ihr Kind selbst ansteckend sein. Die Ansteckungsgefahr besteht bis etwa zehn Tage nach Krankheitsausbruch. Beschränkt sich die Erkrankung auf die Speicheldrüsen und eine fieberhafte Erkältung, ist die Krankheit nach etwa zwei Wochen überstanden.

Kommt es in höherem Alter zu einer Mumpsinfektion, können in seltenen Fällen weitere Körperdrüsen erkranken. Gefährdet sind besonders Hoden, Eierstöcke und Bauchspeicheldrüse. Bei Jungen nach der Pubertät kann eine schmerzhafte Hodenentzündung infolge einer Mumpserkrankung schlimmstenfalls zur Unfruchtbarkeit führen. Kommt es bei Mädchen zur Entzündung der Eierstöcke, können Unterbauchschmerzen ein Hinweis darauf sein. Bei einer entzündeten Bauchspeicheldrüse klagen die Kinder über starke Bauchschmerzen.

Weiterhin kann es zu einer Hirnhautentzündung kommen, die sich durch heftige Kopf- und Nackenschmerzen bis hin zur Nackensteifigkeit äußert. Eine Gehirnentzündung hingegen tritt zwar sehr selten auf, kann aber lebensgefährlich sein und lebenslange Hirnschäden hinterlassen. Bei einer Mumpsinfektion während der Schwangerschaft besteht insbesondere in den ersten zwölf Wochen die Gefahr einer Fehlgeburt.

Hat ihr Kind eine Mumpserkrankung einmal durchgemacht, besteht ein lebenslanger

Schutz vor einer erneuten Ansteckung. Glücklicherweise ist eine Impfung gegen die Erreger von Mumps möglich. Sie sollte zwischen dem 11. und 14. Lebensmonat am besten als Kombinationsimpfung gegen Masern, Mumps und Röteln (MMR-Impfstoff) erfolgen. Die zweite Impfung wird dann zum Abschluss der Grundimmunisierung zwischen dem 15. und 23. Lebensmonat gegeben.

DAS KÖNNEN SIE SELBST TUN

Solange Ihr Kind fiebert, sollte es die meiste Zeit Bettruhe einhalten. Das Fieber können Sie gut mit Wadenwickeln (siehe S. 212) oder mit Fieberzäpfchen senken.

Da das Kauen und Schlucken Ihrem Kind bei entzündeter Speicheldrüse Schmerzen bereitet, sollten Sie ihm möglichst flüssige oder pürierte Mahlzeiten zubereiten. Nahrung, die durch den Strohhalm aufgenommen werden kann, eignet sich in diesem Fall ganz besonders, denn diese Art zu essen macht Ihrem Kind Spaß und das schmerzhafte Kauen und Öffnen des Mundes wird dabei vermieden. Fett sollten Sie bei der Zubereitung der Mahlzeiten nur sparsam einsetzen, um die Verdauungsdrüsen zu schonen. Außerdem sollte Ihr Kind viel trinken.

Die Schluckbeschwerden können Sie gut durch Rachenspülungen mit Kamille- oder Salbeitee (siehe S. 212) behandeln. Säurehaltige Getränke sollten Sie Ihrem Kind dagegen nicht geben, da sie die Speicheldrüsen anregen. Sind diese entzündet, verursacht das Schmerzen.

Die meisten Kinder empfinden es als schmerzlindernd, wenn die geschwollenen Speicheldrüsen gewärmt werden. Dazu können Sie einen Lappen z. B. mit warmem Olivenöl tränken und ihn mit einem Schal auf der entsprechenden Stelle fixieren. Auch eine kleine Wärmflasche oder ein warmes Kirschkernkissen leisten gute Dienste. Bitte immer darauf achten, dass es nicht zu Verbrennungen kommt (Temperatur mit der Hand prüfen)!

Manche Kinder finden Wärme unangenehm und kommen besser mit Kühlung zurecht. Sie können dazu Quarkwickel (siehe S. 212) oder Kühlpackungen aus dem Gefrierfach nehmen. Probieren Sie aus, was Ihrem Kind am besten Linderung verschafft.

DAS MACHT DER ARZT

Beim Arztbesuch lässt sich schnell feststellen, ob die Speicheldrüsenschwellungen wirklich von einer Mumpsinfektion stammen. Der Arzt kann ggf. Schmerzmittel verschreiben. Kommt es zu einer Mitbeteiligung der Hoden oder Bauchspeicheldrüse, muss Ihr Kind ins Krankenhaus. Dort erfolgt eine symptomatische Therapie der Beschwerden, d. h. der Hoden wird hochgelagert und gekühlt; bei einer Bauchspeicheldrüseninfektion heißt die Therapie Nulldiät und Ernährung durch die Vene, damit die Entzündung wieder ausheilen kann.

GIRLANDENFÖRMIGER AUSSCHLAG
Ringelröteln

Ein schmetterlingsförmiger Ausschlag auf der Wange ist ein deutliches Zeichen dafür, dass Ihr Kind sich mit dem Ringelröteln-Virus (= Parvovirus B19) angesteckt hat. Die Viren werden als Tröpfcheninfektion beim Sprechen, Husten oder Niesen übertragen. Nach Infektion dauert es vier bis 18 Tage, bis der charakteristische Ausschlag (siehe Abb. S. 85) auftritt. Ihr Kind ist einige Tage davor ansteckend, währenddessen allerdings nicht mehr. Meist kommt es nur zu leichten Beschwerden wie Fieber, leichter Schlappheit und leichten Gelenk- und Muskelschmerzen. Nach Auftreten eines Schmetterlingsausschlags auf beiden Wangen kommt es zu einem „girlandenförmigen" Ausschlag am gesamten Körper, der unangenehm jucken kann.

Besonders häufig betroffen sind Schulkinder im Alter von fünf bis 14 Jahren, das Virus kann aber in jedem Lebensalter auftreten. In seltenen Fällen wird der Körper nicht mit ihm fertig und die Bildung von roten Blutzellen ist dann gestört (Anämie). Besonders gefährdet sind Schwangere, da das Virus eine bedrohliche Blutarmut beim ungeborenen Kind verursachen kann. Infizierte Schwangere müssen regelmäßig zum Gynäkologen, um eine solche Blutarmut frühzeitig festzustellen.

DAS KÖNNEN SIE SELBST TUN

Meistens ist Ihr Kind trotz der Infektion wohlauf. Falls es Muskel- und Gelenkschmerzen hat, sollte es sich ein wenig ausruhen. Manchmal ist der Juckreiz durch den Ausschlag unangenehm. Betupfen Sie die Stellen am besten mit Zinkoxid-Schüttelmixtur (= Lotio alba aquosa), die Sie rezeptfrei aus der Apotheke bekommen. Sollte Ihr Kind kurz vor Auftreten des Ausschlags mit Schwangeren in Kontakt gewesen sein, sollten Sie die betreffende Person informieren. Mithilfe von Bluttests lässt sich herausfinden, ob eine Infektion der Schwangeren stattgefunden hat.

DAS MACHT DER ARZT

Ein Arztbesuch ist bei einer Ringelröteln-Infektion nur notwendig, wenn die Diagnose unklar ist. Da die Erkrankung harmlos ist und Ihr Kind sich bis auf kleine Beeinträchtigungen trotz Virus wohlfühlt, sind auch keine Medikamente notwendig. Sollte Ihr Kind unter einer Blutarmut leiden, z. B. Thalassämie, kann eine Blutuntersuchung hilfreich sein, um abschätzen zu können, wie stark der Abfall der roten Blutkörperchen ist.

GEFAHR FÜR SCHWANGERE OHNE SCHUTZ
Röteln

Meist beginnt die Rötelninfektion wie eine Erkältung: Ihr Kind fühlt sich schlapp und müde, es hat Husten und Schnupfen, manchmal zeigen gerötete Augen eine Bindehautentzündung an. Die Lymphknoten im Nacken und hinter den Ohren schwellen an und schmerzen schon bei leichtem Druck. Es kann auch zu einer vorübergehenden Vergrößerung der Milz kommen (sichtbar im Ultraschall).

Ein bis zwei Tage später beginnt der Ausschlag (siehe Abb. S. 85) hinter den Ohren mit kleinen hellroten oder leicht bräunlichen Flecken. Sie breiten sich auf Gesicht, Hals, Armen, Beinen und dann innerhalb eines Tages auf dem ganzen Körper aus. Juckreiz tritt nur leicht oder gar nicht auf. Kinder können leichtes Fieber bekommen. Der Ausschlag verschwindet nach zwei bis drei Tagen. Kinder mit Röteln fühlen sich nur wenig krank. In der Hälfte der Fälle verläuft eine Rötelninfektion sogar ohne Symptome. Von der Ansteckung bis zu den ersten Symptomen (= Inkubationszeit) vergehen zwei bis drei Wochen. Sieben Tage vor dem Erscheinen des Ausschlags und bis zehn Tage danach ist Ihr Kind ansteckend (siehe Tabelle S. 85).

Bei einer Rötelninfektion kann es auch zu einer Entzündung und Schmerzen in den Gelenken kommen. Sehr selten kann es zu einer Gehirnentzündung (= Enzephalitis) kommen, die lebenslange Schäden hinterlassen kann. Bei einer Enzephalitis hat Ihr Kind sehr starke Kopf- und Nackenschmerzen und muss sich übergeben. Auch Sehstörungen, Lähmungen z. B. der Gesichtsmuskeln oder Empfindungsstörungen können auftreten. Eine Röteln-Enzephalitis muss dringend im Krankenhaus behandelt und überwacht werden.

Röteln treten aufgrund der Impfung im frühen Kindesalter nur noch selten auf. Die Impfung wird für Kinder im Alter von elf bis 14 Monaten (ggf. schon ab dem neunten Lebensmonat) empfohlen, meist in Kombination mit der Impfung gegen Masern und Mumps (= MMR-Impfung). Im zweiten Lebensjahr (15 bis 23 Monate) sollte eine zweite Impfung zum Abschluss der Grundimmunisierung durchgeführt werden. Diese kann und sollte auch noch im späteren Alter nachgeholt werden, um den wichtigen Schutz vor einer Rötelnembryopathie, d. h. der Schädigung des ungeborenen Kindes bei Infektion während der Schwangerschaft, aufzubauen. Die Impfung ist im Allgemeinen gut verträglich. Falls Ihr Kind nicht geimpft ist und Sie unsicher sind, ob es bereits Röteln hatte, lässt sich dies anhand von Antikörpern im Blut nachweisen (sogenannter Röteln-Titer). Bei allen Mädchen sollte zu Beginn der Pubertät der Impfschutz überprüft und ggf. im Hinblick auf eine spätere Schwangerschaft ergänzt werden.

DAS KÖNNEN SIE SELBST TUN

Meist verläuft die Rötelninfektion milde. Ihr Kind sollte sich dennoch ein wenig schonen und ein paar Tage zu Hause bleiben, um andere nicht anzustecken. Schmerzen die geschwollenen Lymphknoten stark, hilft Wärme, z. B. in Form eines Kirschkernkissens oder warmer Umschläge. Bei stärkeren Beschwerden können Sie in Rücksprache mit Ihrem Kinderarzt z. B. Parazetamol oder Ibuprofen geben.

Das bei Erwachsenen beliebte Aspirin (= Azetylsalizylsäure) sollte Kindern mit Virusinfekt unter 15 Jahren auf keinen Fall gegeben werden. Salizylsäure kann Auslöser des seltenen, aber gefürchteten Reye-Syndroms sein, das aus noch ungeklärter Ursache zu heftigem Erbrechen, Hirnödem und akuter Leberentzündung führt. Das Reye-Syndrom verläuft in der Hälfte aller Fälle tödlich.

DAS MACHT DER ARZT

Sie sollten mit Ihrem Kind bei Verdacht auf Röteln auf jeden Fall den Arzt aufsuchen. Er kann meist schnell feststellen, ob Ihr Kind an Röteln erkrankt ist, und entscheiden, wann es wieder in Kindergarten oder Schule gehen sollte. Außerdem kann er herausfinden, ob Ihr Kind die Röteln schon einmal gehabt und deshalb bereits Antikörper gebildet hat oder ob, besonders bei Mädchen, eine Nachimpfung erforderlich ist.

Röteln und Schwangerschaft

Bei nicht geimpften Schwangeren kann es bei einer Rötelninfektion, besonders in den ersten drei Monaten, zu fatalen Schädigungen des Ungeborenen kommen – z. B. Herzfehler, Schädigung des Hörnervs bis zur Taubheit oder geistige Behinderung. Überprüfung und ggf. Auffrischung des Impfschutzes ist daher erste und oberste Pflicht für Frauen, die eine Schwangerschaft planen. Hatte eine Schwangere ohne Impfschutz Kontakt mit einem Rötelnkranken, kann der Arzt ihr durch das Spritzen von Immunglobulinen, also Antikörpern von außen, den nötigen Schutz verabreichen, um das ungeborene Kind so zu schützen. Hat Ihr Kind Röteln, sollte es sich auf jeden Fall von Schwangeren fernhalten.

GUT BEHANDELBAR
Scharlach

Zuerst denken Sie, Ihr Kind habe eine Mandelentzündung. Es hat Halsschmerzen, seine Körpertemperatur steigt an, die Halslymphknoten sind geschwollen und die Mandeln eitrig belegt. Wenn sich allerdings zwei bis drei Tage später der charakteristische Hautausschlag (siehe Abb. S. 85) dazugesellt, ist die Diagnose „Scharlach" einfach. Ihr Kind hat sich mit Streptokokken, den Bakterien, die auch für die „einfache" Mandelentzündung zuständig sind, durch Tröpfchen- oder Schmierinfektion angesteckt. Häufig können Sie zu Beginn der Erkrankung auch eine „Himbeer- oder Erdbeerzunge" erkennen, also eine rote Zunge mit vielen kleinen Erhebungen. Zudem ist der Rachen knallrot.

Hat sich Ihr Kind infiziert, dauert es etwa zwei bis vier Tage, bis die Erkrankung ausbricht. Wird die Infektion mit einem Antibiotikum behandelt, so besteht bereits 24 Stunden nach der ersten Einnahme keine Ansteckungsgefahr mehr – ohne Therapie kann die Ansteckungsgefahr bis zu vier Wochen andauern (siehe Tabelle S. 85).

Der Ausschlag besteht aus ganz dicht stehenden, kleinen roten Erhebungen. Besonders die Wangen sind stark gerötet, während der Mundbereich ausgespart bleibt („Milchbart"). Besonders wenn Ihr Kind nicht mit Antibiotika behandelt wurde, kann es nach einiger Zeit zum schmerzlosen Ablösen von größeren Hautfetzen an Händen und Füßen kommen. Außerdem besteht die Gefahr, dass es ein bis drei Wochen nach der eigentlichen Scharlacherkrankung zu schmerzhaften Gelenkentzündungen kommt, im Extremfall sogar zum gefürchteten rheumatischen Fieber, das bei uns zum Glück sehr selten geworden ist. Hierbei wird Gelenk- und Herzgewebe von Antikörpern angegriffen. Diese werden gegen die Scharlacherreger gebildet, richten sich aber auch gegen andere Zellen. Um dem vorzubeugen, geben Sie Ihrem Kind bei einer Scharlacherkrankung bitte Antibiotika und diese unbedingt so lange, wie es vom Arzt verordnet wurde.

Da die Bakterien in verschiedenen Formen vorkommen, kann ein Kind auch mehrmals an Scharlach erkranken. Und: Auch Kinder ohne Ausschlag und Fieber können erkrankt sein und somit andere anstecken.

DAS KÖNNEN SIE SELBST TUN
Hat Ihr Kind Fieber, sollte es sich schonen und sich im Bett oder auf dem Sofa ausruhen, bis das Fieber ein paar Tage lang

abgeklungen ist. In den Kindergarten oder die Schule sollte es erst nach sieben bis 10 Tagen wieder gehen, um sicherzugehen, dass das Immunsystem wieder auf Vordermann ist.

Bei Fieber um 39 Grad Celsius können Sie Ihrem Kind mit Wadenwickeln (siehe S. 211) helfen. Fieberzäpfchen oder fiebersenkende Tabletten, z.B. Parazetamol, können Ihrem Kind dabei helfen, nachts durchzuschlafen.

Bei Schluckbeschwerden sind pürierte Nahrung, Suppen, Brei oder aufgeweichtes Brot eine gute Option. Bei Halsschmerzen und Schluckbeschwerden helfen warme Halswickel (siehe S. 211) oder auch Gurgeln mit Salbei-Kamillen-Tee (siehe S. 212).

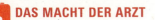

DAS MACHT DER ARZT

Haben Sie den Verdacht, dass Ihr Kind Scharlach hat, sollten Sie sofort zum Kinderarzt gehen, damit er Ihrem Kind ein passendes Antibiotikum – meist Penizillin für zehn Tage – verschreibt. Bitte geben Sie das Antibiotikum bis zum Schluss, auch wenn Ihr Kind schon längst wieder fit ist. So können Sie das Wiederaufflammen der Erkrankung und Komplikationen verhindern. Gegen die Schmerzen und das Fieber kann Ihr Arzt z.B. Ibuprofen als Saft oder Zäpfchen verordnen.

Meist ist die Scharlach-Erkrankung eine Blickdiagnose, der Arzt benötigt also keine eingehenderen Untersuchungen. Sind die Krankheitszeichen allerdings nicht sehr ausgeprägt, kann auch ein Rachenabstrich mit Nachweis des Erregers Klarheit schaffen.

Sollte Ihr Kind in kurzer Zeit mehrmals nacheinander an Scharlach erkranken, kann der Arzt durch einen Rachenabstrich bei Ihnen, also den Eltern, klären, ob Sie die „Infektionsquelle" sind. Ist das so, wird er Ihnen ein entsprechendes Antibiotikum verschreiben.

Prophylaktische Antibiotikagabe bei Kontaktpersonen?

Da es gegen Scharlach keine Impfung gibt und die Infektion immer wieder auftreten kann, können prinzipiell alle Personen, die mit dem Erkrankten Kontakt hatten, auch an Scharlach erkranken. Um dies zu vermeiden, hat man früher allen Kontaktpersonen großzügig Antibiotika verschrieben. Da der Scharlach aber gut behandelbar ist und eine relativ geringe Ansteckungsrate hat, sollte lieber abgewartet werden, wer sich wirklich ansteckt, um dann gezielt zu behandeln. Die prophylaktische Antibiotikagabe kann zu einer deutlichen Zunahme der Resistenzraten gegenüber z.B. Penizillin führen und wird daher nicht mehr durchgeführt.

WIE ANGEFLOGEN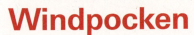
Windpocken

Windpocken (= Varizellen) verdanken ihren Namen ihrer hohen Infektiosität und der Tatsache, dass sie auch über mehrere Meter mit dem Wind übertragen werden können. Hat Ihr Kind Windpocken, so haben sie sicher bald auch seine Geschwister – die Ansteckung innerhalb einer Wohnung zu verhindern ist so gut wie unmöglich. Nach der Infektion fühlt sich Ihr Kind schlapp und etwas müde. Es dauert etwa zwei bis drei Wochen, bis der stark juckende Hautausschlag (siehe Abb. S. 85) ausbricht und Ihr Kind ärgert. Ansteckend sind die Windpocken etwa zwei bis drei Tage vor dem Ausschlag bis zu dem Zeitpunkt, an dem die letzte Blase verschwunden ist (siehe Tabelle S. 85).

Der typische Windpocken-Ausschlag ist äußerst vielfältig: So können Knötchen genauso auftreten wie Bläschen mit klarer oder getrübter Flüssigkeit und Krusten. Wegen seiner Formenvielfalt nennt man ihn auch „Sternenhimmel". Der Ausschlag bei Windpocken verläuft in Schüben, der Körper ist dabei übersät mit den verschiedenen Stadien des Ausschlags. Nach einigen Tagen verkrusten die Bläschen und die Krusten fallen ab. Zurück bleibt eine helle Stelle, die nach und nach auch wieder verschwindet. Problematisch ist bei den Windpocken vor allem der starke Juckreiz. Sie werden kaum verhindern können, dass Ihr Kind die eine oder andere Stelle aufkratzt. Infizieren sich die aufgekratzten Stellen mit Bakterien, können unschöne Narben als „Andenken" zurückbleiben.

DAS KÖNNEN SIE SELBST TUN

Das Fieber ist bei einer Windpocken-Erkrankung häufig nicht stark ausgeprägt und auch sonst ist Ihr Kind recht fit – wenn nur der starke Juckreiz nicht wäre. Schneiden Sie Ihrem Kind die Nägel möglichst kurz, damit es sich nicht so leicht zerkratzen kann. Zur Nacht können dünne Baumwollhandschuhe das unbeabsichtigte Aufkratzen verhindern. Ihrem Säugling können Sie kleine Söckchen über die Hände stülpen. Wärme verstärkt allerdings den Juckreiz, sodass die Nächte manchmal zu einer echten Tortur werden können, besonders für die Kleinsten. Mit Zinkoxid-Schüttelmixtur (= Lotio alba aquosa), die Sie rezeptfrei in der Apotheke bekommen, können Sie die Bläschen betupfen, um den Juckreiz etwas zu mildern. Leichte, luftige Kleidung aus Baumwolle und eine leichte, nicht zu warme Bettdecke helfen ebenfalls. Außerdem sorgen kalte Umschläge oder kurze kühle Duschen für Erleichterung, besonders im Sommer. Längere Bäder sollten Sie aber vermeiden, da dadurch die Bläschen früher aufplatzen können und die Gefahr der Narbenbildung erhöht wird.

Aufgekratzte Stellen müssen desinfiziert und sollten von Ihnen beobachtet werden. Bildet sich an einer aufgekratzten Stelle Eiter, gehen Sie bitte zum Kinderarzt.

Auch sollten Sie bei Säuglingen häufiger die Windeln wechseln, da feuchte Windeln den Juckreiz verstärken und die Gefahr einer Infektion erhöhen.

Gegen Windpocken gibt es eine Impfung, die mit elf bis 14 Monaten gleichzeitig mit dem MMR-Kombi-Impfstoff gegeben werden kann – um Fieberkrämpfe zu vermeiden, werden zwei getrennte Impfungen (= MMR und Varizellen) zum gleichen Zeitpunkt gegeben. Im zweiten Lebensjahr (15 bis 23 Monate) kann dann die zweite Impfung zum Abschluss der Grundimmunisierung durchgeführt werden. Aber: Auch geimpfte Kinder können manchmal noch einen Ausschlag bekommen, dieser ist dann aber abgemildert.

DAS MACHT DER ARZT

Wenn Sie den Verdacht haben, dass Ihr Kind Windpocken hat, sollten Sie den Kinderarzt aufsuchen. Er kann ggf. fiebersenkende Medikamente verschreiben. Leidet Ihr Kind außerdem unter quälendem, kaum zu ertragenden Juckreiz, kann ihm der Arzt Tabletten oder Tropfen verschreiben, die etwas Abhilfe schaffen.

Sollten sich aufgekratzte Stellen entzünden, sollten sie mit einer antibiotischen Salbe behandelt und regelmäßig vom Kinderarzt überprüft werden.

Impfung gegen Windpocken? Pro und Kontra

Seit der Einführung der Impfempfehlung gegen Varizellen im Jahr 2004 durch die Ständige Impfkommission (STIKO) gibt es heftige Diskussionen um den Nutzen dieser zusätzlichen Impfung. Ziel der Impfung ist es, so die STIKO, sowohl die Erkrankungshäufigkeit und die damit verbundenen Komplikationen zu senken als auch die Herdenimmunität – also den Gruppenschutz – zu erhöhen. Die Stiftung Warentest empfiehlt die Impfung nicht generell für alle Kinder, da bisher nicht klar ist, wie lange der Schutz anhält und ob sich mit der Impfung die Wahrscheinlichkeit für das spätere Auftreten von Gürtelrose (= Herpes Zoster) erhöht.

KINDERKRANKHEITEN AUF EINEN BLICK

Die Tabelle bietet Ihnen eine schnelle Orientierungshilfe über Symptome, Besonderheiten und weitere typische Merkmale der Kinderkrankheiten. Mithilfe der Illustration rechts können Sie anhand der Art des Hautausschlags die Erkrankung Ihres Kindes einordnen.

	Synonym	Ausschlag (= Exanthem)	Fieber	Erreger	Besonderheiten
Masern	Morbilli	grobfleckiger, konfluierender Ausschlag im Gesicht und hinter den Ohren; Ausbreitung auf Körper, Armen und Beinen	hohes Fieber	Virus	Lichtempfindlichkeit, Schnupfen, Halsschmerzen, weißliche Flecken auf Wangenschleimhaut
Röteln	Roseola	mittelfleckiger, hellroter Ausschlag mit Beginn hinter den Ohren; Ausbreitung auf Gesicht und Körper	möglich	Virus	schmerzhafte Lymphknotenvergrößerung am Hals und im Nackenbereich
Ringelröteln	Erythema infectiosum	schmetterlingsförmiger Ausschlag im Gesicht; Ausbreitung auf Körper und Streckseiten der Arme und Beine	möglich	Virus	Ausschlag kann alternierend verblassen und wieder auftreten.
Scharlach		feinfleckiger, leicht erhabener Ausschlag beginnend am Brustkorb; Ausbreitung über den ganzen Körper	hohes Fieber	Bakterien	himbeerrote Zunge, Schuppung der Haut, besonders an Händen und Füßen
Windpocken	Varizella	rote Flecken am Oberkörper und dann auf den gesamten Körper übergehend; aus den Flecken werden Bläschen, die aufplatzen und Krusten bilden	meist nur leichtes Fieber	Virus	stark juckender Ausschlag, verläuft in Schüben, immer neue Flecken und Bläschen
Dreitagefieber	Exanthema subitum	blassroter, kleinfleckiger Ausschlag an Hals, Oberkörper, Armen und Beinen	hohes Fieber 3 Tage vor dem Ausschlag, dann fieberfrei	Virus	kann Ursache für Fieberkrämpfe sein

Infektiosität	Impfung
4 Tage vor bis Ende des Ausschlags	ja
7 Tage vor bis 10 Tage nach Ausschlag	ja
ca. 7 bis 10 Tage vor Beginn des Ausschlags	nein
Unbehandelt 3 bis 4 Wochen. 2 Tage nach der ersten Antibiotikaeinnahme keine Ansteckungsgefahr mehr	nein
1 Tag vor bis 6 Tage nach Bläschenauftreten	ja, aber nicht generell empfohlen
3 Tage vor dem Fieberanstieg bis zum Auftreten des Ausschlags	nein

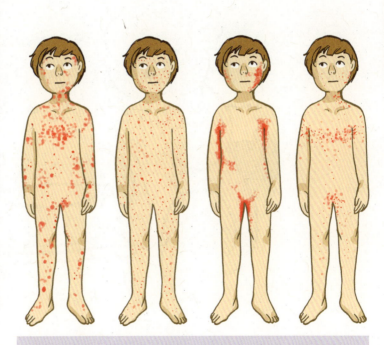

Hautausschläge bei Kinderkrankheiten: Die Ausschläge von Masern, Röteln, Scharlach und Windpocken (von links nach rechts) sind typisch und leicht erkennbar.

Auf einen Blick

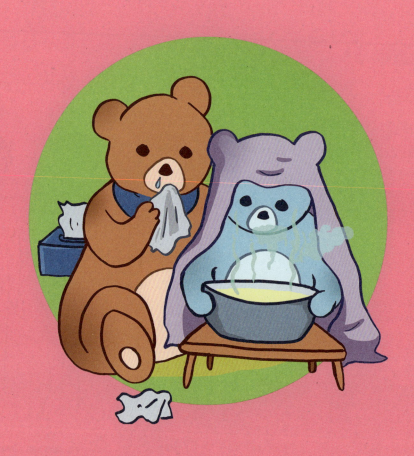

Kopf und Atemwege

Allergien → 88

Aphthen → 91

Asthma bronchiale → 92

Augenerkrankungen → 94

Bindehautentzündung → 100

Bronchitis → 102

Dreimonatskoliken → 104

Erkältungen → 106

Fieber → 109

Grippe → 112

Keuchhusten → 114

Kopfschmerzen → 116

Lungenentzündung → 118

Mandelentzündung → 120

Mandelvergrößerung → 122

Meningitis → 124

Mittelohrentzündung → 126

Mundfäule → 128

Othämatom → 130

Pfeiffer-Drüsenfieber → 131

Pseudokrupp → 134

RSV-Infektion → 136

Zahnen → 138

ÜBERAKTIVES IMMUNSYSTEM
Allergien

Unter einer Allergie versteht man eine überschießende Abwehrreaktion des Immunsystems gegenüber einem oder mehreren Fremdstoffen. Heuschnupfen, Asthma, Hausstaub-, Kontakt-, Insektenstich-, Medikamenten- und Nahrungsmittelallergie sind nur einige Beispiele der Vielzahl von Allergien, von denen auch Kinder betroffen sein können.

Generell schützt das Immunsystem Ihr Kind vor fremden Stoffen und Krankheitserregern, indem es bei Kontakt mit ihnen mit einer Abwehrreaktion antwortet. Dabei produziert es Antikörper und tötet mit deren Hilfe z. B. Bakterien oder Viren ab. Es „merkt" sich den Eindringling (Antigen) und kann bei erneutem Kontakt schneller reagieren und so den Körper effektiv schützen.

Dieses Abwehrsystem erkennt normalerweise auch jene Stoffe, die keine schädigende Wirkung auf den Körper haben, und reagiert dann bei Kontakt nur mit einer schwachen Abwehr. Hat Ihr Kind aber eine Allergie, etwa gegen Katzenspeichel, ist die Reaktion gegenüber diesem an sich recht harmlosen Fremdstoff nicht abgeschwächt. Es findet vielmehr eine überschießende, nicht angemessene Abwehrreaktion statt. Ihr Kind bekommt Hautausschlag, Niesattacken, Bindehautentzündung und später vielleicht sogar Atemprobleme (Asthma). Jeder Stoff kann, wenn das Immunsystem sich auf ihn „eingeschossen" hat, zum Allergieauslöser (= Allergen) werden.

HEUSCHNUPFEN
Eine häufige Form der Allergie ist der Heuschnupfen. Nase, Augen und Luftwege reagieren dabei mit einer heftigen Reizung und dadurch bedingten Schwellung der Schleimhäute. Die Auslöser sind meist Pollen von Gräsern, Bäumen und Blüten. Wird der Heuschnupfen nicht behandelt, kann es nach einigen Jahren zum Asthma bronchiale kommen. Man nennt dies „Etagenwechsel" – das bedeutet, dass die allergische Reaktion vom Nasen-Rachen-Raum in die Bronchien übergeht. Eine Desensibilisierung (siehe S. 90) kann dies verhindern.

KONTAKTEKZEM
Eine andere Form der Allergie ist das Kontaktekzem. Hat Ihr Kind z. B. eine Allergie gegen Nickel, kann es, wenn es nickelhaltige Schuhe trägt, an den Füßen zu Hautrötungen oder -ausschlägen kommen. Am häufigsten sind Reaktionen auf Nickel, da es vielfach verwendet wird und z. B. in Hosenknöpfen, Mo-

deschmuck, aber auch in Leder oder Farben vorkommt. Auch Cremes, Windeln oder Haarwaschmittel können Kontaktekzeme auslösen. Am einfachsten und wirkungsvollsten ist es in solchen Fällen, die entsprechenden Stoffe zu meiden bzw. durch andere zu ersetzen.

ALLERGISCHE BINDEHAUTENTZÜNDUNG

Am Auge können allergische Reaktionen Bindehautentzündungen (= Konjunktivitis) mit brennenden Schmerzen, Fremdkörpergefühl, Juckreiz, starkem Tränenfluss und Lidschwellungen auslösen. Manchmal ist eine allergische Konjunktivitis nicht so einfach von einer bakteriellen Konjunktivitis zu unterscheiden. Tritt die Bindehautentzündung aber etwa immer nach Kontakt mit Katzen auf, liegt der Verdacht nahe, dass Ihr Kind eine Allergie auf Katzenhaare hat.

TIERHAARALLERGIE

Am häufigsten sind Allergien auf Tierhaare wie von Pferden, Katzen oder Hunden. Auslöser für die Allergie sind aber nicht die Haare selbst, sondern Schweiß, Talg, Speichel oder Urin. Diese Bestandteile (Eiweiße) haften an den Tierhaaren und werden mit ihnen und dem Staub in der Luft umhergewirbelt. Kommen sie mit den Schleimhäuten Ihres Kindes in Kontakt, kann es bei entsprechender Allergieneigung zur allergischen Reaktion kommen. Wenn Ihr Kind auf Tierhaare allergisch reagiert, sollte weiterer enger Kontakt mit dem entsprechenden Tier vermieden werden. Allerdings ist in diesen Fällen eine Desensibilisierung nur in Ausnahmefällen sinnvoll, um ein weiteres Fortschreiten der Allergie aufzuhalten, also nicht generell ratsam.

NAHRUNGSMITTELALLERGIE

Nahrungsmittelallergien (siehe S. 164) sind seltener als allgemein angenommen. Wenn Ihr Kind z. B. nach der Umstellung von Muttermilch auf Brei Durchfälle hat, ist das in den meisten Fällen normal. Wenn Ihr Kind allerdings nach Aufnahme bestimmter Nahrungsmittel immer Bauchkrämpfe oder Durchfall bekommt, sollte eine mögliche Nahrungsmittelallergie oder -überempfindlichkeit in Betracht gezogen werden.

Am häufigsten sind Überempfindlichkeiten oder auch Allergien gegen Milch, Hühnerei, Nüsse oder Obst (z. B. Erdbeeren). Allergische Reaktionen können Übelkeit und Durchfall, Schwellungen an Lippen und Gesicht, Juckreiz und Hautausschlägen sein.

INSEKTENGIFTALLERGIE, ANAPHYLAXIE

Nach einem Bienen- oder Wespenstich kommt es zu schmerzhaften Schwellungen und Rötungen an der Einstichstelle. Fällt diese lokale Reaktion ungewöhnlich stark aus, sollte der Arzt aufgesucht werden. Bei etwa 1–3 Prozent der Bevölkerung kommt es zu einer allergischen Sofortreaktion mit Hautausschlag, Atemnot und Kreislaufbeschwerden bis hin zum anaphylaktischen Schock. Todesfälle sind zum Glück im Kindesalter sehr selten, aber eine allergische Sofortreaktion ist immer ein Fall für den Notarzt.

Eine Insektengiftallergie sollte immer ärztlich abgeklärt werden, bei allen Sofortreaktionen, die über eine reine Hautreaktion hinausgehen, sollte unbedingt eine Desensibilisierung durchgeführt werden (siehe unten). Eine allergische Sofortreaktion kann auch durch Medikamente (= Medikamentenallergie) und Lebensmittel wie Früchte und Nüsse (= Nahrungsmittelallergie) ausgelöst werden. Ihr Arzt wird Ihrem Kind nach entsprechender Diagnostik einen Notfallausweis ausstellen und eine „Notfallapotheke" verordnen, die ein antiallergisches Medikament (= Antihistaminikum), Kortison und ggf. auch einen Adrenalin-Autoinjektor enthält. Wenn das auslösende Allergen bekannt ist, sollte der Kontakt natürlich streng gemieden werden – was bei Kindern nicht immer möglich ist. Daher muss die Notfallapotheke immer mitgeführt, ihre Anwendung regelmäßig geübt werden.

ALLERGIEDIAGNOSTIK

Das auslösende Allergen muss ermittelt sein, nur so kann es künftig gemieden werden – die wirksamste Behandlung einer Allergie.

Um das Allergen zu finden, wird ein Allergietest durchgeführt. Hierzu wird die Haut mit Stoffen in Kontakt gebracht, die Allergien auslösen können (= Pricktest oder Epikutantest), und beobachtet, ob allergische Reaktionen, d. h. Schwellungen oder Rötungen, an der entsprechenden Hautstelle auftreten.

Gegen die Überempfindlichkeit – Desensibilisierung

Bei der Desensibilisierung wird das Allergen) zunächst in kleiner Konzentration unter die Haut gespritzt. Die Dosis wird langsam erhöht – so lernt das Immunsystem, den Stoff zu akzeptieren und nicht mehr überempfindlich auf ihn zu reagieren.

Deutlich schonender, aber nicht ganz so effektiv wie die Behandlung mit der Spritze ist die sogenannte sublinguale Therapie (= SLIT). Dabei wird das konzentrierte Allergen unter die Zunge getropft.

Eine Desensibilisierung wird erst für Kinder über fünf Jahre empfohlen, nur bei Insektengift ggf. früher. Die Dauer der Behandlung beträgt mindestens 3 Jahre.

Gelingt die Desensibilisierung, braucht Ihr Kind später keine oder zumindest weniger Tabletten oder Sprays.

KLEINE WUNDEN IM MUND
Aphthen

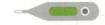

Aphthen sind kleine Geschwüre im Mund, die Schmerzen verursachen, wenn Ihr Kind säurehaltiges Essen oder Trinken, z. B. Äpfel, Orangen oder Getränke mit Kohlensäure, zu sich nimmt. Aber auch bei der Berührung mit der Zunge oder Zahnbürste können die Aphthen schmerzen. Die kleinen Entzündungen mit gelblich-milchiger Oberfläche befallen vor allem Mundschleimhaut, Zungenspitze, Zahnfleisch und manchmal die Mandeln. Sie bleiben für einige Tage und verschwinden dann ohne Behandlung wieder. Ansteckend sind sie glücklicherweise nicht.

Was Aphthen verursacht, ist leider unklar. Bei Kindern treten sie besonders bei Infekten oder anderem Stress für das Immunsystem vermehrt auf. Auch Zink- und Vitamin-B_{12}-Mangel werden als Auslöser verdächtigt. Da Aphthen häufiger bei Mädchen/Frauen auftreten, besteht vielleicht auch ein Zusammenhang mit weiblichen Geschlechtshormonen.

DAS KÖNNEN SIE SELBST TUN
Heilmittel gegen Aphthen gibt es leider nicht. Aber Sie können das Brennen mit Salben oder Gels, die lokale Betäubungsmittel enthalten, für Ihr Kind erträglicher machen. Alternativ helfen pflanzliche Tinkturen aus Myrrhe, Nelke oder Rhabarberwurzel. Eine Salbe mit Glukokortikoiden kann das Abheilen beschleunigen. Die Mittel sind für Kinder mit Einschränkung geeignet zur kurzzeitigen Anwendung bei Aphthen, sofern diese nicht durch Bakterien oder Pilze verursacht wurden.

Mundspüllösungen mit desinfizierenden Substanzen töten Bakterien und teilweise auch Pilze ab, die auf der Oberfläche der Mund- und Rachenschleimhaut siedeln. Dadurch sind sie zur Behandlung und Vorbeugung von Infektionen wirksam. Die Wirkstoffe Chlorhexidin, Hexitidin und Povidon-Jod werden hierfür von der Stiftung Warentest als geeignet bewertet (Einzelheiten unter www.test.de/medikamente).

DAS MACHT DER ARZT
Hat Ihr Kind oft Aphthen, ist eine Blutuntersuchung sinnvoll, um einen möglichen Mangel an Eisen, Folsäure, Vitamin B_{12} und Zink zu prüfen. Gehen Sie mit Ihrem Kind zum Arzt, wenn Aphthen es langfristig beeinträchtigen – die Schleimhauteinrisse können ein Zeichen für andere Erkrankungen wie z. B. Morbus Crohn, Immundefekte oder rheumatische Krankheiten sein, die dann ausgeschlossen werden müssen.

AKUTE ATEMNOT
Asthma bronchiale

Asthma ist die häufigste chronische Krankheit im Kinder- und Jugendalter. Circa fünf bis zehn Prozent aller Kinder leiden darunter, Tendenz steigend. Die Symptome reichen von leichtem Reizhusten und Giemen (= pfeifendes Geräusch in der Lunge beim Ausatmen) bis hin zu schweren Asthmaanfällen, bei denen die Kinder kaum noch Luft bekommen.

Die Ursache ist ein fehlgeleitetes Immunsystem, das unkontrolliert auf Umwelteinflüsse wie Staub, Schmutz oder Gräserpollen reagiert. Da diese über die Lunge aufgenommen werden, spielt sich die überschießende Abwehrreaktion hauptsächlich dort ab. Es kommt zu einer fortwährenden Entzündungsreaktion in der Lunge. Diese führt zu vermehrter Schleimproduktion, einer Verengung der Atemwege und einer Verdickung der Schleimhaut. Folgend kommt es häufig zum asthmatypischen Giemen.

Der teilweise lebensbedrohliche Asthmaanfall kann durch individuelle Trigger ausgelöst werden. Typisch hierfür sind eine massive Belastung der Luft mit Pollen – Gräseroder Blütenpollen –, besonders feuchte, warme oder auch kalte Luft, Atemwegsinfekte, psychischer Stress oder Tierhaare. Bei einem Asthmaanfall kommt es zur überschießenden Entzündungsreaktion und die Atemwege schwellen immer weiter zu – zuerst bekommt das Kind noch unter großer Anstrengung Luft, es kann immer schlechter ausatmen und seine Lungen überblähen sich immer weiter, bis das Atmen beinahe ganz unmöglich ist. Der gefürchtete Asthmaanfall kann sich in besonders schweren Fällen über mehrere Stunden hinziehen (= Status asthmaticus).

DAS KÖNNEN SIE SELBST TUN

Hat Ihr Kind einen akuten Asthmaanfall, müssen Sie Ruhe bewahren. Jede Aufregung verschlimmert den Anfall und somit die Atemnot. Ihr Kind sollte aufrecht sitzen, um besser atmen zu können. Wenn es sich mit den Armen z. B. auf einem Kissen oder auf den Knien abstützt, kann es die Atemmuskulatur besser einsetzen, das Atmen wird einfacher. Sorgen Sie für frische, aber nicht zu kalte Luft im Zimmer. Hat Ihr Kind schon länger Asthma, haben Sie sicher ein Notfallspray vom Arzt bekommen. Geben Sie Ihrem Kind sofort mehrere Hübe davon. Damit sollte sich der Anfall normalerweise gut kontrollieren lassen. Hat Ihr Kind zum ersten Mal einen schweren Asthmaanfall oder Sie haben kein Notfallspray, rufen Sie sofort den Notarzt!

Hat Ihr Kind ein allergisches Asthma, so ist es wichtig, den Auslöser zu finden. Ist es gegen Katzenhaare allergisch, sollte es nicht mit Katzen in Berührung kommen. Haben Sie selbst eine Katze, werden Sie sich von ihr trennen müssen. Sind Gräser- und Blütenpollen der Auslöser, sollten Sie Ihr Kind dagegen desensibilisieren lassen (siehe S. 90).

Außerdem sollte sich Ihr Kind gerade auch bei Asthma ausreichend viel bewegen. Körperliche Inaktivität kann das Asthma verschlimmern. Allerdings muss dabei Maß gehalten werden, denn übertriebene körperliche Aktivität kann wiederum einen Anfall provozieren. Tätigkeiten mit gleichbleibender Belastung wie Schwimmen, Radfahren und Laufen eignen sich besser als z. B. Fußball oder Tennis, da es dabei oft zu Leistungsspitzen kommt, die den Anfall auslösen können.

DAS MACHT DER ARZT

Bei einem akuten Asthmaanfall ist zunächst keine weitere Untersuchung nötig. Die Diagnose kann Ihr Arzt anhand des klassischen Krankheitsbildes – Giemen und Atemnot – schnell stellen. Er gibt Ihrem Kind dann Spray, um die Atemwege zu erweitern und die Entzündung zu unterdrücken. Wenn das nicht ausreicht, müssen Medikamente als Infusion in die Vene gegeben werden. In diesem Fall muss eine Behandlung und Überwachung im Krankenhaus erfolgen. Nur sehr selten ist die Atemnot so schlimm, dass das Kind intubiert werden muss, um wieder genug Sauerstoff zu bekommen.

Ist der Anfall überstanden, wird der Arzt untersuchen, wie stark das Asthma ausgeprägt ist und welche Ursachen es hat. Je nach Form – Belastungsasthma, Infektasthma oder allergisches Asthma – wird er mit Ihnen die Art der Therapie auswählen. Da Asthma eine chronische Erkrankung ist, muss Ihr Kind das verordnete Spray (in der Regel niedrig dosiertes Kortison, evtl. kombiniert mit einem bronchienerweiternden Bestandteil oder weiteren Medikamenten) auch regelmäßig nehmen – selbst wenn es Ihm gerade gutgeht. Wird die Therapie häufig unterbrochen, so kann die dem Asthma zugrunde liegende Entzündung der Atemwege schleichend voranschreiten und die Atemwege auf Dauer immer weiter schädigen. Der Arzt wird regelmäßig prüfen, ob das Asthma ausreichend behandelt ist und die Therapie ggf. anpassen. Kinder müssen ein Kortisonspray immer mit einer Vorschaltkammer („Spacer") inhalieren, für ältere Kinder gibt es handliche Pulver-Inhalatoren. Nach der Kortisoninhalation muss immer der Mund ausgespült werden, um einen Pilzbefall der Schleimhaut zu verhindern. Bei den üblichen kindgerechten Dosierungen sind keine Auswirkungen auf das Wachstum Ihres Kindes zu erwarten – die immer noch verbreitete „Kortisonangst" ist also überflüssig. In jedem Fall zu empfehlen ist die Teilnahme an einer Asthmaschulung.

ALLES KLAR?
Augenerkrankungen

Ihr Kind kann von Geburt an sehen. Anfangs zwar nur grobe Strukturen, und beim „Erkennen" spielt das Sehen eher eine ergänzende Rolle zu Hören und Riechen. Aber innerhalb der ersten neun Monate entwickelt Ihr Kind normalerweise die Sehfähigkeiten für den kompletten Nah- und Fernbereich. Schon im dritten Lebensmonat kann es Dingen im Nahbereich mit den Augen folgen.

Für die geistige Entwicklung spielt unser Sehapparat neben dem Hören eine zentrale Rolle. Darüber hinaus ist es auch an der emotionalen Entwicklung beteiligt. Das Sehen erleichtert das „Erkennen" und jede andere Informationsaufnahme.

Die zentrale Rolle, die das Sehen in unserer Informationsgesellschaft spielt, ist leider auch ein Grund für die allgemeine Verschlechterung des Sehvermögens. Gerade weil wir viele Informationen insbesondere im Nahbereich z. B. durch Lesen aufnehmen müssen, kommt es immer häufiger zur Kurzsichtigkeit: Jeder zweite Akademiker benötigt heutzutage eine Sehhilfe zur Korrektur seiner Kurzsichtigkeit, Tendenz steigend. Es ist wichtig, mögliche Fehlentwicklungen beim Sehvermögen Ihres Kindes frühzeitig zu erkennen und dann auch konsequent zu behandeln.

Das Auge liegt eingebettet in den Augenhöhlen des Schädels und wird von einem Muskel-, Fett- und Bindegewebspolster umgeben und so vor Erschütterungen geschützt.

Der Aufbau des Auges kann in drei Einheiten unterteilt werden:

Die erste Einheit umfasst den gesamten Augapfel, einen kugelförmigen Körper, der aus der stabilisierenden Lederhaut, der Aderhaut und der Netzhaut besteht.

Die Lederhaut (= Sklera, **(A)**) ist das Weiße in den Augen. Die Lederhaut ist im vorderen Bereich von einer Schleimhautschicht umgeben, die das Auge feucht hält und so eine

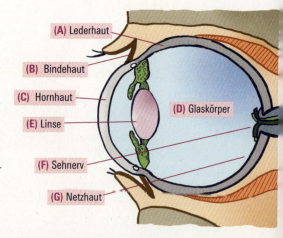

(A) Lederhaut
(B) Bindehaut
(C) Hornhaut
(D) Glaskörper
(E) Linse
(F) Sehnerv
(G) Netzhaut

flüssige Bewegung des Augapfels sicherstellt. Diese Schleimhautschicht ist die Bindehaut (= Konjunktiva, **(B)**). Die Bindehaut ist gut durchblutet und enthält deshalb auch viele Äderchen, die bei einer Entzündung (= Konjunktivitis, siehe S. 89) sehr deutlich zu sehen sind. Die Bindehaut bedeckt nur die Lederhaut und die Innenseiten der Augenlider (= Bindehautsack), die Hornhaut **(C)** wird ausgespart. Deshalb sind auf der Hornhaut auch keine Äderchen zu sehen. Sie muss von der Rückseite mit Nährstoffen versorgt werden.

Das Innere des Augapfels wird durch einen Glaskörper **(D)**, eine gelartige und durchsichtige Substanz, gefüllt und stabilisiert.

Den wichtigsten Bestandteil des Sehapparats bildet die Linse **(E)**, die als kristallklarer elastischer Körper für die Brechung des einfallenden Lichts verantwortlich ist. Ein Muskel streckt und staucht die Linse, wenn er sich an- bzw. entspannt (= Akkommodation). So wird die Brechkraft geändert und wir können in der Nähe bzw. Ferne scharf sehen.

Schließlich wird der Sehapparat noch durch die Hornhaut ergänzt. Die Hornhaut ist eine glasklare Augenhaut, die eine Schutzfunktion vor äußeren Einwirkungen, z. B. Verschmutzungen, übernimmt und zudem auch an der Lichtbrechung beteiligt ist.

Die Lichtstrahlen gelangen auf die Netzhaut **(G)**, wo dann eine Abbildung entsteht, die Zapfen und Stäbchen aktiviert. Der so entstandene Sinnesreiz (= Nervenimpulse) wird dann vom Sehnerv **(F)** gebündelt an das Sehzentrum im Gehirn weitergeleitet und verarbeitet. Dort wird aus Sehen Erkennen.

KURZSICHTIGKEIT (= MYOPIE)

Die Kurzsichtigkeit ist der häufigste Sehfehler. Er zeichnet sich dadurch aus, dass die Kinder in der Nähe gut sehen können, aber mit Dingen in weiterer Entfernung, z. B. der Schultafel, Schwierigkeiten haben. Der Grund für diese Fehlsichtigkeit ist ein zu langer Augapfel. Diese Veränderung des Augapfelwachstums ist erblich bedingt. Wenn Sie selbst kurzsichtig sind, besteht eine hohe Wahrscheinlichkeit, dass Ihr Kind später auch eine Brille wird tragen müssen. Für Kurzsichtigkeit gilt leider in der Regel nicht, dass „sich das noch auswächst" – eher das Gegenteil ist der Fall: Wächst das Kind, so wird leider meistens auch der Augapfel länger und die zu korrigierende Kurzsichtigkeit nimmt zu!

Bei der Kurzsichtigkeit entsteht das durch Hornhaut und Linse projizierte Bild vor der Netzhaut und kann dort somit nicht scharf abgebildet werden. Mithilfe einer Brille oder einer anderen Sehhilfe wird das Bild nach hinten verschoben, sodass es scharf auf der Netzhaut abgebildet wird.

Zu Beginn ist die Sehschwäche relativ schwierig zu bemerken. Ihr Kind entwickelt seine eigenen Strategien, um die schwächelnde Sehkraft auszugleichen: Es rückt etwas näher an den Fernseher, sitzt in der Schule am

Augenerkrankungen

Rausgehen beugt vor

Lassen Sie Ihr Kind viel draußen spielen. Das schützt nicht nur vor vielen anderen Erkrankungen wie z. B. des Bewegungsapparates, sondern auch vor Kurzsichtigkeit. In Studien konnte gezeigt werden, dass Kinder, die viel Zeit draußen verbringen und dabei viel Sonnenlicht abbekommen, nicht so häufig an Kurzsichtigkeit erkranken wie Stubenhocker. Wenn Ihr Kind draußen spielt, wird zudem viel Dopamin ausgeschüttet. Das macht nicht nur gute Laune, sondern verhindert auch das Längenwachstum des Augapfels.

liebsten in der ersten Reihe, schaut beim Sitznachbarn aufs Blatt oder hält sich Bücher beim Lesen immer näher ans Gesicht. Sollte Ihr Kind abends oft über Kopfschmerzen klagen, ohne erkennbaren Grund Schulprobleme haben, sich ständig die Augen reiben oder sehr häufig blinzeln, kann der Grund dafür eine beginnende Fehlsichtigkeit sein. Gehen Sie bei einem Verdacht auf Augenprobleme in jedem Fall zu einem Augenarzt, damit eine Korrektur und regelmäßige Verlaufskontrolle – manche Kinder brauchen in der Wachstumsphase jährlich eine neue Brillenstärke – möglichst frühzeitig stattfinden kann.

WEITSICHTIGKEIT (= HYPEROPIE)

Die Weitsichtigkeit ist das genaue Gegenteil der Kurzsichtigkeit. Der Augapfel ist bei ihr zu kurz und die Kinder können Dinge im Nahbereich schlecht erkennen. Allerdings lässt sich dies durch ständiges „Scharfstellen" (= Akkommodieren) kompensieren, sodass die Weitsichtigkeit häufig gar nicht bemerkt wird. Die Kinder klagen manchmal über abendliche Kopfschmerzen, oft schielen sie auch. Eine Brille für den Nahbereich, also für das Lesen, Schreiben oder Spielen, hilft.

Im Gegensatz zur Kurzsichtigkeit kann die Weitsichtigkeit ein vorübergehendes Phänomen sein. Mit dem fortschreitenden Wachstum Ihres Kindes kann auch der Augapfel die passende Länge für ein scharfes Bild erreichen, sodass keine Sehhilfe mehr nötig ist.

STABSICHTIGKEIT (= ASTIGMATISMUS)

Bei der sogenannten Hornhautverkrümmung ist die Hornhaut stärker gekrümmt als sie eigentlich sollte. Diese Abweichung bewirkt, dass die einfallenden Lichtstrahlen vom Auge nicht mehr in einem Punkt gebündelt werden können. Folglich werden sie auch nicht mehr als Punkte, sondern als Striche, Stäbchen oder verschwommene Linien wahrgenommen. Ein schwacher Astigmatismus kann toleriert werden und führt zu keiner Beeinträchtigung Ihres Kindes. Da er aber meist in Kombination mit Kurz- oder Weitsichtigkeit auftritt, kann er bei der notwendigen Brillenanpassung mit einem entsprechenden Glas ausgeglichen werden.

SCHIELEN (= STRABISMUS)

Das Schielen ist keine Fehlsichtigkeit im eigentlichen Sinne. Ihr Kind kann auch schielen, wenn es an sich sehr gut sehen kann. Aber Schielen kann ein Hinweis darauf sein, dass Ihr Kind z. B. kurzsichtig ist. Normalerweise schauen unsere Augen in dieselbe Richtung, exakt ausgerichtet auf einer Achse. So werden dem Auge wichtige räumliche Informationen geliefert, man könnte es als „Stereo sehen" beschreiben. Weicht ein Auge von der Achse ab, z. B. indem es stärker nach innen, zur Nase, schaut, werden von den Augen zwei unterschiedliche Seheindrücke ans Gehirn übermittelt. Das Gehirn kann die unterschiedlichen Informationen nicht mehr zu einem dreidimensionalen Bild verarbeiten. Fortan greift es nur noch auf die Informationen des anderen Auges zu, der Informationsfluss des schielenden Auges wird geblockt.

Am häufigsten tritt das Schielen als sogenanntes „Begleitschielen" bei starker Fehlsichtigkeit auf. Besonders dann, wenn ein Auge deutlich stärker betroffen ist als das andere. Wenn Sie bei Ihrem Kind ein Schielen bemerken, sollten Sie es untersuchen lassen. Gehen Sie lieber früher – allerdings frühestens nach dem dritten Lebensmonat – als später zum Arzt. Gerade in den ersten Lebensjahren bildet das Gehirn das räumliche Sehen aus, unabdingbar dafür ist ein einwandfreier Sehapparat! Haben Sie oder Ihr Partner im Kindesalter geschielt, so ist die Wahrscheinlichkeit, dass Ihr Kind auch schielt, übrigens deutlich höher.

Die Behandlung des Schielens reicht von der einfachen Korrektur des Sehfehlers, der Abdeckung des stärkeren Auges mit einem Pflaster bis zur Operation, je nach vorliegender Schwere. Die erfolgreiche Behandlung erfordert auf jeden Fall ganz viel Geduld von Ihrem Kind und Ihnen. Und Konsequenz. Auch wenn es mal schwerfällt: Die Brille oder das Pflaster müssen immer getragen werden!

Einwärtsschielen (erste Zeile), Auswärtsschielen (zweite Zeile), Höhenschielen (dritte Zeile), Verrollungsschielen (vierte Zeile).

ROT-GRÜN-SCHWÄCHE

Etwa 8 bis 10 Prozent aller Jungen und 0,4 – 0,5 Prozent aller Mädchen leiden an einer angeborenen Sehschwäche für rote und grüne Farben, wobei die Grünschwäche am häufigsten auftritt. Dass Jungen deutlich öfter betroffen sind liegt daran, dass die entsprechenden Informationen auf dem X-Chromosom liegen – von denen Jungen nur eines haben. Wenn die Information für das Farbsehen dann auf diesem einen fehlt, kommt es zur Rot-Grün-Schwäche. Man spricht oft auch von einer Rot-Grün-Blindheit. Meist ist das Farbsehen zwar noch vorhanden, aber nur in abgeschwächter Form, d. h. die Farbe Grün wird schwerer erkannt. Auch wenn nur eine Farbe nicht erkannt wird, verwechseln betroffene Kinder die Farben Rot und Grün regelmäßig.

Es gibt allerdings auch die Farbenblindheit für eine oder mehrere Farben. In diesem Fall werden z. B. Grün oder Rot dann als Grau oder Schwarz gesehen. Glücklicherweise ist der komplette Ausfall mehrerer Farbempfindungen selten. Leidet Ihr Kind an einer Grün- oder Rotschwäche, kommt es meist ohne Probleme im Straßenverkehr zurecht, Autorückleuchten und Ampeln werden pro-

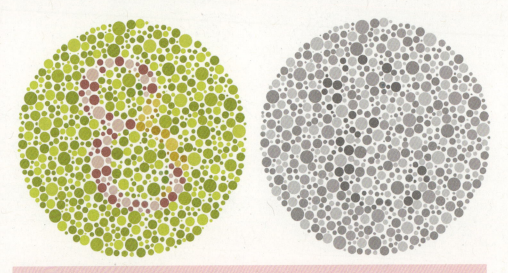

Links: Bei Rot-Grün-Schwäche wird auf der Ishihara Farbtafel die Zahl 8 nicht erkannt.
Rechts: Bei einer Farbenblindheit für eine oder mehrere Farben sind nur schwarze bzw. graue Punkte zu erkennen.

Augenärztliche Vorsorgeuntersuchungen – wann?

Im Rahmen der Vorsorgeuntersuchungen U1 bis U7 (U7a mit besonderem Fokus auf Augen) wird beim Kinderarzt auch das Sehvermögen Ihres Kindes getestet. Aber nicht immer reicht das aus, um auch leichtere Formen von Sehschwächen zu erkennen. Sollten Sie selbst oder Ihr Partner unter einer Fehlsichtigkeit leiden oder als Kind geschielt haben, kann es sinnvoll sein, frühzeitig eine zusätzliche augenärztliche Untersuchung durchführen zu lassen. Diese sollte zwischen dem 6. und 36. Lebensmonat durchgeführt werden.

blemlos erkannt. An der Ampel muss Ihr Kind sich allerdings nicht an den Farben, sondern an dem oberen und dem unteren Licht orientieren.

Liegt eine (partielle) Farbenblindheit vor, so kann Ihr Kind die Ampelfarben nicht erkennen bzw. nur als Grau oder Schwarz; Autorücklleuchten werden oft zu spät erkannt. Bei totaler Farbenblindheit – die eines von 100 000 Kindern betrifft – darf später kein Führerschein gemacht werden, da die Farben eine zu große Rolle für die Orientierung im Straßenverkehr spielen.

Mittels spezieller Farbtafeln kann der Arzt die Farbschwäche feststellen – eine Therapie gibt es allerdings nicht. Wenn Sie von der Farbschwäche Ihres Kindes wissen, klärt sich manche „Begriffsstutzigkeit" und Sie können andere Strategien entwickeln, Ihrem Kind die Welt zu erklären. Weniger bunt ist sie für die Kinder, trotz Farbfehlsichtigkeit, nicht. Nur Polizist, Pilot, Astronaut und Kapitän sind als Berufswunsch leider passé.

FREMDKÖRPER IM AUGE

Hat Ihr Kind Sand, Krümel oder Insekten ins Auge bekommen, ist das unangenehm, aber ungefährlich. Ist der Fremdkörper unter dem Oberlid, ziehen Sie das Lid an den Wimpern über das Unterlid. Der Fremdkörper bleibt dann daran hängen.

Ist der Fremdkörper im Unterlid, ziehen Sie es etwas nach unten und tupfen den Fremdkörper vorsichtig mit einem feuchten Wattestäbchen oder Taschentuch heraus.

Hat Ihr Kind spitze Gegenstände, z. B. einen Glassplitter, ins Auge bekommen, lassen Sie die Finger davon und fahren direkt in die Augenklinik.

Augenerkrankungen

ROTES, TRÄNENDES AUGE
Bindehautentzündung

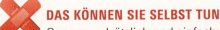

Das Auge tränt, juckt und ist rot, die Lider sind verklebt und Ihr Kind klagt über Schmerzen im Auge: Eine Bindehautentzündung ist äußerst unangenehm und kommt bei Kindern recht häufig vor. Meistens ist sie aber harmlos und nach ein paar Tagen wieder vollständig verschwunden.

Die Auslöser sind vielfältig: Zugluft, Chlorwasser, Sonneneinstrahlung und Salzwasser machen die Augen anfällig für Infektionen mit Bakterien und Viren. Auch wenn Ihr Kind unter einer Allergie leidet, hat es sicher schon Bekanntschaft mit geröteter und geschwollener Bindehaut gemacht.

Bei einer Bindehautentzündung treten folgende Symptome häufig auf:

- Augenbrennen
- Juckreiz
- gerötetes Auge
- verklebte Augen durch Absonderungen
- geschwollene Bindehaut
- Lichtscheu vor grellem Licht
- tränende Augen
- krampfhafter Lidschluss
- Sekretfluss
- Fremdkörpergefühl im Auge

DAS KÖNNEN SIE SELBST TUN

Ganz grundsätzlich und einfach: Gönnen Sie den Augen Ihres Kindes etwas Ruhe. Computer und Co., aber auch Lesen strengt die gestressten Augen an. Fernsehen belastet Augen hingegen kaum, weil die Augen dabei nicht von Zeile zu Zeile springen müssen.

Zur Entspannung der geröteten Augen gibt es Hilfsmittel aus der Apotheke. Sie können mit künstlichen Tränen, die Sie Ihrem Kind regelmäßig in die Augen tropfen, das störende Fremdkörpergefühl mindern. So wird auch der ständige Drang, die Augen zu reiben, vermindert. Auch gefäßverengende Tropfen können helfen, das stark tränende Auge zu beruhigen – diese sollten aber, im Gegensatz zu den künstlichen Tränen, nicht länger als drei Tage hintereinander angewendet werden. Achten Sie bei Augenmitteln darauf, konservierungsmittelfreie Präparate zu wählen. Außerdem bringen kühle Kompressen Entspannung für die Augenlider. Die Spülung mit der altbewährten Kamille kann allerdings wortwörtlich ins Auge gehen:

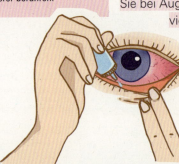

Augentropfen: In den unteren Bindehautsack tropfen, dabei nicht die Bindehaut mit dem Dosierer berühren.

Die feinen Härchen der Kamille können zusätzlich reizen und bei einigen Kindern sogar allergische Reaktionen auslösen. Deshalb sollten Sie sie am Auge nicht anwenden! Überschüssiges Sekret können Sie mit einer Kompresse auswischen, auf die Sie isotonische Kochsalzlösung gegeben haben.

Solange nicht geklärt ist, welche Form der Entzündung vorliegt, sollten Familienmitglieder einige Hygieneregeln einhalten: Nur die eigenen Waschlappen und Handtücher benutzen, regelmäßig die Hände mit Seife waschen und zu engen körperlichen Kontakt vermeiden. Die Vorsichtsmaßnahmen gelten den Bindehautentzündungen, die durch Bakterien, Pilze oder Viren verursacht werden.

Höchste Gefahr besteht in dieser Hinsicht bei einer Infektion mit Adenoviren, die sich rasant ausbreiten können. Zudem befallen sie mitunter auch die Hornhaut. Leidet Ihr Kind unter einer allergisch bedingten Bindehautentzündung, helfen Augentropfen mit Degranulationshemmern oder Antihistaminika. Sind die Symptome sehr stark, können Antihistaminika in Tablettenform, z. B. mit dem Wirkstoff Cetirizin, helfen. Die allergische Konjunktivitis ist nicht ansteckend und Sie können ohne Gefahr mit Ihrem Kind kuscheln.

Wenn Sie vermuten, dass Ihrem Kind ein Sandkorn oder Ähnliches ins Auge geraten ist, können Sie dieses mit einem Augenbad herausspülen. Bei hartnäckigen Fremdkörpern müssen Sie einen Augenarzt aufsuchen.

DAS MACHT DER ARZT

Falls die Bindehautentzündung Ihres Kindes nicht allergisch ist, ist sie entweder bakteriell oder viral (Augengrippe). Ist das Sekret eitrig-dickflüssig, muss sich ein Augenarzt um die Entzündung kümmern. Bei einer bakteriellen Infektion verschreibt der Arzt Ihrem Kind antibiotikahaltige Augentropfen oder -salbe. Nach wenigen Tagen ist die Infektion gebannt. Bei einer viralen Infektion kann der Arzt nur Augentropfen verschreiben, die das Jucken und Brennen etwas eindämmen. Den Virus muss der Körper alleine bekämpfen. Beide Infektionen sind sehr ansteckend. Das fast zwanghafte Reiben der Augen ist bei Kindern kaum zu verhindern. Es ist deshalb sehr wichtig, dass Sie Ihrem Kind häufig die Hände waschen und desinfizieren, damit die Infektion nicht weitergegeben wird bzw. immer wieder aufs Neue beginnt. Häufige Bindehautentzündungen können auch ein Hinweis auf einen bisher nicht entdeckten Sehfehler (Kurzsichtigkeit, Schielen) sein.

GANZ IN RUHE

Die meisten Bindehautentzündungen – ausgenommen bakterielle – heilen innerhalb weniger Tage auch ohne Antibiotika wieder ab. Kein Abwarten ist jedoch erlaubt, wenn das Sehvermögen Ihres Kindes beeinträchtigt ist oder die Augen stark schmerzen. Dann müssen Sie mit Ihrem Kind sofort zum Arzt – auch wenn es am Wochenende oder Feiertag ist!

LÄSTIGER HUSTEN
Bronchitis

Ihr Kind hat die letzte Erkältung gerade überstanden – da fängt es schon wieder an zu Husten. Die Bronchitis, also die Entzündung der Schleimhäute der Lunge, tritt meist im Gefolge einer viralen Erkältung während der Herbst- und Wintermonate auf. Die Viren können leicht von der befallenen Nasen- und Rachenschleimhaut den Weg über die Atemwege in die Lunge bzw. Bronchien finden. Es kommt zu vermehrter Schleimproduktion und Hustenreiz, um den störenden Schleim und mit ihm auch die Viren loszuwerden. Ist die Schleimproduktion sehr stark, kann sie pfeifende Atemgeräusche verursachen und das Atmen für Ihr Kind erschweren. Gerade bei Säuglingen und Kleinkindern kann es wegen des Schleims zu einer Verengung der Atemwege (= obstruktive Bronchitis) mit Atemproblemen kommen. Bei Kindern mit länger andauernden Atemgeräuschen muss auch an die Entwicklung von Asthma gedacht werden.

Auf eine Virusbronchitis kann sich eine bakterielle Infektion „aufpfropfen" und den Verlauf deutlich verlängern und verschlimmern. Meist ist die Bronchitis aber harmlos und nach einer Woche wieder verschwunden. Sie hinterlässt höchstens für einige Zeit einen lästigen Reizhusten.

DAS KÖNNEN SIE SELBST TUN

Bekämpfen Sie die Symptome. Wie bei einer Erkältung sollten Sie den Feuchtigkeitsgehalt der Luft im Raum erhöhen, damit sich das Sekret in der Lunge besser verflüssigen kann. Dampfinhalationen (siehe S. 210) mit heißem Wasser sind bei Säuglingen und Kleinkindern wegen der Verbrühungsgefahr unter keinen Umständen anzuwenden.

Bei Kindern ab 10 Jahren können Inhalationen – am besten mit Inhalator und bitte immer unter Aufsicht – durchgeführt werden. Honig und Hustensäfte mit Honigzusatz – z. B.

Hustensaft aus Rettich

Halbieren Sie einen schwarzen Rettich, höhlen ihn aus und bohren ihn unten an. Pinseln Sie die Innenwände großzügig mit Honig ein. Setzen Sie den Rettich auf ein Glas, so dass der Honig darin abfließen kann. Von dem im Glas aufgefangenen Honig können Sie Ihrem Kind ab dem zweiten Lebensjahr ein- bis zweimal täglich 1 EL geben.

Kartoffelwickel

Kochen Sie ca. 500 Gramm ungeschälte, mehligkochende Kartoffeln weich. Legen Sie die weich gekochten Kartoffeln auf ein Tuch, z. B. ein Küchentuch, und drücken sie platt. Prüfen Sie vor dem Auflegen der Wickel auf jeden Fall die Temperatur, am besten an Ihrem eigenen Unterarm – Sie sollten lieber zur Sicherheit ein Tuch mehr unterlegen, als eine Verbrühung Ihres Kindes zu riskieren. Die feuchte Wärme, die von den Kartoffeln abgegeben wird, ist bei einer Bronchitis oder auch bei Halsschmerzen sehr angenehm und entspannend. Der Wickel gibt die Wärme sehr langsam und gleichmäßig ab und kann bis zu 2 Stunden aufgelegt bleiben – wenn Ihr Kind so lange stillhält.

mit Rettich (siehe Kasten) oder Zwiebeln – sorgen mitunter für Erleichterung.

Für den Zwiebelsaft kochen Sie 100 g gehackte Zwiebeln mit Honig auf, seien den entstandenen Saft ab und geben Ihrem Kind zwei- bis dreimal täglich einen Esslöffel davon. Zur Schleimlösung haben sich warme Brustwickel (siehe S. 211) und Erkältungsbäder bewährt. Auf Hustenbonbons sollten Sie aufgrund der Erstickungsgefahr bis zum Ende der Kleinkindzeit verzichten. Wenn Sie (Husten-)Bonbons geben wollen bzw. Ihr Kind dies unbedingt möchte, vergewissern Sie sich, dass Ihr Kind diese sicher lutschen kann.

Der Husten ist ein natürlicher Reflex zum Schutz des Körpers, der die übermäßige Schleimansammlung und Auslöser (Bakterien oder Viren) loswerden muss, um wieder gut durchatmen zu können. Betrachten Sie es von diesem Standpunkt, ist der Husten besser zu akzeptieren und auch auszuhalten.

DAS MACHT DER ARZT

Mit einem Husten im Rahmen einer Erkältung, bei dem sich Ihr Kind ansonsten wohlfühlt, müssen Sie nicht unbedingt zum Arzt. Hält der Husten aber länger als eine Woche an oder wird deutlich heftiger, sodass Ihr Kind Atemprobleme bekommt, führt kein Weg an einem Arztbesuch vorbei. Der Arzt kann dann entscheiden, ob die Bronchitis bakteriell und eine Antibiotikabehandlung notwendig ist oder ob es sich um eine hartnäckige Virusinfektion handelt. Schleimlöser und Hustenstiller sollten nicht eingesetzt werden, da ihr Nutzen nicht belegt und durch ihren Einsatz auch kein kürzerer Krankheitsverlauf zu erwarten ist.

NERVENAUFREIBENDES SCHREIEN
Dreimonatskoliken

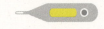

Egal, was Sie machen, jeden Tag um die gleiche Zeit veranstaltet Ihr Kind ein wahres „Schreikonzert": Es schreit laut und anhaltend und Sie wissen sich nicht zu helfen, sind mit Ihren Nerven am Ende und fühlen sich obendrein schuldig, dass Sie Ihrem Kind nicht helfen können. Es wächst und gedeiht zwar gut – und doch kommt es immer wieder zu diesen lang anhaltenden Schreianfällen, die kaum zu stoppen sind. Nach drei bis vier Monaten ist der Spuk dann ganz plötzlich und ohne Therapie vorbei. Diese sogenannten Dreimonatskoliken sind häufig: Etwa 15 bis 20 Prozent aller Kinder leiden in den ersten Lebensmonaten unter diesem Symptom. Die Ursachen sind eher nebulös. Es gibt verschiedene Theorien, aber sicher ist nur, dass es nicht „die eine" Ursache gibt. Blähungen stehen oft im Verdacht, hastiges Trinken und die damit vermehrte Luftaufnahme spielen sicher auch eine gewisse Rolle, genau wie eine zu große Trinkmenge. Außerdem die Ernährung und ein möglicher Nikotinkonsum der Mutter und unruhige Tagesabläufe. Auch Hormone, die den Darm entspannen, werden in den ersten Lebensmonaten noch zu wenig gebildet, was eine Entspannung des Darms erschwert. Zu den weiteren vermuteten Ursachen zählen auch die Intensität der körperlichen Nähe zwischen Kind und Mutter. Die psychische Belastung der Mutter scheint sich naheliegenderweise auch auf das Kind und dessen Schreiverhalten auszuwirken.

Wie stark die einzelnen Faktoren aber tatsächlich für das Schreien Ihres Kindes verantwortlich sind, ist schwer zu sagen. Fest steht, dass die beeinflussbaren psychischen Faktoren eine nicht so große Rolle spielen wie vormals angenommen. Mütter in sehr ausgeglichenen Verhältnissen machen genauso häufig Bekanntschaft mit Dreimonatskoliken wie andere Mütter. Als möglicher Auslöser überschätzt werden sicher auch mögliche Nahrungsmittelallergien oder -unverträglichkeiten (siehe S. 164). Sie sind viel seltener als angenommen und führen dann auch zu zusätzlichen Symptomen wie Gedeihstörungen.

❌ DAS KÖNNEN SIE SELBST TUN

Vielleicht beruhigt Sie der Gedanke, dass der Spuk bei den meisten Kindern nach drei bis vier Monaten plötzlich wieder verschwindet. Noch wichtiger ist das Bewusstsein darüber, dass Sie nichts falsch machen. Diese positive Einstellung überträgt sich dann auch auf Ihr Kind. Sie wissen, dass es Ihrem

Kopf und Atemwege

Kind aus den erläuterten Gründen geht wie vielen anderen auch und dass es gilt, diese schwierige Phase ohne Nervenzusammenbruch zu überstehen. Denken Sie also auch an sich: Wenn Sie das Gefühl haben, Hilfe zu brauchen, suchen Sie sich jemanden zum Reden. Verzweiflung und Ohnmachtsgefühle sind gerade bei den langen Schreiphasen nicht selten und es hilft ganz ungemein, wenn Sie sich dann auch mal bei Vertrauten erleichtern können. Auch Aggressionen können mal Bestandteil Ihrer Gefühlswelt sein. Besser über die Gefühle sprechen als sie die ganze Zeit zu unterdrücken und dann am Ende selbst zu erkranken oder dann doch spontan Wutausbrüche zu bekommen.

Vieles, was Sie selbst machen können, beruht auf noch innigerem Körperkontakt zu Ihrem Kind. So mögen es manche Kinder, wenn ihnen der Bauch massiert oder mit Fenchel eingerieben wird. Manche Kinder werden gerne direkt am Körper mit einem Tragetuch transportiert oder im sogenannten Fliegergriff gehalten. Probieren Sie einfach aus, worauf Ihr Kind gut reagiert. Es gibt Kinder, die am besten entspannen können, wenn sie im Auto um den Block gefahren werden oder wenn die Waschmaschine läuft. Sie finden sicher heraus, was für Ihr Kind am besten ist – erwarten Sie aber vor allem keine Wunder und seien Sie nicht enttäuscht, wenn das Schreien trotz aller Tricks und Bemühungen nicht aufhört.

DAS MACHT DER ARZT

Ihr Arzt wird durch seine Untersuchung bestätigen, dass es sich um die gesundheitlich harmlosen Dreimonatskoliken handelt. Vor dem Hintergrund dieser Diagnose können Sie das Schreien Ihres Kindes dann etwas beruhigter „durchstehen". Entschäumende oder entblähende Medikamente haben sich als nicht sehr wirkungsvoll erwiesen. In Rücksprache mit Ihrem Arzt können Sie diese aber auch ausprobieren, vielleicht reagiert ja gerade Ihr Kind doch positiv darauf.

WARNZEICHEN

Sie sollten Ihren Kinderarzt aufsuchen, wenn
- Ihr Kind nicht mehr an Gewicht zunimmt,
- sich das Schreien steigert und Ihr Kind gar nicht zu beruhigen ist,
- Ihr Kind keinen Stuhlgang mehr hat,
- Ihr Kind sich erbricht,
- Ihr Kind Fieber bekommt,
- Ihr Kind teilnahmslos wirkt,
- Sie das Schreien nicht mehr ertragen können. Sprechen Sie mit dem Arzt darüber, er hat sicher ein offenes Ohr und kann Ihnen die Sorge vor schlimmeren Erkrankungen nehmen. Fragen Sie ihn auch nach sogenannten „Schreiambulanzen". Vielerorts gibt es solche Einrichtungen, die Ihnen mit Tipps und Gesprächen zur Seite stehen. Auch Selbsthilfegruppen können eine große Unterstützung sein.

UNGEFÄHRLICH, ABER HÄUFIG
Erkältungen

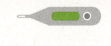

Meist kommen sie im Herbst und Winter, aber Erkältungen sind auch treue Begleiter während des übrigen Jahres. Gerade Kleinkinder sind beliebtes Ziel der Viren und sorgen für „Dauerrotznase", Husten, Fieber und Halsschmerz. Da das Immunsystem noch nicht richtig auf die Angriffe vorbereitet ist, haben es die Viren leicht und manche Kinder machen fast jeden Monat eine Erkältung durch. Die gute Nachricht: Erkältungen sind zwar stressig, aber meist harmlos. Leider sind sie fast unumgänglich, gerade auch dann, wenn Ihr Kind viel Kontakt mit anderen Kindern hat. Die Virusinfektion wird leicht durch Tröpfchen beim Niesen, Sprechen und Husten übertragen. Auch bei noch so guter Hygiene lässt sich das nicht verhindern. Machen Sie sich also keine großen Sorgen oder Vorwürfe wegen der ständigen Infektionen – sehen Sie es als Training für das Immunsystem Ihres Kindes.

Die normale Erkältung (= grippaler Infekt) wird von einer Vielzahl verschiedener Viren, z. B. Adenoviren, ausgelöst. Eine Sonderstellung nehmen die echte Grippe (siehe S. 112) und auch die Infektion mit dem RS-Virus (siehe S. 136) ein, da diese deutlich schwerer verlaufen können. Die Erkältung beginnt meist ganz plötzlich mit Halskratzen, Abgeschlagenheit und leichtem Fieber. Die Viren greifen die Schleimhaut von Rachen und Nase an, diese schwillt an und produziert Schleim. Das führt zu Husten und der klassischen „Rotznase" mit mehr oder minder klarem Schleim. Bei normalem Verlauf ist Ihr Kind nach einer Woche wieder wohlauf.

Da das Immunsystem stark mit der Virenabwehr beschäftigt ist, kann es in seltenen Fällen zu einer begleitenden bakteriellen Infektion kommen, z. B. Mittelohr-, Nasennebenhöhlen-, Mandel-, Lungenentzündungen oder Bronchitis. Übrigens: Der „Schleimcharakter" und die Farbe sagen nichts über den Auslöser der Infektion aus. Auch Viren verursachen dickflüssigen, manchmal gelblichen „Rotz", der nicht den Einsatz von Antibiotika rechtfertigt!

Leider ist es nicht immer eindeutig, ob Ihr Kind nur unter einer banalen Erkältung leidet oder ob sich hinter den Beschwerden eine schwerwiegendere Infektion verbirgt, denn die Symptome Husten, Schnupfen, Fieber und Co. treten auch bei einigen anderen Erkrankungen auf: Auch eine „echte" Grippe (siehe S. 112), Keuchhusten (siehe S. 114) oder die Masern beginnen damit und können erst in ihrem Verlauf richtig erkannt werden.

Sinusitis

Bei einer Erkältung kommt es nicht selten zu einer Infektion der Nasennebenhöhlen. Auch hier sorgen die Viren für eine Schwellung der Schleimhäute, sodass vermehrt Sekret abgesondert wird. Bildet sich viel Sekret, gerät der Abfluss ins Stocken und das Sekret sammelt sich in den Nasennebenhöhlen – idealer Nährboden für Bakterien. Aus der viralen Sinusitis wird dann eine bakterielle. Es staut sich Eiter (= abgestorbene Bakterien) in den Nasennebenhöhlen, der Druck steigt und Ihr Kind klagt über starke Kopfschmerzen – besonders wenn der Kopf nach vorne geneigt ist. Manchmal kommt auch hohes Fieber dazu. Im schlimmsten Fall kann sich eine bakterielle Nasennebenhöhlenentzündung bis zu einer Hirnhautentzündung (= Meningitis, siehe S. 124) ausweiten. Daher wird Ihr Arzt bei einer eitrigen Sinusitis Antibiotikum verordnen. Manchmal können auch abschwellende Nasentropfen zur Linderung eingesetzt werden. Sie können dabei helfen, die Nasennebenhöhlengänge zu öffnen und das eitrige Sekret abfließen zu lassen.

Die Stiftung Warentest beurteilt schleimhautabschwellende Mittel als nur mit Einschränkung geeignet, da die therapeutische Wirksamkeit nicht genügend belegt ist. Sie können Ihrem Kind, wie bei einer Erkältung, Erleichterung durch selbstgemachte Nasentropfen mit Salz (siehe S. 213) und Dampfinhalationen verschaffen. Bei einer Sinusitis sind auch Bestrahlungen mit einer Rotlichtlampe (siehe S. 210) günstig, sollten aber – wie auch die Inhalationen – nicht vor dem 10. Lebensjahr eingesetzt werden.

DAS KÖNNEN SIE SELBST TUN

Stellen Sie sich auf ein paar Tage erhöhten Betreuungsbedarf Ihres Kindes ein. Die meisten Erkältungen dauern etwa eine Woche, währenddessen geht es Ihrem Kind zwar nicht richtig schlecht, aber es ist auch nicht richtig auf dem Damm und braucht Ihre Geduld und Zuwendung. Kinder mit Erkältung müssen zwar nicht zwangsläufig zu Hause bleiben, die anderen Eltern werden es Ihnen aber danken, wenn Sie Ihrem erkälteten Kind eine „Zwangspause" verordnen. Bettruhe ist allerdings nicht angesagt. Sie können mit Ihrem Kind ruhig nach draußen gehen, frische Luft ist ein gutes Heilmittel. Sorgen Sie im Kinderzimmer für angenehm feuchte Luft,

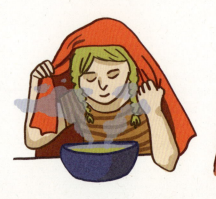 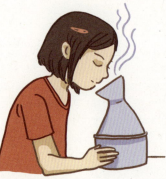

Dampfinhalation mit heißem Wasser – mit oder ohne Salz – kann über einer Schüssel oder mit einem Inhalator die Schleimlösung beschleunigen. Bitte geben Sie keine ätherischen Öle in die Flüssigkeit, diese können heftige Reizungen auslösen.

Kopf und Atemwege

hängen Sie z. B. feuchte Tücher über die Heizung. Da Ihr Kind bei verstopfter Nase oft schlecht Luft bekommt, helfen Dampfinhalationen (siehe S. 210) mit heißem Wasserdampf – ob mit Salz oder ohne, beides wirkt gleich gut. Diese können allerdings erst ab einem gewissen Alter sicher durchgeführt werden: Bei Säuglingen und Kleinkindern sind sie wegen der Verbrühungsgefahr unter keinen Umständen anzuwenden. Bei Kindern ab 10 Jahren können Inhalationen – am besten mit Inhalator (siehe Abb.) und bitte immer unter Ihrer Aufsicht – durchgeführt werden. Bei Säuglingen und Kleinkindern eignen sich Nasentropfen mit Salz; auch ein paar Tropfen Muttermilch ins Nasenloch können helfen. Beim Schnäuzen sollte ein Nasenloch offen bleiben, sonst können die Keime durch den hohen Druck in die Nasennebenhöhlen gepustet werden. Auch „Nasehochziehen" ist medizinisch gesehen in Ordnung, da dabei keine Keime in die Nebenhöhlen gelangen können. Nasenduschen bzw. -spülungen sind für Kleinkinder meist eher unangenehm, können aber ab einem Alter von ca. fünf Jahren spielerisch ausprobiert werden.

DAS MACHT DER ARZT

Eine Erkältung dauert meist etwa eine Woche. Ist Ihr Kind länger krank, hat es hohes Fieber oder fühlt sich zunehmend schlapper, sollten Sie zum Arzt gehen. Eine normale Erkältung können Sie in Ruhe abwarten, und nach dem dritten Mal sind Sie ja selbst schon Experte. Kommen nach der Erkältung andere Symptome hinzu, müssen Sie ebenfalls zum Arzt, damit er weitere Komplikationen verhindern kann. Auch wenn es beruhigend wirkt, wenn Medizin verschrieben wird: Hustenstiller, abschwellende Nasentropfen oder gar Antibiotika haben keine Berechtigung auf Einsatz bei einer Erkältung!

GLÜHENDER KOPF
Fieber

Fieber ist keine eigenständige Krankheit, sondern Ausdruck einer ablaufenden Erkrankung, z. B. einer Infektion. Hat Ihr Kind eine Infektion, etwa mit Viren oder Bakterien, muss das Immunsystem einen Gang höher schalten – das lässt die Körpertemperatur ansteigen. Gerade Kleinkinder und Säuglinge haben öfter mal erhöhte Temperatur oder Fieber. Die Höhe der gemessenen Temperatur hat aber nicht unbedingt etwas mit der Schwere der Erkrankung zu tun. So verursachen ungefährliche grippale Infekte häufig Temperaturen um die 40 Grad Celsius, während eine deutlich bedrohlichere Hirnhaut- oder Lungenentzündung manchmal nur zu leichten Temperaturerhöhungen führt.

Sie können die Temperatur Ihres Kindes mit einem Fieberthermometer im Ohr, im Mund oder im Po messen. Am genauesten, aber auch am unangenehmsten, ist noch immer die Messung im Po, da dort die Körperkerntemperatur gemessen wird. Babys mögen das noch ohne große Gegenwehr über sich ergehen lassen, aber spätestens im Kleinkindalter wird die rektale Messung kaum noch ohne Proteste funktionieren. Verzichten Sie dann lieber darauf und messen die Temperatur stattdessen im Ohr.

Ab welcher Körpertemperatur Fieber beginnt, ist davon abhängig, wo Sie messen. Die im Ohr gemessene Temperatur liegt ca. 0,5 Grad Celsius niedriger als die im After. Grundsätzlich gilt: ab 38,5 Grad Celsius spricht man von Fieber, ab 39 Grad Celsius von hohem Fieber. Wichtiger als die Temperatur ist die Frage, ob das Fieber steigt, ob es konstant hoch ist und wie sich Ihr Kind fühlt. Spielt Ihr Kind fröhlich, trinkt es regelmäßig und isst genügend, ist erst einmal alles in Ordnung, unabhängig von der Körpertemperatur. Ist es allerdings quengelig oder gar apathisch, schreit es mehr als sonst und verweigert Essen und Trinken, sollten Sie den Kinderarzt aufsuchen. Die erhöhte Temperatur ist dann nur ein weiteres Indiz dafür, dass etwas nicht stimmt.

DAS KÖNNEN SIE SELBST TUN
Zunächst einmal: Ruhe bewahren! Eine Temperaturerhöhung über 38,5 Grad Celsius ist nicht gefährlich, und auch Temperaturen über 39 Grad Celsius sind für den kindlichen Organismus in der Regel gut zu verkraften. Eine allgemeingültige Grenze, ab wann das Fieber gesenkt werden muss, gibt es nicht. Teilweise wird sogar davon ausgegangen, dass eine zu frühe Fiebersenkung

die Erkrankung verlängern kann, da das Immunsystem dabei gedrosselt wird.

Wenn Sie aber bemerken, dass die hohe Körpertemperatur Ihrem Kind zusetzt oder dass sie länger als einen Tag andauert, Ihr Kind wenig trinkt oder bereits einen Fieberkrampf hatte, sollten fiebersenkende Maßnahmen frühzeitig eingeleitet werden.

Mit folgenden Maßnahmen können Sie das Fieber Ihres Kindes senken:

- Ziehen Sie Ihm leichte, luftdurchlässige Kleidung an.
- Lauwarme Wadenwickel, mehrmals am Tag gewechselt. Die Wadenwickel sollten Sie aber nur anlegen, wenn Ihr Kind warme Hände und Füße hat. In manchen Phasen des Fiebers kommt es zu einer Minderdurchblutung, die Füße und Waden kalt werden lässt. Dann bitte keine Wadenwickel anwenden (siehe S. 211).
- Ihr Kind sollte sich körperlich schonen. Es muss und will im Bett bleiben.
- Bieten Sie Ihrem Kind immer wieder etwas zu trinken an. Durch die erhöhte Körpertemperatur verliert es viel Flüssigkeit, die Gefahr der Austrocknung steigt, besonders bei den Kleinsten.
- Parazetamol oder Ibuprofen sind als Saft, Zäpfchen oder Tabletten rezeptfrei erhältlich und für Kinder in der richtigen Dosierung grundsätzlich geeignet.
- In welcher Reihenfolge Sie die Maßnahmen bzw. Medikamente einsetzen, ist Ihrer Vorliebe bzw. der Ihres Kindes überlassen. Sie können die Maßnahmen auch kombinieren, z. B. Wadenwickel und Parazetamol oder tagsüber Wickel und nachts Parazetamol.
- Achtung: Auf keinen Fall sollten Sie Ihrem Kind Azetylsalizylsäure (z. B. Aspirin) geben, da dadurch bei manchen Kindern das seltene, aber lebensbedrohliche Reye-Syndrom (siehe S. 79) ausgelöst werden kann.

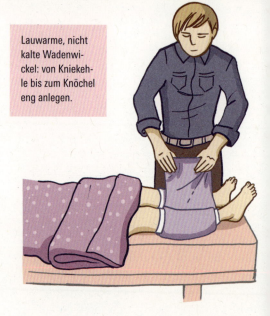

Lauwarme, nicht kalte Wadenwickel: von Kniekehle bis zum Knöchel eng anlegen.

Immer gilt: Wenn Sie besorgt sind oder sich unsicher fühlen, sprechen Sie mit dem Kinderarzt.

DAS MACHT DER ARZT

Bei über 38,5 Grad Celsius sollten Sie Ihren Säugling vom Kinderarzt auf den Grund für die Temperaturerhöhung untersuchen lassen. Bei Kleinkindern können Sie Temperaturen bis 39 Grad Celsius tolerieren, bis Sie den Kinderarzt aufsuchen. Kommen allerdings auch noch andere Symptome wie z. B. Bauchschmerzen hinzu oder sagt Ihr Kind, dass es sich krank fühlt, ist der Gang zum Arzt auch bei nur leicht erhöhten Temperaturen angebracht. Auch wenn das Fieber länger als einen Tag andauert oder in Wellen immer wieder kommt und geht, ist ein Arztbesuch notwendig.

Der Arzt wird Ihr Kind untersuchen, ggf. Blut- und Urinanalysen durchführen und so den Auslöser für das Fieber herausfinden. An erster Stelle steht dann die Behandlung der Grunderkrankung. So wird er Ihrem Kind Antibiotika verschreiben, wenn z. B. ein Harnwegsinfekt als Auslöser ausgemacht wurde.

Fieberkrampf

Auslöser ist die schnell steigende Körpertemperatur, die ein kleines „Gewitter" im Hirn verursacht. Ihr Kind krampft: Es verdreht die Augen, die Atmung stockt, Arme und Beine zucken, es ist kurz bewusstlos. Die 30 Sekunden bis drei Minuten, die das dauert, erscheinen wie eine Ewigkeit. Danach geht es Ihrem Kind aber schnell besser und es kann sich an das Geschehene gar nicht richtig erinnern. So können Sie Ihrem Kind helfen:

- Bewahren Sie Ruhe!

- Legen Sie Ihr Kind auf eine weiche Unterlage und entfernen Sie Gegenstände aus seiner Reichweite.

- Erbricht Ihr Kind, bringen Sie es in die stabile Seitenlage, damit Erbrochenes und Speichel abfließen können.

- Wenn Sie unsicher oder überfordert sind – das kommt beim ersten Anfall häufig vor –, rufen Sie den Notarzt.

- Eine prophylaktische fiebersenkende Therapie wird nicht empfohlen.

- Da ein gewisses Wiederholungsrisiko (bis etwa zum Schulalter) besteht, wird Ihr Arzt ein Medikament (Diazepam-Rektiole) verschreiben, das Sie Ihrem Kind bei einem erneuten Fieberkrampf, der nicht von alleine aufhört, in den Po einführen können. Danach sollten Sie Ihr Kind zur Sicherheit beim Kinderarzt oder in der Klinik vorstellen.

SCHWER ANGESCHLAGEN
Grippe

Es ist nicht immer leicht, einen banalen grippalen Infekt (siehe S. 106) von einer „richtigen" Grippe zu unterscheiden. Die „echte" Grippe verläuft aber viel gravierender, Ihr Kind ist dann schwer krank und braucht länger Zeit, um sich richtig zu erholen, als bei einem grippalen Infekt.

Gerade in den Herbst- und Wintermonaten wird sie sehr schnell durch Tröpfchen übertragen. Hat Ihr Kind sich das Virus erst einmal eingefangen, dauert es meist nicht sehr lange bis zu den ersten Anzeichen der Erkrankung. Nach wenigen Stunden haben sich die Viren im Körper Ihres Kindes so stark vermehrt, dass es „wie aus dem Nichts" hohes Fieber, starke Gliederschmerzen in Knochen, Muskeln und Gelenken, Kopfschmerzen, Husten und Schnupfen bekommt. Häufig sind bei Kindern auch Bauchschmerzen, Durchfall und Erbrechen dabei. Diese Beschwerden können allesamt auftreten oder auch nur einzeln in verschiedener Ausprägung. Bei einer Grippe geht es Ihrem Kind von jetzt auf gleich richtig elend und es fühlt sich krank und matt.

Leider schützt eine einmal durchgemacht Grippe nicht vor der nächsten Grippewelle im folgenden Jahr. Das liegt an den Grippeviren, die extrem veränderungsfreudig sind. Es genügen z. B. schon kleine Änderungen auf ihrer Umhüllung, damit das Immunsystem das Virus nicht mehr erkennt und es sich ungehindert vermehren kann. Einen gewissen Schutz von 60 bis 80 Prozent bieten die jährlich neu zusammengestellten Impfungen. Sie basieren immer auf Prognosen, wie das Virus in dem Jahr aussehen könnte. Zu diesem Zweck werden Grippeviren frühzeitig untersucht und auf Grundlage der Ergebnisse dieser Untersuchungen die entsprechenden Impfungen hergestellt. Wenn sich das Virus in der Zwischenzeit jedoch noch stark verändern sollte (= mutiert), fällt die Schutzrate eher niedrig aus. Daher ist es auch möglich, dass Ihr Kind trotz Impfung eine Grippe bekommt. Meistens verläuft der Infekt dann aber milder als bei nicht geimpften Kindern, da das Immunsystem durch den Impfstoff zumindest ein wenig vorbereitet wurde.

Hat Ihr Kind eine andere Krankheit, z. B. Asthma oder einen Herzfehler, sollte es gegen Grippe geimpft werden, um schwere Krankheitsverläufe wie Lungen- oder Herzmuskelentzündung zu verhindern. Auch sonst können Sie Ihr Kind gegen Grippe impfen lassen, das wird aber nicht ausdrücklich von der STIKO (= Ständige Impfkommission) empfohlen.

Übrigens gibt es neuerdings einen für Kinder geeigneten nasalen Impfstoff.

Im Schnitt dauert es drei bis vier Tage, bis die schlimmste Phase der Infektion überstanden ist – das Fieber sinkt und die Gliederschmerzen werden schwächer. Nach sechs bis acht Tagen geht es wieder richtig aufwärts, die Symptome sind komplett verschwunden. Allerdings kann es manchmal noch einige Wochen dauern, bis Ihr Kind wieder so richtig Gas geben kann. ==Mit Sport oder anstrengender körperlicher Aktivität sollte es erst eine Woche nach dem Ende der Grippeinfektion wieder anfangen.== Die meisten Kinder merken aber selbst auch ganz gut, wann sie wieder fit genug sind.

DAS KÖNNEN SIE SELBST TUN

Hat Ihr Kind eine Grippe, will es vor allem im Bett bleiben und schlafen. Es ist sehr müde und schlapp und braucht gerade bei hohem Fieber viel Bettruhe und Schlaf. Achten Sie außerdem darauf, dass Ihr Kind viel trinkt! Gerade bei hoher Körpertemperatur muss der Flüssigkeitsverlust – durch das Schwitzen – ausgeglichen werden. Fiebersenkende Medikamente (siehe S. 216) können dafür sorgen, dass die hohe Temperatur Ihrem Kind nachts nicht den Schlaf raubt und es durchschläft. Auch lauwarme Wadenwickel können für Ihr Kind angenehm sein. Sie können, gerade tagsüber, immer wieder und ohne großen Aufwand gewechselt werden.

Influenza-Viren werden z. B. durch Händekontakt weitergegeben. Waschen Sie sich deshalb lieber einmal zu viel die Hände, um nicht sich oder Ihr Kind anzustecken. Gerade in den Erkältungsmonaten sollten Sie, soweit möglich, auf Händekontakt ganz verzichten. Halten Sie es z. B. bei Begrüßungen wie die Japaner: Ein freundliches Anlächeln ist ein guter Ersatz für einen Händedruck.

DAS MACHT DER ARZT

Gehen Sie mit Ihrem Kind zum Arzt, wenn das Fieber länger als einen Tag andauert. Zum einen, um zu klären, ob Ihr Kind an der Grippe erkrankt ist. Zum anderen, um mögliche Komplikationen infolge der Virusinfektion auszuschließen oder zu behandeln. Die Grippe selbst lässt sich als Virusinfektion leider nicht ursächlich behandeln. Manchmal kommt es während einer Grippe allerdings zu einer zusätzlichen, bakteriellen Infektion, z. B. mit nachfolgender Mittelohrentzündung oder eitriger Sinusitis (= Nasennebenhöhlenentzündung). Dies kann der Arzt bei der körperlichen Untersuchung Ihres Kindes feststellen. Wenn nötig, wird er ihm dann für einige Tage Antibiotika verschreiben.

Medikamente, die die Vermehrung von Grippeviren aufhalten (= Neuraminidasehemmer) und damit den Verlauf der Erkrankung abschwächen sollen, haben in Studien keinen nennenswerten Erfolg gezeigt. Auf derartige Mittel können Sie also getrost verzichten.

ANFALLARTIGER HUSTEN
Keuchhusten

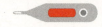

Der anfallartige Husten, gefolgt von Würgen und manchmal Erbrechen, ist ein Krankheitsbild, bei dem man schon mal Angst bekommen kann. Der Keuchhusten (= Pertussis) wird durch das Bakterium Bordetella pertussis ausgelöst, das durch Tröpfcheninfektion – beim Husten, Niesen und Sprechen – oder manchmal auch durch Schmierinfektion – z. B. beim Anfassen von Gegenständen – übertragen wird. Ansteckungsgefahr besteht mit Beginn der Hustenanfälle. Sie bleibt für etwa vier Wochen bestehen.

Die ersten zwei Wochen hat Ihr Kind meist Symptome eines Schnupfens, also eine laufende Nase, leichten Husten und etwas erhöhte Körpertemperatur. Danach kommt es typischerweise zu den erstickungsähnlichen Hustenanfällen. Besonders nachts können diese Anfälle (= Stakkatohusten) Ihr Kind plagen – Anfälle im Abstand von z. B. einer Viertelstunde machen einen ruhigen Schlaf unmöglich. Ihr Kind hustet, würgt und zuletzt kommt dabei klarer Schleim mit hoch. Mitunter kann es sogar zum Erbrechen kommen.

Durch die massiven Anfälle kann es aufgrund von beim Husten geplatzten Äderchen zu Einblutungen in die Bindehaut (rote Augen) oder auch Nasenbluten kommen. 30 bis 40 Hustenanfälle pro Nacht sind nicht selten und für das Kind und Sie sehr kraftraubend. Die Anfälle halten etwa drei bis vier Wochen an. Auch Monate danach können vereinzelte Attacken Ihr Kind plagen. Im Zuge der Keuchhusten-Infektion kann es außerdem zu einer Mittelohr- oder Lungenentzündung kommen.

Die Hustenanfälle werden durch einen Giftstoff, den das Bakterium produziert, ausgelöst. Besonders gefährlich ist dieser Giftstoff für Säuglinge: Sie leiden bei einer Keuchhusten-Infektion häufig nicht unter den charakteristischen Hustenanfällen, sondern bekommen Atemaussetzer bis hin zum Atemstillstand. Das kann lebensbedrohlich sein, weshalb alle infizierten Säuglinge im Alter von unter sechs Monaten bis zur vollständigen Ausheilung der Erkrankung im Krankenhaus überwacht werden müssen. Achtung: Bei Keuchhusten gibt es leider auch keinen „Nestschutz" vonseiten der Mutter. Das liegt daran, dass die Antikörper nicht auf das Kind übertragen werden, wie es teilweise bei anderen Erkrankungen der Fall ist. Eine Infektion ist daher auch unmittelbar nach der Geburt möglich. Die Impfung erfolgt erst zu Beginn des dritten Lebensmonats (9. Woche). Bis dahin ist das Kind ungeschützt.

DAS KÖNNEN SIE SELBST TUN

Aufgrund der häufig auftretenden Atemnot während der Hustenanfälle ist es sowohl für Ihr Kind als auch für Sie schwierig, die Nerven zu behalten. Dennoch ist es wichtig, ruhig zu bleiben. Ihr Kind sollte sich bei den Hustenanfällen aufrecht hinsetzen. Bleiben Sie während der Anfälle bei Ihrem Kind und halten für alle Fälle eine Schüssel oder einen Eimer bereit, falls Ihr Kind erbricht.

Versuchen Sie, die Luftfeuchtigkeit im Raum zu erhöhen. Feuchte Handtücher oder Schüsseln mit Wasser auf der Heizung tun hier gute Dienste. Außerdem sollte Ihr Kind während einer Keuchhusten-Infektion mehrere kleine Mahlzeiten am Tag zu sich nehmen. Günstig ist flüssige oder breiige Kost, da feste Nahrung eine Hustenattacke auslösen kann und Ihr Kind erbrechen muss. Sorgen Sie zudem dafür, dass Ihr Kind ausreichend trinkt.

Bei Keuchhusten muss Ihr Kind zwar nicht das Bett hüten, körperliche Schonung ist aber schon angesagt. Kleinere Spaziergänge an der frischen Luft sind allerdings in Ordnung. ==Kontakte mit anderen Kindern sind ungefährlich, solange diese geimpft sind.== Der Kontakt mit Säuglingen und alten Menschen sollte aber vermieden werden, da diese durch eine Infektion ernsthaft gefährdet werden können.

Um die Hustenanfälle bei Ihrem Kind zu vermindern, können Sie ihm warme Brustwickel (siehe S. 211), besonders vor dem Schlafen, machen. Auch Thymiantee und Dampfinhalationen (siehe S. 210) wirken auf die Häufigkeit der Anfälle ein. Der einzig wirksame Schutz gegen Keuchhusten ist die Impfung. Sie wird als Kombinationsimpfung verabreicht. ==Auch ältere Kinder, Jugendliche und Erwachsene können trotz Impfung oder sogar bereits durchgemachter Erkrankung (erneut) an Keuchhusten erkranken und ggf. ungeschützte Säuglinge anstecken. Daher sollten unbedingt die empfohlenen Auffrischimpfungen in Anspruch genommen werden.==

DAS MACHT DER ARZT

Haben Sie den Verdacht, dass Ihr Kind Keuchhusten hat, suchen Sie zügig Ihren Kinderarzt auf. Er kann mithilfe eines Rachenabstrichs und/oder einer Blutabnahme die Diagnose bestätigen. In diesem Fall wird er Ihrem Kind ein Antibiotikum verschreiben, um den Verlauf der Krankheit deutlich zu verkürzen und zu mildern. Allerdings wirkt das Antibiotikum am besten, wenn es vor Einsetzen der typischen Hustenattacken gegeben wird. Im Anfallsstadium wirkt es nur noch verkürzend auf die Dauer der Ansteckung ein.

Wird bei Ihrem Säugling Keuchhusten diagnostiziert, wird Ihr Arzt eine Aufnahme ins Krankenhaus zur Überwachung veranlassen. Da der Hustenreiz über einen Mechanismus im Gehirn ausgelöst wird, helfen die üblichen Hustenmittel nicht bzw. lediglich sehr schwach.

GEWITTER IM KOPF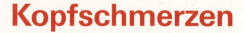
Kopfschmerzen

Kopfschmerzen bei Kindern sind keine Seltenheit. Immerhin leiden etwa fünf Prozent aller Kinder unter Migräne. Bis zur Pubertät sind beide Geschlechter etwa gleich stark betroffen, danach führen die monatlichen Schwankungen der Geschlechtshormone dazu, dass Mädchen doppelt so häufig Migräneattacken bekommen wie Jungen.

Für das Auftreten einer Migräne spielt die erbliche Veranlagung eine große Rolle – Kinder, deren Eltern unter Migräne leiden, haben ein erhöhtes Risiko, auch davon geplagt zu werden. Aber auch viele andere Faktoren sind relevant, z. B. können Schlaf- und Essgewohnheiten, Medienkonsum oder Bewegungsmangel eine Migräne begünstigen.

Hat Ihr Kind einen Migräneanfall, kommt es zu einem komplexen Geschehen im Gehirn: Die dortigen Blutgefäße ziehen sich zusammen und erweitern sich danach, das Serotonin-Gleichgewicht ist gestört. Es kommt zu einer Ausschüttung von Entzündungsstoffen im Hirn. Dieses „Gewitter" im Gehirn führt zu den typischen Migränesymptomen wie Übelkeit, Erbrechen und starken Kopfschmerzen mit Licht- und Lärmempfindlichkeit. Allerdings gibt es bei Kindern auch Migräneanfälle, die nur Bauchschmerzen hervorrufen. Diese treten dann allerdings regelmäßig auf, z. B. bei einem Wetterumschwung. Man spricht hierbei von einer Bauchmigräne. Migräneanfälle von Kindern sind oft nach zwei Stunden wieder vorbei, anders als bei Erwachsenen. Mitunter schlafen Kinder auch während eines Migräneanfalls ein und wachen schmerzfrei wieder auf.

Der Spannungskopfschmerz ist deutlich anders. Er zieht sich meist vom Nacken wie ein Helm über den gesamten Kopf und geht nicht mit Übelkeit und Erbrechen einher. Außerdem kommt er nicht so spontan wie die Migräne und sorgt auch nicht für Lärm- und Lichtempfindlichkeit. Gerade Schulkinder können unter Spannungskopfschmerz leiden. Auslöser sind falsche und verspannte Kopf- und Nackenhaltung, zu wenig körperliche Bewegung und zu viel Zeit vor dem Computer.

DAS KÖNNEN SIE SELBST TUN

Hat Ihr Kind eine Migräneattacke, braucht es erst einmal Ruhe. Viel Ruhe! Am besten ist ein abgedunkeltes, ruhiges Zimmer mit angenehmer Raumtemperatur. Die meisten Kinder mit Migräne empfinden Kälte als angenehm. Legen Sie Ihrem Kind einen feuchten Waschlappen auf die Stirn. Manchmal sind Kühlpackungen noch wirksamer. Fragen Sie Ihr Kind, was es am besten verträgt und was die meiste Linderung schafft.

Mildere Migräneattacken lassen sich damit oft gut unter Kontrolle bringen. Essen und trinken möchte und muss Ihr Kind während eines Migräneanfalls nicht. Ist die Attacke heftiger, braucht Ihr Kind Schmerzmittel wie z. B. Ibuprofen oder Parazetamol und manchmal auch Mittel gegen die Übelkeit.

Um die Migräne langfristig eindämmen zu können, ist es wichtig, dass Sie die möglichen Auslöser („Trigger") aufspüren. Am besten führen Sie mit Ihrem Kind dazu ein „Migränetagebuch": Notieren Sie darin Ereignisse wie Mahlzeiten (was wurde gegessen?), Aktivitäten (Sport, Computer, Schultage), Wetterumschwünge, Schlafzeiten oder später die Regelblutungen der Tochter. Mithilfe dieser Informationen finden Sie vielleicht heraus, dass z. B. ein bestimmtes Nahrungsmittel mit den Migräneanfällen zusammenhängt. Dieses kann dann künftig vermieden werden.

Beim Spannungskopfschmerz ist Ruhe nicht immer die beste Lösung. Ihr Kind hat die Schmerzen ja häufig gerade wegen der körperlichen Inaktivität. Gegen die Verspannungen können Sie Nacken und Schultern Ihres Kindes leicht massieren. Auch warme Umschläge, ein warmes Kirschkernkissen oder eine Wärmflasche helfen. Außerdem sollten Sie Ihr Kind motivieren, sich wieder mehr zu bewegen, um den Kopfschmerzen vorzubeugen. Das Gegengewicht zum vielen Sitzen in der Schule und vor dem Computer sollte viel Bewegung an der frischen Luft sein.

DAS MACHT DER ARZT

Mit Kopfschmerzen, die mehrere Stunden andauern, erstmalig so heftig auftreten oder immer stärker werden, müssen Sie zum Kinderarzt, damit eine schlimme Ursache wie z. B. eine Hirnhautentzündung ausgeschlossen werden kann. Bei häufig auftretenden Kopfschmerzen wie Migräne oder Spannungskopfschmerz sollten Sie zudem zum Augenarzt gehen, da diese auch durch Sehprobleme (siehe S. 94) ausgelöst werden können. Ist bei Ihrem Kind das Kopfschmerzmuster typisch, ist die Diagnose Migräne oder Spannungskopfschmerz leicht zu stellen. Bei Migräneanfällen und den damit verbundenen Schmerzen und auch bei starken Spannungskopfschmerzen beginnt die Therapie meist mit Ibuprofen. Hier kann die Dosis langsam bis zur Maximaldosis gesteigert werden. Ist damit keine Schmerzkontrolle möglich, kann der Arzt bei Kindern über 12 Jahren Triptane einsetzen. Zu Beginn der Migräneattacke eingenommen, können sie die die Schwere der Attacke mildern und die Krankheitsdauer verkürzen. Auch gegen die häufig mit den Kopfschmerzen auftretende Übelkeit und das Erbrechen kann Ihr Arzt bei Bedarf Medikamente verordnen.

SELTEN, ABER DANN HEFTIG
Lungenentzündung

Meist geht einer Lungenentzündung ein grippaler Infekt voraus. Ihr Kind hatte gerade eine Bronchitis mit viel Husten und gerade, als alles überstanden schien, fängt der Husten schon wieder an und Ihrem Kind geht es zusehends schlechter. Es bekommt leichtes oder teilweise auch sehr hohes Fieber und hat Probleme beim Atmen, oft sichtbar durch Einziehungen zwischen den Rippen – manchmal kann man ein Pfeifen hören. Wenn Ihr Kind bereits blaue Lippen als Zeichen eines Sauerstoffmangels hat, sollten Sie rasch in die Klinik fahren oder den Notarzt rufen. Bei Säuglingen sind geblähte Nasenflügel und Bauchschmerzen ein typisches Begleitsymptom einer Pneumonie (= Lungenentzündung). Auch kommt es häufig zu beschleunigter, nicht so tiefer Atmung. Wichtig ist es auf jeden Fall, sich bewusst zu machen, dass ein Kind mit Lungenentzündung schwer krank ist.

Bei einer Lungenentzündung kommt es zu einer Infektion des Lungengewebes. Im Gegensatz zu den meisten anderen Infektionskrankheiten der Atemwege sind Bakterien mit zunehmendem Alter öfter beteiligt. Häufig ist eine vorangegangene virale Infektion der Wegbereiter für die nachfolgende bakterielle Infektion. Aber die Viren können ebenso gut der alleinige Auslöser einer Lungenentzündung sein. Auch im Zuge einer anderen viralen Infektion, z. B. Masern, kann das Lungengewebe mitbefallen werden.

Unter normalen Umständen ist eine Lungenentzündung für ansonsten gesunde Kinder zwar eine Herausforderung, nach zwei bis drei Wochen in der Regel allerdings auch wieder überstanden. Kinder mit Vorerkrankungen wie Asthma oder einem Herzfehler sind dagegen viel stärker gefährdet. Durch die Entzündung des Lungengewebes kommt es zu einer zusätzlichen Verminderung des Sauerstoffgehalts im Blut und zu einer Verschlechterung der Situation des Kindes.

Eine besondere Form der Lungenentzündung ist die sogenannte Aspirationspneumonie, die durch eingeatmete Nahrung oder erbrochenen Mageninhalt hervorgerufen wird (insbesondere bei behinderten Kindern). Hat Ihr Kind z. B. eine Murmel oder einen anderen Fremdkörper beim Spielen verschluckt, kann dieser eine kleine Verästelung der Atemwege (= Bronchus) verschließen. Es kommt zu einer Schleimansammlung, da der Schleim nicht mehr abtransportiert werden kann, und nachfolgend zu einer Entzündung, die sich im Lungengewebe ausbreiten kann.

DAS KÖNNEN SIE SELBST TUN

Sobald Ihr Kind über Atemnot klagt, sollten Sie unverzüglich zum Arzt gehen. Solange Ihr Kind jedoch gut atmet, können Sie helfen, Symptome wie Husten und Fieber zu lindern. Bei Fieber gilt strikte Bettruhe und körperliche Schonung. Um das Fieber zu senken, können Sie am Tag Wadenwickel machen. Fiebersenkende Zäpfchen helfen gut durch die Nacht. Als Hustenstiller für die Nacht haben sich Saft vom Rettich oder Zwiebelsud mit Honig (siehe S. 213) bewährt. Auch warme Brustwickel und Dampfinhalationen (siehe S. 210) lindern den Hustenreiz und verflüssigen den Schleim. Lindenblüten- oder Holunderblütentee, gerne mit Honig, wirken schweißtreibend und schleimlösend. Laut Stiftung Warentest ist nicht sicher belegt, ob sie einen positiven Effekt haben. Zur ausreichenden Flüssigkeitsversorgung sind sie auf jeden Fall geeignet. Damit Ihr Kind einfacher Luft bekommt, können Sie seinen Oberkörper mithilfe von Kissen etwas höher lagern. Ziehen Sie es zudem auf jeden Fall warm an – gerade bei einer Lungenentzündung wechseln Schwitzen und Frieren einander sehr schnell ab, und frieren sollte Ihr Kind auf keinen Fall. Außerdem sollten Sie das Kinderzimmer regelmäßig lüften.

DAS MACHT DER ARZT

Leidet Ihr Kind aufgrund einer Lungenentzündung unter Atemnot, gehen Sie sofort zum Arzt oder direkt ins Krankenhaus. Ist der Sauerstoffmangel durch die Lungenentzündung sehr stark ausgeprägt – z. B. sichtbar durch blaue Lippen –, kann es notwendig sein, dass Ihr Kind im Krankenhaus mit Sauerstoff versorgt wird und einige Tage zur Überwachung dort bleiben muss.

Ist die Lungenentzündung Ihres Kindes nicht so schwer, kann Ihr Arzt ein Antibiotikum verschreiben. Bei vielen Atemwegserkrankungen ist das keine gute Idee, da meist Viren die Auslöser sind. Bei einer Lungenentzündung sieht das allerdings etwas anders aus: Immerhin bei mindestens der Hälfte aller Fälle ist ein Bakterium der Verursacher der Erkrankung, sodass der Beginn einer Antibiotikatherapie gerechtfertigt ist, selbst ohne eindeutige Identifikation der Krankheitsursache. Ob Antibiotika zum Einsatz kommen sollten, muss von Einzelfall zu Einzelfall entschieden werden, aber die Nutzen-Schaden-Bilanz fällt in diesem speziellen Fall eher zugunsten der Antibiotika aus.

Auch wenn eine Lungenentzündung eine schwere Erkrankung ist, heilt sie glücklicherweise fast immer folgenlos ab. Danach wird Ihr Kind allerdings einige Wochen brauchen, um wieder vollständig auf den Beinen zu sein. Gegen drei (früher) häufige Erreger – Haemophilus influenzae Typ b (Hib), Pneumokokken und Pertussis (= Keuchhusten) –, die u. a. eine Lungenentzündung auslösen können, sollten Sie Ihr Kind impfen lassen (siehe S. 68).

SCHLIMME HALSSCHMERZEN
Mandelentzündung

Die am häufigsten vorkommenden Entzündungen der am Ende des Mundraums sitzenden Gaumenmandeln sind Infektionen mit Viren und Bakterien. Die Mandeln spielen eine wichtige Rolle für unsere Immunabwehr, und gerade in den ersten Lebensjahren muss sich das Immunsystem mit vielen unbekannten Einflüssen auseinandersetzen. Dabei kommt es oft zu leichten Entzündungen, die eine natürliche und wichtige Reaktion des Immunsystems und nicht per se gefährlich sind.

Hat Ihr Kind eine bakterielle Mandelentzündung (= Tonsillitis), fühlt es sich oft sehr krank. Es hat hohes Fieber, heftige Schluckbeschwerden und stark geschwollene Lymphknoten. Auf den Mandeln lassen sich häufig gelblich-weiße Eiterstippchen und Beläge erkennen. Auslöser sind meist Streptokokken, deren Untergruppe auch Scharlach auslösen kann. Virale Infektionen verursachen eher mäßig erhöhte Temperaturen, Ihr Kind fühlt sich nicht sehr krank und hat eher noch Begleitsymptome wie Schnupfen und gerötete Augen (= Bindehautentzündung). Meist heilt die Entzündung ohne Folgen wieder ab. In seltenen Fällen kann es zu einer Absiedlung der Bakterien in das umliegende Gewebe (= Abszess) kommen. Die Beschwerden werden dann stärker, Schlucken und Mundöffnen werden fast unmöglich.

Bei einer unbehandelten bakteriellen Mandelentzündung besteht die Gefahr einer Verteilung der Bakterien über die Blutbahn. Die Bakterien können sich im schlimmsten Fall auf die Herzklappen setzen (= rheumatisches Fieber) und dort Schäden verursachen. Wird eine bakterielle Mandelentzündung rechtzeitig mit einem Antibiotikum behandelt, drohen hingegen keine Komplikationen.

DAS KÖNNEN SIE SELBST TUN

Geben Sie Ihrem Kind viel zu trinken – besonders bei hohem Fieber ist genug Flüssigkeit oberstes Gebot. Aufgrund der starken Schluck- und Kaubeschwerden wird Ihr Kind kaum Lust auf feste Nahrung haben. Pürierte Lieblingsspeisen sind dann eine gute Option. Kalte Getränke oder Eis lindern die Schluckbeschwerden und kühlen die Schwellung. Das Fieber senken Sie am besten mit lauwarmen Wadenwickeln (siehe S. 211), die Halsschmerzen können Sie auch gut mit warmen Halswickeln (siehe S. 212) oder, wenn Ihr Kind nicht fröstelt, auch mit kühlen Quarkwickeln (siehe S. 212) behandeln. Solange Ihr Kind fiebert, sollte es möglichst konsequent (Bett-)

Ruhe einhalten. Körperliche Anstrengung ist während der Erkrankung absolut tabu!

DAS MACHT DER ARZT

Gehen Sie mit Halsschmerzen, die ihr Kind beeinträchtigen, immer zum Arzt. Eine virale Mandelentzündung ist oft schwer von einer bakteriellen abzugrenzen. Ihr Arzt kann dies anhand einer Blutuntersuchung oder eines Rachenabstrichs entscheiden – und anschließend die passende Therapie festlegen.

Bei Virusinfektionen, die häufiger auftreten, sind Antibiotika wirkungslos. Bakterielle Infektionen sollten aufgrund möglicher Komplikation und deren lebenslangen Folgen immer antibiotisch behandelt werden. Meist bekommt Ihr Kind ein Antibiotikum für zehn Tage verordnet. Die Tabletten müssen bis zum Ende der Erkrankung eingenommen werden, damit der Behandlungserfolg nicht gefährdet wird. Bis zum Ende der Antibiotikatherapie muss Ihr Kind zu Hause bleiben.

Wann sollen die Mandeln raus?

Früher war man recht großzügig beim Entfernen der Mandeln. Heute weiß man, dass sie eine wichtige Rolle für das Immunsystem spielen, und ist wesentlich zurückhaltender: Mandeln werden nur noch entfernt, wenn sie ständig Luftnot verursachen, das Schlucken behindern oder wenn es zu einem Mandelabszess gekommen ist. Auch bei sehr häufigen Mandelentzündungen – mindestens sechs echte bakterielle Infektionen im Jahr – kommt eine Operation infrage. Auch wenn die Mandeln so groß sind, dass sie beim Schlafen Probleme bereiten, z. B. Schnarchen mit Atemaussetzern (= Schlaf-Apnoe-Syndrom), kann eine Operation Besserung bringen.

Hierbei werden die Mandeln komplett entfernt oder mit dem Laserskalpell verkleinert. Nach einer Teilentfernung können sie sich allerdings wieder vergrößern, und eine weitere Operation nötig machen. Der Eingriff erfolgt in Vollnarkose und ist unspektakulär. Da die Mandeln sehr gut durchblutet werden, kann es aber zu massiven Nachblutungen kommen. Deshalb muss Ihr Kind nach der Operation einige Tage zur Beobachtung im Krankenhaus bleiben. Wieder zu Hause, sollte es sich noch ein bis zwei Wochen schonen, sodass die Wunde gut abheilen kann. Feste Nahrung ist nach der Operation verboten, damit der Wundschorf nicht abgerissen wird. Püriertes ist aber kein Problem.

SCHLECHT ATMEN DURCH DIE NASE
Mandelvergrößerung

Ihr Kind ist oft verschnupft, hat häufig Mittelohrentzündungen, bekommt schlecht Luft durch die Nase und „näselt" beim Sprechen. Manchmal erscheint es Ihnen auch nicht richtig ausgeschlafen. All dies können Hinweise auf vergrößerte Rachenmandeln oder auch Polypen sein. Gerade bei kleinen Kindern sind vergrößerte Rachenmandeln häufig, da das Immunsystem in diesem Alter „trainiert" wird und die Mandeln durch die Nase viele Umwelteinflüsse aufnehmen. Aufgrund des kleinen Kopfes liegt zudem alles eng beieinander. So können die Mandeln die in der Nähe liegende Eustachsche-Röhre (= Ohrtrompete, siehe Abb. **(D)**), die den Nasen-Rachen-Raum mit dem Innenohr verbindet, fast verschließen. Das sorgt für Mittelohrentzündungen und, durch den damit verbundenen Paukenerguss (siehe S. 127), für Hörstörungen.

Die großen Rachenmandeln behindern die Nasenatmung, Ihr Kind bekommt nur noch durch den Mund Luft. Typisches Zeichen sind der ständig offene Mund und die „näselnde" Stimme. Nachts können die Kinder schlecht schlafen, mitunter kommt es zum Schnarchen und Atempausen (= Schlaf-Apnoe-Syndrom). Schlimmstenfalls kann die körperliche Entwicklung verzögert sein und die chronischen Hörprobleme den Anschluss an die Sprachentwicklung erschweren. Durch die ständige Mundatmung kann es auch zu ungünstigen Verformungen des Gaumens und Oberkiefers mit Fehlstellung der Zähne kommen.

Grundsätzlich sind Vergrößerungen der Rachenmandeln kein Problem. Wenn Ihr Kind keine schwerwiegenden Beschwerden hat, sollten Sie eine Operation also besser vermeiden. Die meisten leichten Störungen verschwinden, sobald die Kinder wachsen und mehr Platz im vorher zu engen Nasen-Rachen-Raum entsteht.

Bei schweren Störungen wie dem Schlaf-Apnoe-Syndrom oder chronischem Paukenerguss sorgt eine Mandelentfernung nicht unbedingt für Besserung. Oft sind dann kombinierte Operationen an Rachen- und Gaumenmandeln (= Tonsillen) und die Einlage eines Paukenröhrchens (siehe Abb. **(A)**) nötig.

DAS KÖNNEN SIE SELBST TUN
Regelmäßig durchgeführte Dampfinhalationen können helfen, die Häufigkeit von Entzündungen im Nasen-Rachen-Raum, z. B. Mittelohrentzündungen, zu reduzieren. Hat Ihr Kind eine Entzündung und bekommt nachts schlecht Luft, können rezeptfreie Nasen-

tropfen oder -spray mit Salz für Erleichterung sorgen. Nasentropfen, die die Gefäße verengen, sollten Sie bitte nicht einsetzen. Da Zigarettenrauch die Situation verschlechtert, sollten Sie für eine rauchfreie Umgebung sorgen. Ansonsten ist bei leichten Symptomen und seltenen Entzündungen Abwarten eine gute Strategie.

DAS MACHT DER ARZT

Ein Hals-Nasen-Ohren Arzt (= HNO-Arzt) kann mithilfe einer Spiegelung (= Rhinoskopie) erkennen, ob eine Vergrößerung der Rachenmandeln vorliegt. Außerdem wird das Trommelfell untersucht und bei größeren Kindern eine Hörprüfung durchgeführt, um die Beeinträchtigung einschätzen zu können. Mit der Spiegelung des Nasen-Rachen-Raums können sowohl Gaumen- als auch Rachenmandeln beurteilt und somit die Auslöser der Beschwerden identifiziert werden.

Die Operation erfolgt in Vollnarkose, meist ambulant. Sie verursacht in der Regel nur leichte Schmerzen, die Kinder fühlen sich danach schnell wieder wohl. Nachblutungen sind eher selten.

Bei Flüssigkeitsansammlungen hinter dem Trommelfell wird die Entfernung der Rachenpolypen auch mit einem Trommelfellschnitt (= Parazentese) oder der Einlage eines Röhrchens kombiniert, um die Flüssigkeit abfließen zu lassen, die Belüftung des Mittelohrs zu sichern und weitere Ergüsse zu verhindern.

Sind auch die Gaumenmandeln vergrößert, kann ihre Entfernung oder Verkleinerung ebenfalls sinnvoll sein. Das lässt sich während derselben Operation erledigen. Aufgrund der deutlich höheren Nachblutungsgefahr bei der Gaumenmandelentfernung muss Ihr Kind danach ein paar Tage im Krankenhaus bleiben.

Chronische Mittelohrbelüftungsstörungen und Paukenergüsse kommen auch bei Kindern ohne vergrößerte Rachenmandeln vor. Die Gründe hierfür sind nicht ganz klar, rauchende Eltern und Verzicht aufs Stillen sind jedoch sichere Einflüsse. Normalerweise verschwindet der Paukenerguss innerhalb eines halben Jahres wieder. Bei längerer Dauer, Schmerzen, Hörstörungen oder wenn beide Ohren betroffen sind, wird die Einlage eines Paukenröhrchens empfohlen. Antibiotika und abschwellende Nasentropfen sollten bei chronischem Paukenerguss vermieden werden.

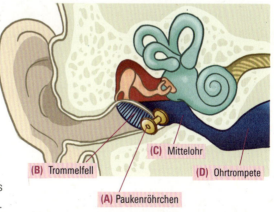

(A) Paukenröhrchen
(B) Trommelfell
(C) Mittelohr
(D) Ohrtrompete

WARNZEICHEN NACKENSTEIFIGKEIT
Meningitis

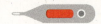

Eine Meningitis ist eine virale oder seltener bakterielle Infektion der Hirnhäute. Betroffene Kinder klagen über starke Kopfschmerzen und haben Fieber, Erbrechen und sind manchmal benommen bis apathisch. Besonders typisch für eine Meningitis ist die Nackensteifigkeit, d. h. die Kinder können ihr Kinn nur unter starken Schmerzen zu Brust beugen. Das rührt daher, dass die Hirnhaut und die Haut, die das Rückenmark umgibt, entzündet und gereizt sind. Werden Sie z. B. beim Beugen des Kinns in die Länge gezogen, wird der Schmerz durch die vorhandene Entzündung noch weiter verstärkt. Durch das Steifhalten des Nackens soll dies vermieden werden. Bei Säuglingen kann eine vorgewölbte, gespannte Fontanelle und ein schrilles Schreien Hinweis auf eine Meningitis sein

Die Erreger, z. B. Mumpsviren, werden durch Tröpfchen etwa beim Niesen oder Sprechen weitergegeben. Sie vermehren sich nach einer Ansteckung im Blut. Normalerweise können sie nicht bis zum Gehirn vordringen, da dies von einer sogenannten „Blut-Hirn-Schranke" verhindert wird. Ist diese allerdings gestört oder nicht ganz dicht, können die Erreger auch auf die Hirnhäute übergreifen und dort für eine Meningitis sorgen.

Selten kann eine Meningitis auch durch Infektionen im Kopfbereich ausgelöst werden. So kann eine bakterielle Mittelohr- oder Nasennebenhöhlenentzündung der Ausgangspunkt für eine nachfolgende Hirnhautentzündung sein. Dabei verbreiten sich die Bakterien über kleine Verbindungen, z. B. aus den entzündeten Nasennebenhöhlen hin zu den Hirnhäuten.

Durch Viren ausgelöste Hirnhautentzündungen verlaufen meist deutlich milder als solche, die von Bakterien verursacht wurden, wie z. B. Meningokokken. Bei einer bakteriellen Infektion der Hirnhäute kann das Krankheitsbild dramatisch sein: Ihr Kind bekommt schlagartig hohes Fieber, Krampfanfälle mit nachfolgenden Schock und Atemstörungen bis -stillstand können auftreten.

Auch wenn die Entzündung ausheilt, tragen 30 von 100 der betroffenen Kinder bleibende Schäden wie Epilepsie oder Beeinträchtigungen am Hörnerv davon.

DAS KÖNNEN SIE SELBST TUN

Haben Sie den Verdacht, dass Ihr Kind unter einer Hirnhautentzundung leidet – z. B. bei beginnender Nackensteifigkeit –, müssen Sie mit ihm sofort zum Arzt oder am besten gleich ins Krankenhaus. Ein absolutes Alarmzeichen sind rote Pünktchen oder Flecken auf der Haut, die typisch für eine Meningokokkeninfektion sind – hier sofort den Notarzt rufen! Direkt schützen können Sie Ihr Kind durch Vorsichtsmaßnahmen nicht. Glücklicherweise gibt es gegen die häufigsten bakteriellen Erreger aber mittlerweile Impfungen. Die Impfungen gegen Haemophilus influenzae b (Hib), Meningokokken und Pneumokokken sind heutzutage Standard (siehe S. 68) und schützen vor den schweren Verläufen dieser Erkrankungen. Seit der Einführung der Hib-Impfung Ende der 1980er-Jahre sind die Meningitisfälle deutlich zurückgegangen. Mit der Einführung der Impfungen gegen Pneumokokken und Meningokokken im Jahre 2006 wird eine weitere Abnahme dieser Infektionen erwartet. Hatte Ihr Kind Kontakt mit einem an Meningokokken erkrankten Kind und ist selbst nicht geimpft, sollten Sie mit ihm zum Arzt gehen. Er wird prophylaktisch ein Antibiotikum verordnen, sodass die Erkrankung gar nicht erst ausbrechen kann.

DAS MACHT DER ARZT

Um eine Hirnhautentzündung und deren Auslöser feststellen zu können, muss bei Ihrem Kind eine Lumbalpunktion durchgeführt werden. Dies kann wegen der notwendigen Nachbeobachtung nur im Krankenhaus geschehen. Hierbei entnimmt der Arzt mit einer feinen Nadel Flüssigkeit (= Liquor)

Klinische Meningitis-Zeichen

- **Brudzinski-Zeichen** Beim Beugen des Kinns zur Brust werden reflektorisch die Beine angezogen.
- **Kernig-Zeichen** Das Kinn wird zur Brust gezogen, wenn das Bein, welches anfangs zu 90 Grad angezogen ist, weiter nach oben ausgestreckt wird.

aus dem Wirbelkanal. Das klingt schlimmer, als es tatsächlich ist. Eine Gefahr für das Rückenmark Ihres Kindes besteht dabei nicht, denn das ist ein wenig oberhalb der Einstichstelle angesiedelt und gar nicht betroffen. Im Liquor kann der Arzt den – bakteriellen oder viralen – Erreger feststellen. Nach dieser Diagnose richtet sich anschließend die Therapie.

Bei einer bakteriellen Hirnhautentzündung muss Ihr Kind auf jeden Fall zur Behandlung im Krankenhaus bleiben. Es bekommt Infusionen mit Antibiotika und manchmal zusätzlich Kortison zum Abschwellen der Hirnhäute bzw. des Gehirns. Bei einer viralen Infektion kann die Ursache nicht bekämpft werden, Symptome wie Kopfschmerzen und Fieber sind aber natürlich behandelbar. Ihr Arzt wird entsprechende Medikamente verschreiben und Ihr Kind kann dann normalerweise auch zu Hause wieder gesund werden.

EIN SCHMERZENDES OHR
Mittelohrentzündung

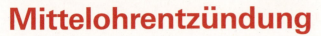

Ihr Kind hat die Erkältung fast überstanden, da klagt es auf einmal über starke Schmerzen im Ohr. Die Viren oder auch Bakterien sind aus dem Nasen-Rachen-Raum über die Ohrtrompete (= Eustachsche Röhre oder Tube) ins Mittelohr gewandert und treiben jetzt dort ihr Unwesen. Die Schleimhäute sind entzündet, sie sind geschwollen und produzieren als Reaktion darauf viel Schleim. Das tut weh und beeinträchtigt das Hörvermögen Ihres Kindes.

Besonders Kleinkinder bis zum 18. Lebensmonat sind prädestiniert für Mittelohrentzündungen, da die Viren und Bakterien durch die bis dahin weit offene Ohrtrompete leicht ins Mittelohr wandern können.

DAS KÖNNEN SIE SELBST TUN
Zunächst sollten Sie mit Ihrem Kind zum Arzt gehen. Anschließend helfen folgende Hinweise, um Ihrem Kind den Krankheitsverlauf zu erleichtern:

- Geben Sie Ihrem Kind weiche Nahrung, damit nicht noch zusätzliche Schmerzen beim Kauen ausgelöst werden.
- Wärme lindert häufig die Schmerzen: Ein wärmendes Stirnband oder Mützchen können helfen.
- Achten Sie darauf, dass Ihr Kind reichlich trinkt.
- Geben Sie in den ersten beiden Tagen z. B. Ibuprofen. In den meisten Fällen klingt die Entzündung dann wieder ab.
- Geben Sie keine Ohrentropfen, bis auf die, die ggf. vom Arzt verordnet worden sind. In diesem Fall wärmen Sie die Tropfen vorher einen Moment an, z. B. in der Hosentasche.

Leider bringen vielbeschworene Hausmittel wie Zwiebelsäckchen und Ohrenkerze keine Linderung. Die Ohrenkerze kann sogar die Entzündung verschlimmern. Das Zwiebelsäckchen hilft zumindest insofern, als das Ohr mit seiner Hilfe warm gehalten wird. Das geht mithilfe eines Stirnbands oder eines Mützchens aber auch geruchsneutraler.

Vorbeugend wird geraten, Kinder am besten vier bis sechs Monate zu stillen, denn das stärkt das Immunsystem des Kindes.

Die folgenden drei Dinge sollten Sie unbedingt beachten, damit die Entzündungen nicht so leicht entstehen können:

- Reinigen Sie den Gehörgang Ihres Kindes auf keinen Fall mit Ohrenstäbchen! Es reicht, die äußere Ohrmuschel zu reinigen.

- Ihr Kind sollte nicht mit dem Schnuller im Mund einschlafen.
- Achten Sie darauf, dass kein Wasser in die Ohren gelangt.

Eine Impfung gegen die Erreger der Mittelohrentzündung gibt es nicht. Allerdings ist die Impfung gegen Pneumokokken, die zu den häufigsten bakteriellen Erregern der Mittelohrentzündung zählen, durchaus effektiv (der aktuelle Impfplan der Ständigen Impfkommission sieht ab dem zweiten Monat drei Impfungen im Abstand von je einem Monat vor, die vierte mit 14 Monaten).

DAS MACHT DER ARZT

Da eine Mittelohrentzündung ernsthafte Komplikationen – Trommelfellriss, chronische Entzündung, Schädigung des Hörnervs – nach sich ziehen kann, sollten Sie auf jeden Fall zu Ihrem Arzt gehen. Durch Einschätzung des Krankheitsbildes kann er entscheiden, ob ein Antibiotikum notwendig ist oder ob erst einmal nur abschwellende Nasensprays und Schmerzmedikamente ausreichen. Manchmal ist es sogar notwendig, dass er das Trommelfell leicht einschneidet, damit der Erguss abfließen kann. Danach tut es sofort weniger weh – der Riss heilt innerhalb von ein paar Tagen von selbst wieder zu.

Bei sehr häufigen Mittelohrentzündungen, die mit einer Flüssigkeitsansammlung (= Paukenerguss) einhergehen, wird oft geraten, ein Paukenröhrchen zu legen. Dadurch wird das Mittelohr belüftet. Ziel dieser Maßnahme ist es, die Hörbeeinträchtigung des Kindes zu vermindern und so einer Beeinträchtigung der geistigen Entwicklung entgegenzuwirken.

Der Nutzen dieser Operation ist allerdings fraglich. Bei der Auswertung von wissenschaftlichen Studien zeigte sich, dass sich zwar die Hörfähigkeit durch die Paukenröhrchen erst einmal verbessert, doch ein Unterschied zwischen den behandelten und unbehandelten Kindern ist nicht dauerhaft nachzuweisen. Auch die Sprachentwicklung ist wohl durch den Einsatz nicht zu verbessern. Allerdings können Risiken durch die Operation – wie eine Narbenbildung und dadurch eine Hörbeeinträchtigung – entstehen.

Das Institut für Qualität und Wirtschaftlichkeit im Gesundheitswesen (IQWiG) hat daher folgende Bewertung abgegeben: „Aufgrund der insgesamt unklaren Effekte der Paukenröhrchen erscheint es sinnvoll, Kinder mit Paukenerguss nicht bereits nach drei Monaten zu operieren, sondern unter sorgfältiger ärztlicher Beobachtung weiter abzuwarten. Diese Behandlungsstrategie scheint langfristig ebenso erfolgreich wie ein Eingriff. Es ist nicht auszuschließen, dass einige Kinder stärker von der Behandlung mit Paukenröhrchen profitieren als andere. Der Einsatz eines Paukenröhrchens geht aber wie jede andere Operation mit gewissen Risiken einher." Der Einsatz des Paukenröhrchens sollte also nicht übereilt in Betracht gezogen werden.

GESCHWÜRE IM MUND
Mundfäule

Der erste Kontakt mit dem Herpes-simplex-Virus (HSV Typ-1) kann eine schmerzhafte Entzündung der Mundschleimhaut auslösen. Das Virus wird meist in den ersten Lebensjahren als Tröpfchen- oder Schmierinfektion übertragen – über 80 Prozent aller Zweijährigen hatten bereits Kontakt damit. Das wird oft gar nicht bemerkt, da die Symptome nur schwach oder gar nicht vorhanden sind. Typische Anzeichen für Mundfäule sind plötzliches hohes Fieber, Schlappheit, Bläschen auf der Mundschleimhaut und der Zunge, die aufplatzen und kleine, schmerzhafte Geschwüre (Aphthen) bilden, sowie ein faulig riechender Mundgeruch. Außerdem können auch an den Lippen und um den Mund herum Bläschen entstehen. Platzen sie, bilden sich gelbliche Krusten, die sehr berührungsempfindlich und eine mögliche Eintrittspforte für Bakterien sind. Durch die Schmerzen im Mund kann es besonders bei Säuglingen zu Trink- und Nahrungsverweigerung kommen.

Die Symptome verschwinden ohne weitere Komplikationen nach spätestens sieben bis zehn Tagen, die Bläschen heilen ohne Narbenbildung ab. Ansteckend ist die Mundfäule ein paar Tage vor dem Auftreten der Bläschen bis zum kompletten Abheilen. Bei Kindern mit Neurodermitis kann es bei der Infektion mit dem Virus zu einer schweren Hautinfektion, dem Herpesekzem, kommen.

Auch nach dem Abheilen der Bläschen bleiben die Herpesviren im Körper und können, z. B. bei Stress oder Schwächung des Immunsystems durch eine Erkältung, als Lippenherpes (Herpes labialis) auftreten.

Fieberbläschen (Herpes labialis)

... sind nach einer überstandenen Infektion mit dem Herpes-simplex-Virus ein häufiger und unerwünschter Begleiter, der immer dann auftritt, wenn man ihn am wenigsten braucht. Die Kinder bemerken oft schon vor dem Auftreten der verräterischen Bläschen ein Kribbeln auf der Lippe oder um den Mund herum. Um den Ausbruch zu mildern, sollten Sie sofort die Creme gegen die Viren auftragen. Da die Fieberbläschen gerne unter intensiver Sonneneinstrahlung auftreten, kann ein starker Sonnenschutz, z. B. ein Sunblocker für die Lippen, sie bannen.

Kopf und Atemwege

Faulecken

Eingerissene, entzündete Mundwinkel werden Faulecken genannt. Sie sind stark gerötet, geschwollen, nässen und schmerzen bei Kontakt mit Speichel oder Nahrung. Grund dafür können Infektionen mit Bakterien und/oder Pilzen, Allergien, Eisenmangel oder langes Nuckeln am Schnuller sein. Die Heilung zieht sich oft sehr lange hin, da die Mundwinkel beim Essen und Sprechen immer wieder einreißen können.

Betupfen Sie die entzündeten Stellen mit einem in Kamillenlösung getunkten Wattestäbchen. Das wirkt entzündungshemmend. Heilen die Faulecken nicht nach einiger Zeit – ein guter Richtwert sind hier zwei Wochen – von alleine wieder ab, sollte der Kinder- oder Hautarzt mithilfe einer Untersuchung die Ursache für die Hautrisse feststellen.

Bei einer Infektion können Cremes gegen Bakterien und Pilze helfen. Liegt ein Eisenmangel vor, können entsprechende Präparate vom Arzt verordnet und die Ernährung Ihres Kindes ggf. umgestellt werden.

DAS KÖNNEN SIE SELBST TUN

Achten Sie besonders darauf, dass Ihr Kind genug trinkt. Bieten Sie Ihm häufig Getränke an, am besten kalte. Säurehaltige Fruchtsäfte verstärken die Schmerzen eher und sollten daher nicht gegeben werden. Milchgetränke, gerne auch mit Honig, sind dagegen gut verträglich. Außerdem wirkt zimmerwarmer Kamillen- oder Salbeitee entzündungshemmend. Leicht gesüßt schmeckt er den meisten Kindern. Um eine Entzündung der Geschwüre im Mund zu vermeiden, können Sie sie nach dem Essen auch mithilfe eines Wattestäbchens mit Kamillen-, Salbei- oder Ringelblumenlösung betupfen.

DAS MACHT DER ARZT

Gehen Sie zu Ihrem Arzt, damit er die Diagnose bestätigt. Er kann Ihnen bei Bedarf auch Mittel verschreiben, die die Mundschleimhaut betäuben und damit die Schmerzen für Ihr Kind erträglicher machen. So kann auch sichergestellt werden, dass Ihr Kind wieder mehr trinkt bzw. auch isst. Ist Ihr Kind durch die Virusinfektion besonders gefährdet, z. B. bei Neurodermitis, kann auch eine Therapie mit Mitteln gegen das Virus sinnvoll sein. Droht eine massive Austrocknung durch Trinkverweigerung, kann Ihr Kind auch Infusionen bekommen.

BLUMENKOHLOHR DROHT
Othämatom

Ein Schlag auf das Ohr ist beim Herumtoben schnell mal passiert; oder das Ohr knickt beim Raufen um. Dann bildet sich ein Bluterguss zwischen Knorpel und der ihn umgebenden Knorpelhaut. Auch Piercings können solche Blutungen verursachen. Manchmal treten diese Blutergüsse des Ohres (Othämatom) auch ohne äußere Einwirkung auf, z. B. durch einen Blutgefäßriss der Knorpelhaut. Der Bluterguss sorgt für eine verminderte Blutversorgung, was zu einer Unterversorgung des Knorpels mit Nährstoffen führt. Das kann Schädigungen des Knorpels und merkwürdige Verformungen – Blumenkohlohr, Boxerohr – verursachen. Der Knorpel stirbt ab, es bilden sich hässliche Knubbel und die ursprüngliche runde Ohrform ist dahin.

DAS KÖNNEN SIE SELBST TUN

Vor dem Herumtoben können Sie Ihr Kind nicht schützen. Übt Ihr Kind aber Kontaktsportarten wie Rugby, Basketball, Ringen, Boxen oder asiatische Kampfsportarten aus, ist ein Ohrenschutz sinnvoll, z. B. Ohrenschutzbinden oder Helme. Kommt es zum Abknicken des Ohrs, können Sie es mit Kühlpackungen kühlen und einen Druckverband zur Verhinderung eines Blutergusses anlegen.

DAS MACHT DER ARZT

Hat sich ein Erguss in der Ohrmuschel Ihres Kindes gebildet, müssen Sie zügig mit ihm zum Arzt gehen. Dieser wird die Blutansammlung punktieren, um das Ohr bzw. den Knorpel wieder zu entlasten. Häufig muss die Punktion zwei- oder dreimal nacheinander durchgeführt werden, um den notwendigen Erfolg zu erzielen.

Nach der Punktion legt der Arzt einen Druckverband an, damit kein neues Blut nachlaufen kann. Ist dieses Vorgehen nicht erfolgreich und läuft immer wieder Blut in die Ohrmuschel, kann eine Fensterung notwendig werden. Dabei wird ein kleines Stück des Ohrknorpels herausgeschnitten – danach kann das angesammelte Blut abfließen und die Gefahr eines Blumenkohlohrs ist gebannt.

Wenn die Punktion des Blutergusses zu spät erfolgt, kann sich das Blumenkohlohr bilden. Zwar schmerzt der Bluterguss nach einiger Zeit nicht mehr, aber die Verformungen des Ohrs können das Hörvermögen Ihres Kindes beeinträchtigen. Ein Hörtest kann das Ausmaß der Einschränkung feststellen. Ein Blumenkohlohr bzw. die Ohrmuschel kann dann nur noch von einem Schönheitschirurgen wiederhergestellt werden.

KUSSKRANKHEIT
Pfeiffer-Drüsenfieber

Anfangs denken Sie, Ihr Kind habe eine normale Mandelentzündung – es ist schlapp, hat erhöhte Temperatur und seine Mandeln sind leicht geschwollen und haben einen weißlich-gelben Belag. Etwas später jedoch schwillt auch das Lymphgewebe an, insbesondere die Lymphknoten des Halses. Ihr Kind hat oft starke Schmerzen beim Schlucken und fühlt sich sehr abgeschlagen. Bis es sich von der Infektion vollständig erholt hat, können mehrere Wochen vergehen.

Übertragen wird die Virusinfektion (Epstein-Barr-Virus) hauptsächlich durch Speichel, daher auch der Name „Kissing disease" („Kusskrankheit"). Nach der Ansteckung vergehen etwa ein bis zwei Wochen bis zum Ausbruch der Krankheit. Es gibt allerdings auch viele Fälle, in denen die Infektion völlig unbemerkt bleibt. Gerade junge Kinder durchlaufen die Erkrankung oft völlig ohne Beschwerden. Jugendliche hingegen zeigen in der Regel deutlich ausgeprägtere Symptome und sind von der Krankheit häufig erheblich angeschlagen. Das erfordert eine Menge Geduld von Ihrer Seite!

Die gute Nachricht: Wer die Krankheit einmal durchgestanden hat, ist lebenslang vor einer weiteren Infektion geschützt.

Manchmal klagen Kinder mit Pfeiffer-Drüsenfieber über Bauchschmerzen. Das liegt daran, dass besonders die Milz und teilweise auch die Leber durch die Infektion geschwollen sind und somit Druck im Bauchraum ausüben. Eine gefürchtete Komplikation der Infektion ist das Einreißen der stark geschwollenen Milz (= Milzruptur). Dabei reißt die Kapsel der Milz und es kommt zu einer inneren Blutung. Das ist zum Glück sehr selten.

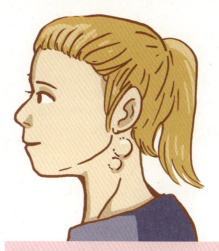

Deutlich tast- und sichtbare Lymphknoten am Hals sind ein typisches Kennzeichen der Mononukleose.

Außerdem kann es infolge der Viruserkrankung aufgrund des geschwächten Immunsystems zu einer bakteriellen Infektion der Mandeln kommen. Wenn die Erkrankung nicht sehr stark ausgeprägt ist und die weißlichen Beläge auf den Mandeln daher für eine „klassische" Mandelentzündung gehalten werden, besteht die Gefahr, dass eine unnötige Antibiotikatherapie verordnet wird. Bei bestimmten Antibiotika kann es in der Folge zu einem durch das Antibiotikum verursachten Hautausschlag kommen.

DAS KÖNNEN SIE SELBST TUN

Solange Ihr Kind Fieber hat, sollte es Bettruhe einhalten und sich schonen. Hohes Fieber sollten Sie mit Wadenwickeln (siehe S. 211) senken. Die oft sehr starken Halsschmerzen und damit einhergehenden Schluckbeschwerden können Sie mit Quarkwickeln (siehe S. 212) behandeln. Außerdem lindern Mundspülungen und regelmäßiges Gurgeln, z. B. mit Salzwasser oder Salbeilösung (siehe S. 212), die Beschwerden. Aufgrund der Schmerzen beim Schlucken sind breiige Kost und kühle Getränke während der Erkrankung besonders als Verpflegung geeignet. Bevor Ihr Kind wieder Sport – besonders Kontaktsportarten wie Fußball oder Kampfsport – treibt, sollten Sie Rücksprache mit Ihrem Arzt halten. Er kann, wenn nötig, mithilfe einer Ultraschalluntersuchung die Größe der Milz überprüfen und dann grünes Licht geben. Bei einer Mononukleose kann bei geschwollener Milz unter Umständen schon ein geringes Trauma ausreichen, um Schäden zu verursachen.

DAS MACHT DER ARZT

Durch eine einfache Blutuntersuchung kann Ihr Arzt die Diagnose sichern. Im Blutbild ist eine Veränderung der weißen Blutkörperchen (= Monozyten) typisch. Der Mononukleose-Schnelltest – Mononukleose ist ein anderer Begriff für das Pfeiffer-Drüsenfieber – ist bei jüngeren Kindern unzuverlässig, bei Kindern ab dem Schulalter kann er aber eingesetzt werden. Außerdem kann der Arzt Leber und Milz mit dem Ultraschall untersuchen. Beide Organe können bei der Mononukleose aufgrund von Schwellungen vergrößert sein. Da es sich beim Pfeifferschen Drüsenfieber um eine Viruserkrankung handelt, ist eine ursächliche Therapie nicht möglich. Auch wenn die Liste der Komplikationen lang ist, heilt die Erkrankung fast immer ohne Folgen aus.

Eine Milzruptur sollte ärztlich ausgeschlossen werden, wenn Ihr Kind auf die linke Seite gestürzt ist und danach über starke Bauchschmerzen klagt oder Kreislaufstörungen bekommt. Bis zum Abschwellen der Milz sollte Ihr Kind kein Sport treiben.

Ein Wort zu ...
Arzneimitteln und ihrer Wirksamkeit

Medikamente sollten für Kinder gemäß der Packungsbeilage dosiert werden. Es ist nicht sinnvoll, die Erwachsenendosis „irgendwie" für Kinder umzurechnen. Arzneimittel können bei Kindern nämlich nicht nur stärker, sondern grundsätzlich anders wirken.

Viele Kinder tun sich schwer, Tabletten zu schlucken. Werden die Tabletten jedoch zerrieben, zerkleinert oder aufgelöst, damit das Kind sie besser einnehmen kann, verändert sich unter Umständen ihre Wirksamkeit. Teilen Sie die Tabletten, um dem Kind eine geringere Dosis geben zu können, ist nicht garantiert, dass der Wirkstoff gleichmäßig auf die Bruchstücke aufgeteilt ist. Säfte und Tropfen lassen sich besser dosieren und Kinder können sie besser einnehmen.

Bei der Selbstbehandlung von Kindern sollten Sie besonders zurückhaltend und vorsichtig sein. Ein geeignetes Medikament kann – richtig dosiert – die Zeit bis zur ärztlichen Therapie überbrücken. Für eine länger dauernde Behandlung und in Zweifelsfällen sollten Sie sich jedoch lieber an den Arzt wenden.

Manchmal muss der Arzt auch Arzneimittel einsetzen, die nicht direkt für Kinder zugelassen sind („off-label-use") – das liegt daran, dass nicht alle für Kinder notwendigen Arzneimittel von den Herstellern für Kinder geprüft werden. Lassen Sie sich in diesen Fällen besonders gut über Wirkungen und mögliche Nebenwirkungen informieren, damit Sie Ihrem Arzt entsprechende Rückmeldung geben können.

Wer mehr über seine Medikamente erfahren will, kann die Datenbank der Stiftung Warentest unter **www.test.de/medikamente** nutzen mit einer Vielzahl von Bewertungen zu Medikamenten und verständlichen Informationen zu Krankheitsbildern sowie zu Wirkweise, Anwendung, Nebenwirkungen und Vorsichtsmaßnahmen bei der Einnahme.

Insgesamt enthält die Datenbank mehr als 8 500 Medikamente – rund 7 000 rezeptpflichtige und etwa 1 600 rezeptfreie. Alle diese Medikamente hat die Stiftung Warentest bewertet, von „geeignet" bis „wenig geeignet" – etliche Medikamente haben für unterschiedliche Anwendungsgebiete auch mehrere Bewertungen.

Bei den meisten Mitteln sind durch den Wechsel zu einem günstigeren Präparat keine Qualitätseinbußen zu befürchten. Das hat die Stiftung Warentest wiederholt festgestellt. Das gilt sowohl für rezeptfreie als auch für rezeptpflichtige Mittel mit gleichem Wirkstoff.

PLÖTZLICHE ATEMNOT IN DER NACHT
Pseudokrupp

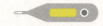

Ihr Kind kommt mitten in der Nacht ängstlich zu Ihnen ins Schlafzimmer, weil es anfallartig bellend husten muss, eine heisere Stimme hat und ein ziehendes Geräusch (= „Stridor") beim Einatmen macht. Grund für diese beunruhigenden Symptome ist ein Virusinfekt (Parainfluenza-Viren, RS- und Influenza-Virus). Er tritt hauptsächlich zwischen dem ersten und dem fünften Lebensjahr auf. Aufgrund der Infektion, die durch Tröpfchen übertragen wird, kommt es zu einer Schwellung der Schleimhäute unterhalb der Stimmbänder. Dies macht die bei Kleinkindern ohnehin engen Atemwege noch enger und macht das Atmen für das betroffene Kind zunehmend schwerer.

Dieses Krankheitsbild entspricht dem der heutzutage glücklicherweise selten gewordenen Diphterie (= Krupp), daher auch der Name Pseudokrupp. Am häufigsten tritt die Erkrankung, wie die meisten Virusinfektionen, in den Herbst- und Wintermonaten auf. Viele Kinder haben in ihrem Leben nie einen Pseudokruppanfall, aber auch die Betroffenen haben meistens nur ein- oder zweimal einen Anfall. Die Infektionen mit den Viren kommen zwar deutlich häufiger vor, aber sind die Kinder schon größer, kommt es aber, durch die mittlerweile nicht mehr so engen Luftwege, nicht mehr zu bellendem Husten und die Luftnot bleibt aus. Kinder mit Asthma können aber aufgrund ihrer überempfindlichen Schleimhäute auch deutlich öfter unter den unangenehmen Anfällen leiden.

In Familien, in denen die Eltern rauchen, treten wegen die Reizung der Schleimhäute durch den Zigarettenrauch vermehrt Pseudokrupp-Erkrankungen auf. Auch Stadtkinder sind häufiger betroffen als Landkinder – man geht davon aus, dass die Luftverschmutzung die Infektionsneigung begünstigt.

DAS KÖNNEN SIE SELBST TUN

Falls Sie rauchen, sollten Sie damit aufhören, da Rauch Anfälle auslösen kann.

Wenn Ihr Kind einen Pseudokrupp-Anfall hat, ist Ruhe ganz wichtig. Nehmen Sie Ihr Kind in den Arm und beruhigen Sie es. Angst verschlimmert die Atemnot. Falls die Atemnot während des Anfalls immer weiter zunimmt (sichtbar an Einziehungen zwischen den Rippen), sollten Sie rasch in die nächste Klinik fahren, bei Zeichen eines Sauerstoffmangels (blaue Lippen) rufen Sie den Notarzt!

Ziel Ihrer Maßnahmen ist es, die Schleimhäute wieder zum Abschwellen zu bringen. Packen Sie Ihr Kind dazu warm ein und gehen mit ihm ans offene Fenster, auf den Balkon oder machen einen kleinen Spaziergang. Die kalte Luft – es ist bei den Anfällen ja meist Herbst oder Winter – führt zum Abschwellen.

Sobald die Atmung Ihres Kindes sich wieder normalisiert und das Husten aufgehört hat, ist meist alles wieder in Ordnung. Atmen Sie nach dem überstandenen Schrecken selbst erstmal in Ruhe durch. Ihr Kind sollte den Rest der Nacht dann bei Ihnen im Bett verbringen dürfen, es braucht nach den Strapazen verstärkt körperliche Nähe. Zur Vermeidung weiterer Anfälle sollten Sie das Schlafzimmer gut lüften und die Raumtemperatur eher niedrig halten. Außerdem können Sie mit feuchten Tüchern die kalte Winterluft anfeuchten. Die früher oft ausgesprochene Empfehlung, heißes Wasser aus Duschkopf oder Wasserhahn laufen zu lassen und das Kind den warmen Dampf einatmen zu lassen, sollten Sie tunlichst ignorieren. Bei manchen Kindern kann der Wasserdampf die Atemnot sogar weiter verschlechtern.

DAS MACHT DER ARZT

Hatte Ihr Kind einen Pseudokrupp-Anfall, sollten Sie danach auf jeden Fall mit ihm zum Arzt gehen. Er kann die Diagnose bestätigen und wird Ihnen dann kortisonhaltige Zäpfchen verschreiben, die Sie Ihrem Kind bei einem erneuten Anfall geben können. Das Kortison sorgt dafür, dass die geschwollene und entzündete Schleimhaut abschwillt und Ihr Kind wieder besser Luft bekommt. Außerdem kann Ihr Arzt Ihnen eine Lösung mit Adrenalin verschreiben, die im Akutfall inhaliert wird und die Schwellung der Schleimhäute abklingen lässt. In den meisten Fällen verläuft eine Pseudokrupp-Erkrankung ohne weitere ärztliche Behandlung problemlos und nur selten ist eine Krankenhaus-Einweisung wegen starker Atemnot notwendig.

DER NOTFALL: KEHLKOPFENTZÜNDUNG

Eine Entzündung des Kehlkopfes (= Epiglottitis) betrifft besonders häufig Kleinkinder, kann aber auch ältere Kinder und Jugendliche treffen. Auslöser sind meist Bakterien (= Haemophilus influenzae Typ b), die die Schleimhaut des Kehldeckels befallen und dort eine massive Schwellung auslösen können. Ihr Kind klagt über starke Schmerzen beim Schlucken, hat hohes Fieber und Sie bemerken eine „kloßige" Sprache. Es kann im weiteren Verlauf relativ zügig durch die Schwellung zu einer Behinderung der Atmung kommen. Wie beim Pseudokrupp sind hiervon vor allem Kinder mit enger Luftröhre, also bis zum 5. Lebensjahr, bedroht. Kommt es zu akuter Atemnot, müssen Sie sofort den Notarzt (Telefonnummer 112) rufen.

Seit der Einführung einer Impfung gegen Haemophilus influenzae b (Hib) ist die Zahl der Erkrankungen kontinuierlich zurückgegangen. Die ständige Impfkommission (STIKO) empfiehlt die Impfung für alle Kinder.

ZIEL: LUNGE UND ATEMWEGE
RSV-Infektion

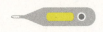

Gerade erst geboren, macht Ihr Kind schon die erste Erkältung durch. Es hustet und bekommt schlecht Luft. Dann ist es nicht ganz unwahrscheinlich, dass es sich das sehr ansteckende RS-Virus eingefangen hat, das insbesondere in den Wintermonaten zu kleinen Krankheitsausbrüchen bei Säuglingen und Kleinkindern führt. Das Respiratory-Syncytial-Virus (RS-Virus) gehört, wie eine Vielzahl anderer Viren, zu den Auslösern von Atemwegsinfektionen. Es befällt besonders die kleinen Verästelungen der Atemwege in der Lunge (= Bronchiolen). In einigen Fällen führt es sogar zu einer Lungenentzündung. Leider ist beim RS-Virus ein Klinikaufenthalt – gerade bei jungen Säuglingen – oft erforderlich.

Die Infektion läuft über den üblichen Weg der Tröpfchen – die Übertragung geschieht beim Niesen, Husten oder Sprechen – oder über eine Schmierinfektion, d. h. über das Berühren von Oberflächen, auf denen infektiöser Speichel haftet. Eine Besonderheit des RS-Virus ist, dass es auch längere Zeit außerhalb des Körpers überleben kann. Damit ist seine Ansteckungsgefahr deutlich höher als die anderer Viren. Deshalb hat fast jedes Kind bis zum zweiten Lebensjahr mindestens einmal eine RSV-Infektion durchgemacht.

Im Gegensatz zu anderen Kinderkrankheiten besteht jedoch nach einer durchgemachten Infektion keine Langzeitimmunität gegen weitere Infektionen. Immer wieder auftretende RSV-Infekte in den ersten Lebensjahren sind deshalb häufig.

Bei der RSV-Infektion sind besonders die Bronchiolen entzündet. Die durch die Entzündung hervorgerufene Schleimproduktion sorgt für eine Verstopfung dieser kleinen Aufzweigungen zu den Lungenbläschen. Ihr Kind bekommt in der Folge immer schlechter Luft, muss häufig husten und niesen und manchmal können Sie beim Ein- und Ausatmen sogar ein pfeifendes Atemgeräusch hören. Aus der Nase läuft klares Sekret, der ausgehustete Schleim aus der Lunge ist meist klar oder weißlich. Fieber kann, muss aber nicht auftreten. Ihr Kind fühlt sich schlapp, schläft schlecht und trinkt oft nicht genug.

Die Entzündung und Verstopfung der kleinen Atemwege führt außerdem dazu, dass Ihr Kind langsamer atmet, sich dabei jedoch stärker anstrengen muss. Manchmal kann – besonders bei sehr jungen Säuglingen, Frühchen und Kindern mit angeborenem Herzfehler oder Lungenerkrankung – eine RSV-Infektion sogar zu Atempausen und akutem

Sauerstoffmangel führen. Hiervon betroffene Kinder müssen bei einer schweren RSV-Infektion auf jeden Fall zur Beobachtung ins Krankenhaus. Dort werden sie mit Sauerstoff versorgt. In schweren Fällen müssen sie maschinell beatmet werden. Bei Kindern, die heftige RSV-Infektionen durchgemacht haben, vermutet man, dass sich in der Folge häufiger Asthma bronchiale entwickelt.

DAS KÖNNEN SIE SELBST TUN

Unglücklicherweise gibt es noch keine Impfung für die RSV-Infektion, sodass ihr fast überhaupt nicht aus dem Weg zu gehen ist. Das bedeutet jedoch nicht, dass Sie keine Möglichkeit haben, gegen die Erkrankung Ihres Kindes vorzubeugen. Mithilfe der folgenden Schutzmaßnahmen können Sie die Häufigkeit der Infektionen reduzieren:

- Waschen Sie sich immer die Hände, bevor Sie Ihren Säugling anfassen.
- Meiden Sie mit Ihrem Kind während der Erkältungszeit größere Menschenansammlungen wie z. B. im Supermarkt oder in Bus und Bahn.
- Erkältete Personen sollten sich aufgrund der Ansteckungsgefahr selbstverständlich von Ihrem Kind fernhalten.
- Hören Sie mit dem Rauchen auf. Falls Ihnen das nicht gelingen sollte, sorgen Sie zumindest dafür, dass Ihr Kind eine rauchfreie Umgebung hat.

DAS MACHT DER ARZT

Ihr Kinderarzt kann entscheiden, ob das Immunsystem Ihres Kindes mit der Bekämpfung des Virus ohne fremde Hilfe fertig wird – oder ob zu seiner Unterstützung weitere Hilfsmaßnahmen erforderlich sind. Anhand der körperlichen Untersuchung kann er außerdem ausschließen, dass Ihr Kind an einer Lungenentzündung leidet.

Falls es nötig sein sollte, kann der Arzt auch mithilfe eines Nasenabstrichs die RSV-Infektion nachweisen. Diese Methode ist in erster Linie bei Risikokindern notwendig, um frühzeitig auf die Erkrankung reagieren zu können. Wenn Ihr Kind zu dieser Gruppe gehört – dazu zählen neben Frühchen auch sehr junge Säuglinge und Kinder mit angeborenem Herzfehler oder einer Lungenerkrankung (BPD = bronchopulmonale Dysplasie) –, kann Ihr Arzt entscheiden, ob es eine passive Immunisierung gegen das RS-Virus erhalten sollte. Dabei werden Ihrem Kind während der RSV-Saison einmal monatlich mithilfe einer Spritze Antikörper verabreicht. Diese sorgen dafür, dass die Erkrankung dann gar nicht mehr oder nur in wesentlich leichterer Form auftreten kann.

NOTWENDIG, ABER UNANGENEHM
Zahnen

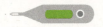

Zahnen ist keine Krankheit, sondern ein natürlicher und notwendiger Entwicklungsschritt Ihres Kindes. Trotzdem kann es eine unangenehme Angelegenheit sein. Ihr Kind beginnt mit dem Zahnen zwischen dem dritten und siebten Lebensmonat. Zuerst schieben sich die Schneidezähne langsam durch das Zahnfleisch, das sich dabei von weißlich zu rötlich verfärbt. Wenn kleine Äderchen im Zahnfleisch reißen, wird es sogar bläulich.

Der Druck von unten bereitet Ihrem Kind durchaus Schmerzen und kann dazu führen, dass es weinerlicher ist als sonst. Während des Zahnens kann es auch dazu kommen, dass Ihr Kind häufiger einen wunden Po hat und seine Backen geschwollen sind und ihm wehtun. Ihr Kind fasst sich während dieser Zeit häufiger an und in den Mund, der Speichelfluss ist verstärkt. Bis das Milchgebiss mit seinen 20 Zähnen komplett ist, vergehen zwei bis drei Lebensjahre – die ersten Zähne sind aber für Sie und Ihr Kind die anstrengendsten.

Zahnkrämpfe und Zahnfieber gehören nicht zum Zahnen, sondern in die Welt der Mythen: Es stimmt zwar, dass die Kinder gerade auch während des Zahnens besonders häufig mit viralen Infekten und/oder Fieber zu kämpfen haben. Einen Zusammenhang zwischen diesen beiden Dingen gibt es aber nicht! Zahnende kranke Kinder sind leider doppelt geplagt und brauchen noch mehr Geduld und Zuwendung.

DAS KÖNNEN SIE SELBST TUN

Ihr Baby versucht auf allem, was sich anbietet, herumzukauen, um sich so etwas Erleichterung zu verschaffen. Geben Sie ihm einen Beißring, damit kann es gut spielen und er gibt beim Draufbeißen nach, sodass keine Verletzungsgefahr besteht. Wenn Sie den Ring vorher in den Kühlschrank legen, wirkt er aufgrund der Kälte noch besser gegen Schmerzen. Auch harte Brotkrusten eignen sich gut als Kaumaterial. Sie können das Zahnfleisch dort, wo die Zähne durchkommen, vorsichtig massieren. Das hat einen ähnlichen Effekt wie der Beißring.

In der Apotheke gibt es Salben, die Sie auf das Zahnfleisch auftragen können. Sie sorgen durch ihre lokal betäubende Wirkung für eine gewisse Erleichterung.

DAS MACHT DER ARZT

Beim Zahnen benötigen Sie im Normalfall keine ärztliche Unterstützung. Sind Sie sich allerdings unsicher, ob die Beschwerden

Ihres Kindes wirklich nur vom Zahnen herrühren, kann ein Arztbesuch Ihnen Klarheit verschaffen. Wenn die Schmerzen Ihres Kindes allzu heftig sind, kann der Arzt schmerzlindernde Zäpfchen verschreiben.

SCHUTZ FÜR DIE KLEINEN ZÄHNE

Schon die allerersten Beißerchen Ihres Kindes brauchen Schutz vor Karies. Werden die Zähne nicht regelmäßig gereinigt, bildet sich auf ihnen ein Belag aus Nahrungsresten und Speichelbestandteilen. Bakterien im Mund wandeln diese Reste in Säure um, die wiederum die kleinen Zähnchen zum Faulen bringt (Karies = Zahnfäule). Vor allem mögen die Bakterien Zucker in jeder Form. Daraus können sie besonders gut aggressive Säure produzieren.

Übrigens ist es ein Irrtum, dass die Milchzähne eigentlich gar nicht so wichtig wären, da sie ja später ohnehin von den bleibenden Zähnen ersetzt werden. Haben schon die Milchzähne Schäden durch Karies, können auch die bleibenden Zähne davon in ihrer Entwicklung gestört werden. Deshalb ist gute Zahnpflege von Anfang an nicht nur wichtig, sondern notwendig.

Worauf Sie bei Ihrem Kind von Beginn an achtgeben sollten:

- So wenig Zucker wie möglich. Zum einen legen Sie im Säuglingsalter Ihres Kindes den Grundstein für sein Geschmacksempfinden – wenn Sie es frühzeitig an eine süße Ernährung gewöhnen, wird es später sehr schwierig, dies noch zu ändern. Zum anderen ist Zucker das gefundene Fressen für die Bakterien, die Karies verursachen. Geben Sie Ihrem Kind lieber ungesüßte Tees oder einfach Wasser zu trinken. Auch säurehaltige Getränke – z. B. Apfelsaftschorle – sind nicht optimal für die Zähne, da die Säure den Zahnschmelz angreift.
- Fangen Sie frühzeitig mit der Mundhygiene an. Nach dem Motto „Was Hänschen lernt, vergisst Hans nimmermehr" sollten Sie die Zähne Ihres Säuglings mit einem Läppchen reinigen. Später sollte Ihr Kind nach jeder Mahlzeit fünf Minuten die Zähne putzen.
- Gehen Sie regelmäßig mit Ihrem Kind zum Zahnarzt, um kleine Schäden frühzeitig erkennen zu können.

KIEFERORTHOPÄDIE

Ein perfektes Gebiss ist selten. Zu den häufigsten Problemen zählen Lücken zwischen den Zähnen, Zahnengstand (verdrehte oder in „zweiter Reihe" wachsende Zähne), Überbiss (vorstehende Schneidezähne) und Kreuzbiss (obere und untere Backenzähne treffen nicht richtig aufeinander). Wenn Zähne und Kiefer nicht optimal auf- und ineinander passen, zerkleinern sie die Nahrung nicht genügend und das Kariesrisiko ist erhöht, weil die Zähne nicht gut zu reinigen sind. Es kommt außerdem zu verstärkter Abnutzung der Zähne und Veränderungen am Kieferknochen. Auch Kiefergelenkprobleme, Verspannungen im Hals- und Nackenbereich, Schmerzen und Bewegungseinschränkungen können Folgebeschwerden sein.

Eine Zahnkorrektur beginnt meist, wenn die bleibenden Zähne teilweise durchgebrochen sind, zwischen dem 9. und 10. Lebensjahr. In der ersten Phase des Zahnwechsels ist eine Behandlung oft nicht sinnvoll, wird von den Krankenkassen auch nur in genau festgelegten Einzelfällen bezahlt.

Dem Kieferorthopäden steht ein breites Behandlungsspektrum zur Verfügung, es gibt jedoch zwei grundsätzlich unterschiedliche Systeme: herausnehmbare Spangen und fest sitzende Apparaturen. Herausnehmbare Spangen werden vor allem beim Wechsel von den Milchzähnen zum bleibenden Gebiss bei einfachen Fehlstellungen eingesetzt. Sie ermöglichen eine gute Zahnreinigung und verursachen meist keine Schäden an Zahnwurzeln und Zahnhalteapparat. Die Therapie dauert jedoch meist länger.

Fest sitzende Apparaturen eignen sich bei stark ausgeprägten Zahn- und Kieferfehlstellungen. Die Dauer der Behandlung ist meist kürzer, das Ergebnis oft besser. Allerdings bieten sie zahlreiche Nischen für Speisereste und Beläge, die Zahnpflege ist sehr aufwendig. Häufig werden beide Behandlungsverfahren auch kombiniert.

Mit Außenspangen („Headgear") lassen sich alle Zähne des Oberkiefers nach vorn und hinten verschieben. Sie entwickeln große und gleichmäßige Kräfte, indem sie die Gegenkraft am Kopf abstützen. Sie müssen meist mindestens zwölf Stunden am Tag getragen werden. Als Alternative kommen kieferorthopädische Miniimplantate infrage, die am Gaumen befestigt werden und als feste Verankerung dienen. Auch Zähneziehen kann in vereinzelten Fällen sinnvoll sein.

8–10 Monate: mittlerer Schneidezahn
10–14 Monate: seitlicher Schneidezahn
8–24 Monate: Eckzahn
14–18 Monate: 1. Milchmahlzahn
24–30 Monate: 2. Michmahlzahn

24–30 Monate: 2. Michmahlzahn
14–18 Monate: 1. Milchmahlzahn
8–24 Monate: Eckzahn
10–14 Monate: seitlicher Schneidezahn
6–8 Monate: mittlerer Schneidezahn

Ein Wort zu ...
AD(H)S

Ein Bild von Kindern und Jugendlichen mit ADHS (Aufmerksamkeitsdefizit-Hyperaktivitäts-Syndrom) oder ADS (Aufmerksamkeitsdefizit-Syndrom) hat wohl jeder im Kopf: Das Kind kann nicht lange stillsitzen und stört und nervt andere immer wieder; es kann nicht alleine spielen und nicht ordentlich zuhören; es lernt schlecht und treibt seine Eltern an den Rand der Verzweiflung. Die Frage, weshalb es immer häufiger zur Diagnose ADHS/ADS kommt, ist nicht einfach zu beantworten. Sicher ist, dass eine genetische Veranlagung eine Rolle für die Entwicklung des AD(H)S spielt. Viele Fachleute machen auch die zunehmende Reizüberflutung für das gehäufte Auftreten des Syndroms verantwortlich. Aber nicht bei jedem unkonzentrierten, überaktiven und körperlich impulsiven Kind passt die Diagnose AD(H)S. Dafür, dass sie oft zu schnell gestellt wird, spricht, dass ca. 4 bis 5 von 100 Kindern mit AD(H)S diagnostiziert werden, in einer Studie aber nur 1 bis 2 von 100 die Diagnosekriterien erfüllen.

Nehmen Sie an Ihrem Kind Auffälligkeiten wahr, die dem AD(H)S entsprechen, sorgen Sie dafür, dass sich Ihr Kind genug bewegen kann – und forschen Sie nach, ob Ihr Kind etwas bedrückt. Falls Ihr Kind einen starken Bewegungsdrang hat, sollten Sie versuchen, eine passende Aktivität für es zu finden. Bleiben die Symptome trotz Ihrer Bemühungen bestehen und hat Ihr Kind schwerwiegende Probleme besonders in Kindergarten, Schule und Gemeinschaft, sollte ein erfahrener Kinderarzt die Diagnose stellen. Eine AD(H)S-Diagnose ist aufwendig und schwierig zu stellen und bedarf umfangreicher Tests und Gespräche.

Ist die Diagnose aber einmal gesichert, kann das eine Erleichterung für alle sein. Sie und die Erzieher oder Lehrer wissen um die Diagnose und können sich besser auf das Verhalten Ihres Kindes einstellen und ggf. noch geduldiger mit ihm sein. Vielleicht hilft es Ihrem Kind auch, wenn es eine andere Klasse oder Schulform besucht. Gönnen Sie ihm Ruhe, Ruhe und nochmals Ruhe. Ganz wichtig ist auch, dass Sie Ihr Kind unterstützen und Verständnis für sein „auffälliges" Verhalten zeigen. Es kann sein Verhalten schlecht kontrollieren und meint es nicht böse! Sollten alle Maßnahmen nicht ausreichen, kann eine Medikamentengabe sinnvoll sein. Kinder mit ausgeprägtem AD(H)S profitieren spürbar von Medikamenten – Eltern und Kind ermöglicht die Therapie dann eine deutlich bessere Lebensqualität.

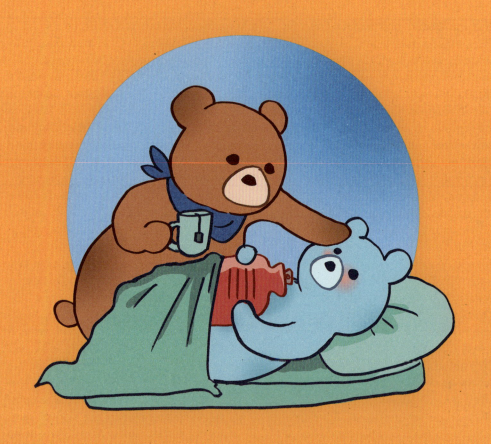

Rumpf

Bauchschmerzen → 144

Blinddarmentzündung → 146

Darmeinstülpung → 148

Durchfall → 149

Erbrechen → 152

Giardiasis → 154

Harnwegsinfektion → 155

Hodenhochstand → 157

Hüftdysplasie → 158

Hüftkopfnekrose → 160

Hüftschnupfen → 161

Leistenbruch → 162

Nabelbruch → 163

Nahrungsmittel-
intoleranzen → 164

Rotavirus-Infektion → 166

Schamlippenverklebung → 168

Skoliose und Co. → 169

Verstopfung → 172

Vorhautverengung → 176

Wachstumsschmerzen → 178

Würmer → 180

NICHT IMMER IST DER BAUCH SCHULD
Bauchschmerzen

Kinder haben häufig Bauchschmerzen. Dabei reichen die Ursachen von Verstopfung (siehe S. 172) über Magen-Darm-Infektionen mit Viren, Ernährungsumstellung, Nahrungsmittelunverträglichkeiten bis zu Mitreaktionen bei anderen Erkrankungen wie etwa einem grippalen Infekt (siehe S. 106). Ihr Kind sagt also auch oft bei Erkrankungen, deren Ursache nicht im Magen-Darm-Trakt zu finden ist, es habe „Bauch-Aua" – und kann Sie damit ganz schön in die Irre führen. Aber auch seelische Probleme wie Ängste, Stress oder Streit können Bauchschmerzen verursachen. Manche Kinder reagieren bei seelischem Stress eher mit dem Bauch, andere Kinder wiederum mit Kopfschmerzen z. B. mit Spannungskopfschmerz (siehe S. 116).

Mit der Zeit werden Sie ein ganz gutes Gefühl dafür entwickeln, wie Ihr Kind auf Erkrankungen oder Stress reagiert, was für ein „Schmerztyp" es also ist. Bauchschmerzen können auch ohne erkennbare Auslöser ein Dauerbrenner werden. Wenn auch nach mehrmaligen Komplettuntersuchungen keine nachweisbare Ursache für die Schmerzen Ihres Kindes gefunden werden kann, liegt der Verdacht nahe, dass es sich dabei um „funktionelle Bauchschmerzen" handelt. Das bedeutet nicht, dass die Schmerzen nur eingebildet sind. Ganz im Gegenteil: Man geht davon aus, dass ein Kind mit funktionellen Bauchschmerzen besonders sensibel auf die normalen Spannungen und Dehnungen des Darmes, z. B. durch Gase bei der Verdauung, reagiert. Schon leichte Blähungen werden dann als Schmerzen wahrgenommen, was wiederum zu einer weiteren Verkrampfung der Darmmuskulatur und weiteren Schmerzen führen kann. Mithilfe der üblichen Untersuchungen – Abtasten, Abhören, Ultraschall – ist allerdings keine Ursache festzustellen. Werden die Kinder dann als Simulanten hingestellt, ist das doppelt schlimm: Die Schmerzen erlebt das Kind ganz real und es wird ihm nicht geglaubt. Glücklicherweise wissen die meisten Ärzte um diese Problematik und können die Situation gut einschätzen. Kinder, die solche funktionellen Bauchbeschwerden haben, leiden im Erwachsenenalter nicht selten am „Reizdarm-Syndrom".

Bevor die Diagnose „funktionelle Bauchschmerzen" allerdings gestellt werden kann, müssen andere mögliche Ursachen vom Arzt ausgeschlossen werden. Tritt z. B. Erbrechen oder Durchfall auf oder nimmt die Intensität der Schmerzen stetig zu, spricht das gegen funktionelle Bauchschmerzen. Sind andere Ursachen ausgeschlossen, braucht Ihr Kind viel Zuwendung. Natürlich ist es auch für Sie erst einmal schwierig zu akzeptieren, dass es keine greifbare Ursache für die Erkrankung gibt. Außerdem ist es nur menschlich, dass Sie ab und an zweifeln, ob es sich wirklich „nur" um funktionelle Beschwerden handelt oder ob nicht doch etwas Schlimmeres dahintersteckt. Bei solchen Zweifeln lassen Sie Ihr Kind lieber einmal mehr untersuchen. Was Sie hingegen nicht machen sollten, ist, immer weitere Untersuchungen durchführen lassen, z. B. eine Magenspiegelung, obwohl Ihr Kinderarzt das für nicht notwendig hält.

Um die Beschwerden für Ihr Kind erträglicher zu machen, müssen Sie gemeinsam herausfinden, welche Ernährung gut verträglich ist. Blähende Speisen verschlimmern oft die Schmerzen, aber eine allgemeingültige Regel gibt es auch dort nicht. Viele Kinder empfinden leichte Bauchmassagen mit Massageöl als sehr angenehm. Auch warme Wickel werden oft als lindernd empfunden. Am besten, Sie experimentieren gemeinsam etwas herum. Nach einiger Zeit wissen Sie und Ihr Kind, wie die Schmerzen etwas erträglicher zu gestalten sind – und vielleicht spielen sie irgendwann auch gar keine Rolle mehr.

Nabelkolik

Funktionelle Bauchschmerzen treten häufig in Form von Nabelkoliken auf, insbesondere bei Kindern im Kindergarten- und Grundschulalter. Bei einer Nabelkolik treten aus heiterem Himmel starke Bauchkrämpfe in der Nabelgegend auf. Diese Anfälle können nur wenige Minuten andauern, manchmal aber auch über Stunden gehen. Zwischen den Anfällen fühlen sich die Kinder dann wieder pudelwohl und es ist, als wäre nichts gewesen. Bei der körperlichen Untersuchung durch den Arzt werden keine Ursachen für die Krämpfe gefunden. Grund für die Nabelkoliken ist auch das Zusammenspiel von besonders sensiblem Wahrnehmen der Darmdehnung und einer Neigung, darauf mit Krämpfen zu reagieren. Stress und Anspannung können die Häufigkeit der Koliken verstärken. Meist verschwinden sie mit dem Älterwerden der Kinder so, wie sie gekommen sind.

Akute Koliken können Sie wie funktionelle Bauchschmerzen (s. o.) gut mit Wärme, Massage und Geduld selbst behandeln.

SCHMERZEN RECHTS UNTEN
Blinddarmentzündung

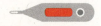

Klagt ein Kind über zunehmende Schmerzen im rechten Unterbauch, läuten bei den meisten Eltern sofort die Alarmglocken: Der Blinddarm, genauer der Wurmfortsatz (= Appendix) könnte entzündet sein. Der Arzt spricht in einem solchen Fall von einer Appendizitis, sie schmerzt meist im Unterbauch. Es muss aber nicht immer so eindeutig sein: Besonders bei Kleinkindern ist die Diagnose aufgrund fehlender oder schwach ausgeprägter Symptomatik manchmal etwas vertrackter. Übelkeit, Durchfall, Fieber und allgemeine Schlappheit können Symptome sein. Die Ursache für das Auftreten der Blinddarmentzündung ist nicht ganz geklärt oder bleibt im Einzelfall sogar ungeklärt. So können z. B. Stuhlreste den Wurmfortsatz verstopfen und die im Stuhl enthaltenen Bakterien eine akute Entzündung auslösen. Auch wenn der Wurmfortsatz abknickt, narbige Verengungen auftreten oder Fremdkörper (z. B. Obstkerne) verschluckt werden, kann ein Kotstau ausgelöst werden.

DAS KÖNNEN SIE SELBST TUN

Eine Blinddarmentzündung kann man nicht selbst behandeln. Haben Sie den Verdacht, dass Ihr Kind einen entzündeten Wurmfortsatz hat, sollten Sie mit dem Arztbesuch nicht zu lange warten. Bei Schmerzen im Unterbauch – häufig auf der rechten Seite, aber nicht immer – liegt der Verdacht auf Blinddarmentzündung nahe, besonders, wenn eines oder mehrere der folgenden Symptome hinzukommen:

- Verstärkung der Schmerzen durch Anheben des rechten Beins
- Schmerzen beim Hüpfen auf dem rechten Bein
- Fieber
- Durchfall oder Verstopfung
- Appetitlosigkeit, Übelkeit und Erbrechen

Der Blinddarm als Teil des Immunsystems

Im Blinddarm befindet sich Gewebe, das zum Immunsystem gehört. Dort werden Abwehrzellen gegen Krankheitserreger gebildet. Muss der Blinddarmfortsatz entfernt werden, hat das allerdings keine negativen Folgen für das Immunsystem Ihres Kindes. Andere Teile des Immunsystems können diese Funktion problemlos übernehmen.

Übrigens können auch Schmerzen im Oberbauch durch eine Blinddarmentzündung ausgelöst werden, da sich der Blinddarm nicht bei jedem Menschen an der gleichen Stelle befindet. Bis zur Untersuchung ist es wichtig, keine Wärme anzuwenden, da sie die Entzündung nur verschlimmert. Geben Sie Ihrem Kind vor dem Arztbesuch nichts zu trinken und zu essen, da es ja möglicherweise in Vollnarkose operiert werden muss. Verzichten Sie außerdem wenn möglich auf Schmerzmittel, da sonst bei der Untersuchung womöglich die typischen Schmerzzeichen fehlen und Diagnose und Therapie so verzögert werden.

Vorsicht: Wird die Blinddarmentzündung nicht rechtzeitig entdeckt und dann operiert, kann es zum sogenannten Blinddarmdurchbruch kommen. Dabei platzt der entzündete Blinddarm und die Bakterien breiten sich im Bauchraum aus. Es kommt zu einer akuten Bauchfellentzündung, die immer einen kritischen Zustand darstellt. Bei betroffenen Personen verursacht der Riss des Blinddarms zunächst Erleichterung, was als „Heilung" fehlgedeutet werden kann. Nach einigen Stunden geht es ihnen dann aber sehr schlecht, der Bauch wird bretthart. In einem solchen Fall muss sofort operiert werden.

Ausbreitung von Schmerzen bei Blinddarmentzündung

DAS MACHT DER ARZT

Anhand einer körperlichen Untersuchung, ergänzt durch Blutuntersuchungen und meist auch Ultraschall, kann die Diagnose vom Arzt meist gesichert werden. Ist die Entzündung bestätigt, wird der Blinddarm meist operativ entfernt, in leichten Fällen kann eine Antibiotika-Therapie versucht werden.

Die Operation erfolgt in den meisten Fällen durch eine Bauchspiegelung in Vollnarkose. Dabei werden kleine röhrenförmige Untersuchungs- und Operationsgeräte durch die Bauchdecke eingeführt. Nach diesem minimalinvasiven Eingriff (auch „Schlüsselloch-Chirurgie" genannt) kann Ihr Kind das Krankenhaus schnell wieder verlassen und es bleibt keine hässliche Narbe zurück. Bei einer Notfalloperation infolge eines Blinddarmdurchbruchs muss allerdings die Bauchdecke eröffnet werden, um alle Bakterien aus dem Bauchraum herausspülen zu können. Danach ist ein längerer Krankenhausaufenthalt leider unumgänglich.

Blinddarmentzündung

HEFTIGE BAUCHSCHMERZEN
Darmeinstülpung

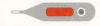

Bei einer Darmeinstülpung (= Invagination) bekommt Ihr Kind ganz plötzlich starke Bauchschmerzen, zieht die Beine an und erbricht ein paar Mal. Beruhigungsmaßnahmen bleiben wirkungslos, vielmehr schreit Ihr Kind ohne Unterlass. Gerade bei Säuglingen unter zwei Jahren kann eine Invagination auftreten. Dabei schiebt sich das Ende des Dünndarms in den Dickdarm und es kommt zu einer Durchblutungsstörung des Dünndarms. Wird die Einstülpung nicht schnell behoben, kann der Darm sogar absterben. Stuhl kann an der Einstülpung kaum oder gar nicht mehr transportiert werden. Es kommt zu Erbrechen und die Kinder scheiden nur noch kleine „Köttel" aus, oft auch mit Blutbeimengungen. Im schlimmsten Fall kann ein kompletter Darmverschluss auftreten. Schnelles Handeln ist hier enorm wichtig!

Die Gründe sind unklar: Man nimmt an, dass geschwollene Lymphknoten im Bauch nach vorhergehenden Darmentzündungen oder auch Darmpolypen eine Rolle bei der Entstehung der Invagination spielen.

DAS KÖNNEN SIE SELBST TUN
Haben Sie den Verdacht, dass Ihr Kind eine Darmeinstülpung oder einen Darmverschluss hat, gilt es keine Zeit mehr zu verlieren: Gehen Sie sofort zu Ihrem Kinderarzt oder direkt ins Krankenhaus. Eigene Therapieversuche verzögern eine sofortige Therapie nur unnötig!

DAS MACHT DER ARZT
Der Arzt stellt die Diagnose mittels körperlicher Untersuchung und Ultraschall. Bei einer Darmeinstülpung muss Ihr Kind ins Krankenhaus. Dort kann unter Kurznarkose ein Darmrohr eingeführt werden, durch das Wasser oder Luft in den Darm geleitet wird. So entsteht Überdruck, der das eingestülpte Darmende dazu bringt, sich wieder an richtige Position zurück zu schieben. Befindet sich der Darm wieder in der richtigen Lage – was mithilfe von Ultraschall überprüft werden kann –, muss Ihr Kind noch ein bis zwei Tage zur Überwachung im Krankenhaus bleiben. Nicht ganz selten – in ca. 10 von 100 Fällen – kommt es zu Wiedereinstülpungen, sodass das Manöver wiederholt werden muss. Ist mit der konservativen Methode kein dauerhafter Erfolg zu erreichen, muss eine Operation erfolgen. Dabei wird der Dünndarm am Dickdarm befestigt, sodass er nicht wieder verrutschen kann.

HÄUFIG, ABER MEIST UNGEFÄHRLICH
Durchfall

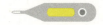

Durchfall – also häufigere Stuhlfrequenz als normal – ist bei Säuglingen und Kleinkindern häufig, meist aber nicht gefährlich. Das häufigere Windelwechseln ist zwar für Sie und Ihr Kind unangenehm, nach spätestens einer Woche ist so eine Erkrankung aber in der Regel wieder vergessen. Kleinkinder reagieren auf viele Infektionen oder auf neue Nahrungsmittel mit Durchfall. So kann auch eine einfache Atemwegsinfektion zu Bauchschmerzen mit Durchfall führen. Auch die Umstellung von Muttermilch auf Brei kann für den Magen-Darm-Trakt eine Herausforderung sein, auf die er mit Durchfall reagiert. Der Stuhl kann dabei die verschiedensten Farben haben, von hellbraun bis dunkelgrün, was aber keinerlei Bedeutung für Schwere bzw. Gefährlichkeit des Durchfalls hat. Auch Antibiotika oder andere Medikamente, die Ihr Kind ggf. einnehmen muss, können Diarrhoen (= Durchfälle) verursachen. Diese verschwinden dann meist wieder, sobald das Medikament nicht mehr gegeben wird.

Durchfall wird dadurch ausgelöst, dass die Erreger, z. B. Viren oder fremde Stoffe, die Darmschleimhaut schädigen. Die Schleimhautzellen sterben ab, der Darm wird undicht und es kann ungehindert Flüssigkeit aus dem Körper in den Darm gelangen. Es kommt zu mehr oder weniger starken Durchfällen – je nach Schädigung der Darmschleimhaut.

Die massiven Brechdurchfälle, die besonders bei Säuglingen und Kleinkindern auftreten, werden hauptsächlich durch Viren (Magen-Darm-Grippe) wie Rota- (siehe S. 166), Noro- und Adenoviren ausgelöst. Ist das Virus einmal aufgenommen – meist durch Tröpfchen- oder Schmierinfektion –, dauert es nicht lange, bis der Durchfall Ihr Kind peinigt. Treten dazu noch Fieber und Erbrechen auf, kann es zu bedrohlich hohem Flüssigkeitsverlust kommen. Verstärkt wird die Gefahr dadurch, dass Ihr Kind wegen der Übelkeit und Schlappheit kaum noch etwas trinken möchte. Im schlimmsten Fall kann der Flüssigkeitsverlust zu Dehydratation (= Austrocknung) mit Bewusstseinsstörungen und sogar zum Tod führen. Eine Dehydratation erkennen Sie daran, dass sich die Haut am Bauch nur langsam wieder zurückspannt, wenn Sie sie zwischen zwei Finger genommen haben, Mundschleimhaut und Zunge sind trocken, die Urinausscheidung geht zurück. Bei Säuglingen ist oft die Fontanelle eingesunken. Bei sichtbaren Dehydrationszeichen sollten Sie mit Ihrem Kind zum Arzt!

Bakterien spielen als Auslöser für Durchfall bei Kleinkindern und Säuglingen eine nicht allzu große Rolle. Sind sie es dennoch, ist der Verlauf der Erkrankung meist nicht besonders heftig. Manchmal können auch verunreinigte Lebensmittel Auslöser für Durchfall sein (= Lebensmittelintoxikation).

 DAS KÖNNEN SIE SELBST TUN Die Flüssigkeitszufuhr ist bei akutem Durchfall das A und O. Stillen Sie Ihr Kind weiter – und so oft wie möglich! Die Muttermilch enthält viele Stoffe, die den Darm wieder „reparieren" und somit den Durchfall stoppen können. Achten Sie darauf, wie viel Ihr Kind tatsächlich trinkt. Meist wird die Menge überschätzt. Sollte sie Ihnen zu gering erscheinen, können Sie ihm eine geeignete Rehydratationslösung aus der Apotheke geben. Alternativ eignet sich eine selbstgemachte Elektrolytlösung (siehe Kasten), auch für Kinder, die nicht mehr gestillt werden.

Selbstgemachte Elektrolytlösung

Eine im richtigen Verhältnis gemischte Zucker-Salz-Lösung gibt dem Körper rasch die nötigen Mineralstoffe zurück, die er für wichtige Stoffwechselvorgänge braucht. Geben Sie dazu in einen halben Liter stilles Mineralwasser

- einen ¾ Teelöffel Kochsalz,
- sieben bis acht gestrichene Teelöffel Traubenzucker, (ersatzweise Haushaltzucker) und
- einen halben Liter Orangensaft (wichtig wegen des Kaliumgehalts).

Mischen Sie alles gründlich durch und geben Sie Ihrem Kind über den Tag verteilt insgesamt zwei Liter der jeweils frisch zubereiteten Lösung.

Anstelle von Orangensaft können Sie auch andere Fruchtsäfte, Kräuter- oder Früchtetee verwenden.

Falls Sie nicht alle Zutaten zur Verfügung haben sollten, lösen Sie einfach zwei Esslöffel Rohrzucker und einen Teelöffel Kochsalz in einem Liter abgekochtem Wasser auf und geben Ihrem Kind diese Mischung.

EHEC

Das EHEC-Bakterium (= enterohämorrhagische Escherichia coli) verursacht blutig-schleimige Durchfälle. Glücklicherweise sind die Infektionen in den letzten Jahren zurückgegangen, die Infektionsquellen lassen sich dennoch schwer eindämmen.

Starke Bauchschmerzen, -krämpfe und blutige Durchfälle sind das klassische Krankheitsbild der EHEC-Infektion. Wenn Ihr Kind blutige Durchfälle hat, müssen Sie mit ihm zum Kinderarzt. Stellt er bei Ihrem Kind eine EHEC-Infektion fest, ist ein Klinikaufenthalt unumgänglich.

Bieten Sie Ihrem Kind häufig Getränke an, gerne seine Lieblingsgetränke. Cola und schwarzer Tee sind eher ungünstig, da sie den Körper aufgrund ihres Koffeingehalts weiter austrocknen können. Die Gerbstoffe in Heidelbeeren sollen die „Abdichtung" der geschädigten Darmschleimhaut beschleunigen. Kleinkinder können daher getrocknete Heidelbeeren kauen oder Heidelbeertee trinken.

Wichtig ist die initiale Rehydrierung: der (geschätzte) Flüssigkeitsverlust sollte in den ersten 3 bis 4 Stunden ersetzt werden, d. h. 30 bis 50 Milliliter pro Kilogramm Körpergewicht bei leichter, 60 bis 80 Milliliter pro Kilogramm bei mäßiger Dehydratation. Ein Kind mit einem Gewicht von 15 Kilogramm sollte also initial etwa ½ bis 1 Liter der Lösung trinken, ggf. in kleinen Schlucken oder auch per Teelöffel oder Spritze. Nach Ausgleich des Flüssigkeitsverlustes kann die normale Ernährung wieder fortgesetzt werden.

Gut für den Kostaufbau nach Abklingen der Erkrankung sind geriebener Apfel und Zwieback. Auch Suppen, besonders Möhrensuppe, eignen sich gut, um den Darm wieder zu beruhigen. Außerdem sollten sich alle Personen, die mit Ihrem Kind Kontakt haben, häufig und gründlich die Hände waschen. Spezielle Desinfektionsmittel für Flächen, Türklinken und Spielzeug sind bei Ihnen zu Hause nicht notwendig.

DAS MACHT DER ARZT

Bei Durchfall sollten Sie mit Ihrem Kind immer zum Arzt gehen. Er kann feststellen, wie schwerwiegend der Flüssigkeitsverlust ist und ggf. eine Infusion geben bzw. Ihr Kind ins Krankenhaus einweisen, damit dies unter Beobachtung geschieht. Sollten die Durchfälle über einen längeren Zeitraum anhalten, muss nach einer Ursache dafür gesucht werden.

ABWEHRREAKTION DES KÖRPERS
Erbrechen

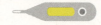

In den ersten Lebensmonaten ist es normal, dass Ihr Kind öfter mal „spuckt". Der Magen-Darm-Trakt ist noch nicht an die Ernährung – meist Muttermilch – gewöhnt, und das leichte Hervorwürgen von aufgenommener Nahrung, das Sie als Spucken wahrnehmen, ist absolut ungefährlich. Auch gelegentliches leichtes Erbrechen kommt in diesem Lebensalter vor und ist prinzipiell eine normale Reaktion des Körpers auf die ungewohnte Nahrung. Mit dem Erbrechen schützt sich der Körper gegen ungewohnte Stoffe, Gifte, Viren, Bakterien oder auch einfach einem „Zuviel", wie etwa bei rauen Mengen an Pommes, Cola und Eis. Zu große Mengen können den Magen-Darm-Trakt überfordern, sodass der das ganze Essen wieder „zurückschickt". Bei verdorbenen Lebensmitteln lösen die darin enthaltenen Giftstoffe zuerst Übelkeit und dann Erbrechen aus. Meist beruhigt sich der Magen wieder, nachdem die „Selbstreinigung" durch das Erbrechen stattgefunden hat. Sich zu übergeben ist so gesehen ein guter Schutz vor schädlichen äußeren Einflüssen.

Auch wenn Sie mit Ihrem Kind leiden, wenn es sich übergibt, meist ist nach ein paar Malen Schluss und Ihrem Kind geht es wieder besser. Im Rahmen von Virusinfektionen (Rotavirus, siehe S. 166) kann es dagegen zu sehr heftigen Brechdurchfällen kommen, wobei meist der Durchfall im Vordergrund steht.

Blutiges oder galliges Erbrechen können ein Hinweis auf einen Darmverschluss oder eine Darmeinstülpung (beides siehe S. 148) sein. Glücklicherweise sind diese schlimmen Ursachen deutlich seltener als das einfache und harmlose Erbrechen.

DAS KÖNNEN SIE SELBST TUN

Mit dem Erbrechen sorgt Ihr Kind selbst dafür, dass es ihm bald wieder besser geht. Die für den Körper fremden oder sogar schädlichen Stoffe werden dabei ausgeschieden. Muss Ihr Kind brechen, nehmen Sie es am besten auf den Arm und achten darauf, dass es das Erbrochene nicht einatmet. Am besten legen Sie Ihr Kind dabei leicht über die Schulter, wie nach einer Mahlzeit, wenn Sie auf das obligatorische Aufstoßen warten. Kinder, die schon sitzen können, sollten sich aufsetzen und in eine Schüssel oder einen Eimer erbrechen, sodass die Gefahr, Erbrochenes einzuatmen oder zu verschlucken, möglichst gering ist. Wenn Ihr Kind einen harten Bauch hat oder apathisch ist, müssen Sie sofort zum Arzt oder in die Klinik!

Nach dem Erbrechen sollten Sie Ihrem Kind den Mund mit einem mit Pfefferminz- oder Fencheltee getränkten Lappen ausputzen – größere Kinder können auch mit dem Tee gurgeln. Auf diese Weise wird die beim Erbrechen in den Mund gelangte Magensäure neutralisiert und der fiese Geschmack beseitigt.

Achten Sie nach dem Erbrechen auf eine ausreichende Flüssigkeitszufuhr. Bei einmaligem Erbrechen ist der Flüssigkeitsverlust meist eher gering, häufigeres Erbrechen, vielleicht kombiniert mit Fieber und Durchfall (siehe S. 149), kann jedoch zu massivem Flüssigkeitsverlust führen. Für Säuglinge gilt: Muttermilch ist auch beim Erbrechen die am besten verträgliche Flüssigkeit. Wenn Ihr Kind nicht mehr gestillt wird, können Sie leicht gesüßte Tees – auch hier am besten Pfefferminz- und Fencheltee – geben. Eine Rehydratationslösung aus der Apotheke ersetzt die beim Erbrechen verloren gegangenen Mineralien.

DAS MACHT DER ARZT

Wenn Ihr Kind nur einmal erbricht und es ihm anschließend wieder gutgeht, ist ein Arztbesuch meist nicht notwendig. Sollte das Erbrechen aber länger andauern, häufiger nacheinander vorkommen, das Erbrochene blutig oder gallig sein oder Ihr Kind nichts mehr zu sich nehmen wollen, sollten Sie zügig einen Arzt aufsuchen. Er kann entscheiden, ob Medikamente gegen das Erbrechen sinnvoll sind oder ob aufgrund des Flüssigkeitsverlustes eine Infusion und Beobachtung im Krankenhaus notwendig sind.

Alarmzeichen Erbrechen

Erbrechen kann ein Alarmsymptom für schlimmere Erkrankungen sein. Gehen Sie sofort zum Arzt, wenn zum Erbrechen folgende Symptome/Ereignisse vorliegen:

- Ihr Kind (Säugling) erbricht mehrfach im Schwall: Magenpförtnerkrampf
- Ihr Kind hat sich heftig den Kopf gestoßen oder ist auf den Kopf gefallen: Schädel-Hirn-Trauma
- Ihr Kind hat hohes Fieber: Gefahr der Austrocknung
- Ihr Kind hat starke Bauchschmerzen: Blinddarmentzündung
- Ihr Kind hatte seit Tagen keinen Stuhlgang: Darmeinstülpung
- Ihr Kind hat starke Kopfschmerzen: Hirnhautentzündung, Migräne

UNLIEBSAMES REISEMITBRINGSEL
Giardiasis

Sie kommen aus dem Urlaub zurück und Ihr Kind hat auf einmal Durchfall. Zuerst denken Sie, dass sich das geben wird, aber dann kommen auch noch Bauchkrämpfe und Blähungen dazu. Giardiasis ist die häufigste Infektionskrankheit durch Einzeller. Oft wird sie aus dem Süden mitgebracht, allerdings wird die Infektion auch hier in Deutschland durch infizierte Menschen und (Haus-)Tiere weitergegeben.

Aufgenommen wird der Erreger (= Lamblien) hauptsächlich durch bei der Düngung mit Kot verunreinige Nahrung oder Trinkwasser. Aber auch infizierte Kinder können, bei unzureichender Händehygiene nach dem Stuhlgang, andere Menschen über Stuhlrückstände infizieren.

DAS KÖNNEN SIE SELBST TUN

Achten Sie auch im Urlaub immer auf strenge Einhaltung der Hygiene. Ihr Kind sollte am besten jeden Tag ein frisches Handtuch benutzen. Einmalhandtücher sind eine gute Alternative. Dass sich Ihr Kind nach jedem Toilettengang die Hände mit Seife wäscht, sollte ohnehin selbstverständlich sein. Achten Sie darauf, dass es nur Wasser aus verschlossenen Flaschen trinkt oder kochen Sie das Wasser vorher ab. Auf Eiswürfel aus Wasser unklarer Herkunft sollten Sie immer verzichten. Chlorung tötet die Zysten nicht zuverlässig ab. Obst vor dem Verzehr immer schälen. Salate und Gemüse sind heikel – im Zweifel lieber die Finger weg von Lebensmitteln, die viel mit möglicherweise unsauberem Wasser in Kontakt waren. Stehende Gewässer sollten nicht unbedingt zum Baden genutzt werden. In ihnen können sich Lamblien gut vermehren. Denken Sie auch an Ihren Hund oder Katze als Infektionsquelle!

DAS MACHT DER ARZT

Wenn Ihr Kind nach einer Reise lang andauernden Durchfall hat, sollten Sie zum Kinderarzt gehen. Er kann mittels Stuhlproben die Art der Erkrankung feststellen und Medikamente verschreiben, um die Erreger abzutöten. Ist Ihr Kind an Giardiasis erkrankt oder besteht der Verdacht darauf, muss es zu Hause bleiben und Sie müssen Kindergarten oder Schule informieren. Ihr Kind kann wieder in eine Gemeinschaftseinrichtung gehen, wenn sein Stuhl wieder normal geformt ist. Darüber brauchen Sie keine Bescheinigung vom Arzt. Ggf. empfiehlt sich eine Stuhlkontrolle nach Abschluss der Behandlung.

BRENNEN BEIM WASSERLASSEN
Harnwegsinfektion

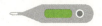

Harnwegsinfekte sind bei Kindern keine Seltenheit. Mädchen sind bis zur Pubertät allerdings etwa fünfmal häufiger betroffen als Jungen. Das liegt daran, dass bei ihnen die Harnröhre weniger weit entfernt von den Bakterien der Darmgegend liegt. Außerdem können die Bakterien bei Mädchen schneller in die Blase gelangen, da die Harnröhre deutlich kürzer ist als bei Jungen. Auslöser der unangenehmen Harnwegsinfektionen sind Bakterien, Viren und Pilze, die in die Harnröhre eindringen. Am häufigsten ist die Infektion mit dem Darmbakterium E. coli. Dies stammt aus unserem Genital- und Analbereich und gehört zur gesunden Darmflora. Steigen die Keime allerdings weiter den Harntrakt hinauf, kann das zu einer Blasenentzündung und in Einzelfällen sogar zu einer Nierenbeckenentzündung führen.

Hat Ihr Kind eine Harnwegsinfektion, muss es häufiger als sonst zur Toilette, klagt über Schmerzen beim Wasserlassen und bekommt mitunter auch leichtes Fieber. Der Urin ist oft rötlich-trüb verfärbt und riecht anders – die Bakterien verursachen einen strengen Geruch. Die alleinige Harnwegsinfektion ist harmlos und heilt meistens innerhalb von ein paar Tagen wieder ab.

Bei einer Niereninfektion hat Ihr Kind meist hohes Fieber und Schmerzen, die bis in den Rücken ausstrahlen. Häufige Nierenbeckenentzündungen können zu bleibenden Schäden der Nieren führen.

DAS KÖNNEN SIE SELBST TUN

Geben Sie Ihrem Kind viel zu trinken. Ein bis zwei Liter pro Tag sind prima und sorgen dafür, dass die Bakterien schnell wieder ausgeschwemmt werden. Ob das mithilfe von Tees in verschiedenen Geschmacksrichtungen, Schwarztee, Mineral- oder Leitungswasser geschieht, ist unerheblich. Früchtetees sind allerdings nicht so sehr geeignet, da sie die Schleimhäute zusätzlich reizen. Eine Wärmflasche oder warme Umschläge können helfen, die verkrampfte Muskulatur zu entspannen. Zum Arzt müssen Sie mit Ihrem Kind, wenn Blut im Urin ist, wenn es Fieber bekommt oder die Nierengegend anfängt zu schmerzen.

Um Harnwegsinfektionen vorzubeugen, sollten Sie Ihrem Kind folgende Empfehlungen weitergeben – denn neben angeborenen Ursachen spielt das richtige Verhalten auch eine wichtige Rolle:

- Ihr Kind sollte von Anfang an lernen, viel zu trinken.
- Ihr Kind sollte bei Harndrang möglichst zügig auf Toilette gehen und langes Einhalten vermeiden.
- Zu langes Sitzen auf kaltem Untergrund und kalte Füße begünstigen eine Harnwegsinfektion.
- Nasse oder verschwitzte Kleidung, z. B. nach dem Sport, sollte so schnell wie möglich gewechselt werden, Badekleidung sofort nach Verlassen des Wassers.
- Ihr Kind sollte am besten Baumwollunterwäsche tragen, die regelmäßig bei 60–90 Grad Celsius gewaschen wird. Kunstfasern sollten vermieden werden. Die Unterwäsche sollte locker sitzen, sodass der Schambereich nicht gereizt wird. Durch Hautreizungen haben die Bakterien ein leichtes Spiel und es kommt häufiger zu Infektionen.
- Bringen Sie Ihrer Tochter bei, nach dem Stuhlgang oder dem Wasserlassen von vorne (Scheide) nach hinten (After) abzuwischen. Dadurch wird das Risiko verringert, dass Bakterien vom After in die Harnröhre gerieben werden.
- Der Intimbereich sollte am besten nur mit klarem Wasser gewaschen werden. Seifen und Desinfektionsmittel reizen die empfindliche Haut und können den Säureschutzmantel der Haut schädigen.
- Verstopfungen begünstigen das Entstehen von Harnwegs- und Blasenentzündungen. Achten Sie also auch darauf, dass Ihr Kind regelmäßig Stuhlgang hat.

DAS MACHT DER ARZT

Haben Sie den Verdacht, dass Ihr Kind einen Harnwegsinfekt oder eine Blasenentzündung hat, sollten Sie auf jeden Fall zum Arzt gehen. Dort wird der möglichst frische Urin Ihres Kindes auf Bakterien, Blut und Entzündungszellen mit einem Urinteststreifen untersucht. Die Untersuchung geht sehr schnell. Bei einem positiven Befund – also einer Entzündung – wird Ihrem Kind ein Antibiotikum verordnet, um die weitere Ausbreitung von Bakterien im Harntrakt zu verhindern.

Meist bessern sich die Beschwerden schon nach dem ersten Tag der Therapie. Die Tabletten müssen aber – wie immer bei Antibiotika – so lange genommen werden wie verordnet, ansonsten kann es schnell zu einem Rückfall mit nachfolgender Nierenbeckenentzündung kommen. Kommt es bei Ihrem Kind häufig zu Harnwegsinfekten, muss untersucht werden, ob eine Störung in der Anlage vorliegt, z. B. eine Nierenbeckenerweiterung oder ein Rückfluss aus der Harnblase ins Nierenbecken (= Reflux). Dies geschieht dann mittels Ultraschall.

NICHT AM RICHTIGEN PLATZ
Hodenhochstand

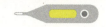

Bei der ersten Vorsorgeuntersuchung (U1) stellt der Arzt bei ca. drei Prozent der Jungen (bei Frühgeborenen etwa 30 Prozent) einen leeren Hodensack fest. Die Hoden sind noch nicht an Ort und Stelle angekommen. Vor der Geburt reifen sie im Bauchraum in der Nähe der Nieren und wandern schließlich durch den noch offenen Leistenkanal in den Hodensack. Die Hoden werden „ausgelagert", da für die Samenreifung (Spermien) eine deutlich niedrigere Temperatur notwendig ist – im Hodensack ist es ca. drei bis fünf Grad kälter als im Körperinneren. ==Bleiben die Hoden nach der Geburt noch für längere Zeit im Körperinneren, kann dies zu Unfruchtbarkeit führen.== Einen ähnlichen Effekt hat im Erwachsenenalter übrigens das Tragen zu enger Hosen.

Das Absteigen des Hodens kann auf beiden Seiten ausbleiben (= Bauchhoden), nur einseitig erfolgen oder auch in Höhe des Leistenkanals stocken (= Leistenhoden). Eine weitere Form des Hodenhochstands ist der Gleithoden: Er befindet sich am Eingang des Hodensacks, lässt sich auch dorthin herunterziehen, rutscht dann aber sofort wieder zurück in seine Ausgangsposition.

Ein sogenannter Pendelhoden liegt vor, wenn der Hoden bei Kälte, z. B. beim Wickeln, durch einen Reflex nach oben gezogen wird, sodass Sie ihn nicht mehr ertasten können. Das können Sie auch daran erkennen, dass der Hodensack geschrumpelt ist. Bei Wärme rutscht der Hoden wieder an seinen richtigen Platz. Daher zählt der Pendelhoden eigentlich nicht zum Hodenhochstand und bedarf normalerweise auch keiner Behandlung.

DAS KÖNNEN SIE SELBST TUN
Ruhig bleiben ist hier die Devise. Falls bei Ihrem Kind ein Hodenhochstand festgestellt wurde, wird Ihr Arzt das weitere Vorgehen genau mit Ihnen besprechen. Dauerndes Selbstuntersuchen verunsichert Sie nur – überlassen Sie das lieber dem Kinderarzt!

DAS MACHT DER ARZT
Hat sich der Hoden nach dem ersten halben Jahr nicht an seinem vorgesehenen Platz eingefunden, stehen eine Hormontherapie oder eine Operation zur Verfügung. Meist wird zunächst die Therapie versucht – als Nasenspray oder Spritze in den Muskel. Ist sie erfolglos, wird der Hoden mit einer kleinen Operation (meist ambulant) an Ort und Stelle fixiert. Die Behandlung sollte bis zum Ende des ersten Lebensjahres abgeschlossen sein.

PASST NICHT
Hüftdysplasie

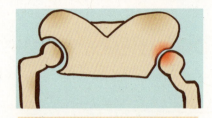

Passt der Hüpfkopf nicht in die ungenügend entwickelte Hüftpfanne (rechte Seite), kommt es zu einer Fehlstellung.

Bei der Vorsorgeuntersuchung U3 (siehe S. 12) wird auch das Skelettsystem untersucht. Um eine Hüftdysplasie auszuschließen, wird standardmäßig eine Ultraschalluntersuchung der Hüfte durchgeführt. Ziel ist es, Fehlbildungen oder -haltungen frühzeitig zu erkennen und durch entsprechende Therapien Folgeschäden zu vermeiden. Frühe Diagnose schützt vor lebenslangen Folgen, deshalb sollten Sie mit Ihrem Kind auch alle angebotenen Früherkennungstermine wahrnehmen.

Das Hüftgelenk besteht aus einer Hüftgelenkspfanne, in der der kugelförmige Hüftgelenkskopf – das Ende des Oberschenkelknochens – Platz findet. Der Hüftkopf wird von der Pfanne so umschlossen, dass er frei darin rotieren, aber nicht seine Position verlassen kann. Bei der angeborenen Hüftdysplasie ist die Pfanne zu flach, sodass der Hüftkopf aus der Pfanne herausrutschen kann (= Hüftluxation). Bei bis zu 40 von 100 Kindern sind beide Hüften betroffen. Glücklicherweise müssen nur ca. zwei Prozent der Säuglinge wegen einer Hüftdysplasie behandelt werden. Wird sie nicht frühzeitig erkannt und behandelt, drohen später Gangstörungen, Beinlängendifferenzen und eine vorzeitige Hüftgelenksarthrose.

DAS KÖNNEN SIE SELBST TUN

Die Hüftdysplasie wird meist per Ultraschall festgestellt. Die Blickdiagnose fällt da schon deutlich schwerer: ein verkürztes Bein, Schwierigkeiten beim Abspreizen eines Beins beim Wickeln oder asymmetrische Hautfalten an Po und Oberschenkel können ein (unsicherer) Hinweis sein, der Sie aber auf jeden Fall zum Arzt führen sollte. Wenn es in Ihrer Familie Fälle von Hüftdysplasie gegeben hat, machen Sie Ihren Kinderarzt bitte darauf aufmerksam – dann ist auch das Risiko für Ihr Kind erhöht.

DAS MACHT DER ARZT

Der Hüftultraschall gehört glücklicherweise seit einigen Jahren zu den Standarduntersuchungen und so werden auch fast alle Fehlbildungen frühzeitig entdeckt. Ist die Fehlbildung nicht stark ausgeprägt, kann es genügen, dass Sie Ihr Kind in den ersten Lebensmonaten breit wickeln, d.h. mit leicht abgespreizten Beinchen. Der Kinderarzt kontrolliert den Verlauf der Fehlbildung regelmäßig und wenn Sie und Ihr Kind Glück haben, ist diese Behandlung bereits ausreichend. Bei stärkeren Fehlbildungen muss Ihre Kind eine sogenannte Spreizhose tragen, die dafür sorgt, dass die Beine die ganze Zeit abgespreizt sind. Durch das Tragen dieser speziellen Hose wird eine normale Ausbildung einer Gelenkpfanne begünstigt. Ihr Kind muss die Hose allerdings immer tragen. Zur Beruhigung: Die Spreizhose macht Ihnen vermutlich deutlich mehr Probleme als Ihrem Kind. Denn es kennt es gar nicht anders und sein Bewegungsdrang wird durch die Hose auch nicht unterdrückt. Nach vier bis acht Wochen ist Ihr Kind die Hose dann wieder los und es ist viel für die weitere normale Entwicklung erreicht.

Fragen zur Hüftdysplasie

Gibt es verschiedene Schweregrade der Hüftdysplasie? Ja, je nach Untersuchungsverfahren – z.B. Sonografie, Röntgen. Beim am häufigsten eingesetzten Ultraschall werden vier Grade unterschieden. Nach dem Schweregrad richtet sich die Therapieform, z.B. Spreizhose, Schiene, Gips.

Was passiert, wenn ich mein Kind unbehandelt lasse? Durch die Fehlstellung des Hüftkopfes in der Hüftpfanne kommt es zu einer Fehlstellung im Hüftgelenk mit Beinlängendifferenz, Gangunsicherheit und einer vorzeitigen Hüftgelenksarthrose. Oft muss dann später operiert werden.

Gibt es Risikofaktoren für eine Hüftdysplasie? Ja, Mädchen sind viermal häufiger betroffen als Jungen. Steißlage in der Schwangerschaft und Frühgeburt sind weitere Risikofaktoren.

Leidet mein Kind seelisch unter der Schiene? Wahrscheinlich nicht. Wissenschaftlich ist dies nicht untermauert, aber da Ihr Kind nichts anderes kennt und die Schiene meist nur kurz getragen werden muss, wird angenommen, dass sie Ihr Kind wenig stört. Ohne Schiene, das steht fest, hat Ihr Kind später massive Probleme.

Kann ich mein Kind in einem Tragetuch tragen? Ja, die Position mit gespreizten Beinen im Tragetuch hat einen positiven Effekt. Tragen Sie Ihr Kind ruhig so häufig wie möglich im Tragetuch – so sorgen Sie für viel körperliche Nähe, zugleich ist es gut für die Hüftkopfstellung Ihres Kindes.

HÜFTSCHMERZ BEI BELASTUNG
Hüftkopfnekrose

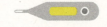

Bei der Hüftkopfnekrose (= Morbus Perthes) hat Ihr Kind Hüftschmerzen – meist nur leichte, und meist auch nur bei Belastung. Es dauert recht lange, bis es zu hinken beginnt, das Problem ist für Sie daher nicht frühzeitig zu erkennen. Am häufigsten tritt es im Kindergarten- und Grundschulalter, bevorzugt bei Jungen, auf. Grund ist ein Absterben der Knochenzellen im Hüftkopf. Man nimmt an, dass die Blutversorgung durch Gefäßfehlbildungen gestört ist. Die Knochenzellen bekommen nicht genug Nährstoffe und sterben ab. Dadurch passt der Hüftkopf nicht mehr richtig in die Hüftpfanne, es kommt zu Reibung und Verschleiß. Anfangs leichte, später immer schwerere Schmerzen sind die Folge. ==Typisch ist auch eine Ausstrahlung ins Knie – manchmal macht sich der Perthes sogar nur durch Schmerzen im Knie bemerkbar.== Wird die Erkrankung früh erkannt und behandelt, kann sie folgenlos ausheilen, gerade bei Jüngeren. Ist sie schon fortgeschritten, ist es wahrscheinlich, dass es später zu Hüftgelenksarthrose kommt.

DAS KÖNNEN SIE SELBST TUN
Nehmen Sie Beschwerden Ihres Kindes ernst. Vor allem, wenn es immer wieder über Knie- oder Hüftbeschwerden nach körperlicher Belastung klagt, sollten Sie zum Arzt. Wenn Ihr Kind hinkt oder humpelt, sollten Sie es sowieso in jedem Fall von einem Kinderarzt untersuchen lassen.

DAS MACHT DER ARZT
Der Morbus Perthes wird durch eine Kernspintomografie eindeutig diagnostiziert. Außerdem zeigt sich bei der körperlichen Untersuchung eine Bewegungseinschränkung im Hüftgelenk.

Leider gibt es noch keine Therapie, um die Hüftnekrose zu heilen. Durch Krankengymnastik, Schonung und Entlastung des Beines kann ihr Fortschreiten aber meist aufgehalten werden. Ihr Kind sollte nicht springen und Stöße auf das Hüftgelenk vermeiden. Außerdem muss es regelmäßig untersucht werden. Gerade bei älteren Kindern können manchmal Gehstützen zur kompletten Entlastung des Gelenks notwendig sein, um eine weitere Verformung des Hüftkopfes zu vermeiden.

Ist es bereits zu einer massiven Veränderung des Hüftkopfes gekommen, muss eine Operation durchgeführt werden, um die Hüftfunktion wieder zu verbessern und so eine spätere Arthrose hinauszuzögern.

VERSCHNUPFTES GELENK
Hüftschnupfen

Gerade erst hat Ihr Kind eine nervige Erkältung überstanden, da fängt es auf einmal – scheinbar ohne Grund – an zu hinken. Bis auf die Schmerzen in der Hüfte, die in die Leistengegend und die Knie ausstrahlen können, geht es Ihrem Kind gut. Wahrscheinlich hat Ihr Kind in diesem Fall einen Hüftschnupfen. Dabei ist die Hüftgelenkskapsel vorübergehend entzündet und verursacht Schmerzen, sodass Ihr Kind hinkt, um das betroffene Gelenk zu schonen.

Oft tritt der Hüftschnupfen etwa drei bis vier Wochen nach einer Virusinfektion z. B. des Magen-Darm-Trakts oder Nasen-Rachen-Raums auf. Man vermutet, dass die Abwehrreaktion auf das Virus auch auf das Gelenk übergreift und so zu einer leichten Entzündung mit Wassereinlagerung (= Erguss) im Gelenk führt. Ein Hüftschnupfen kann aber auch ohne vorausgehenden Infekt aus heiterem Himmel auftreten.

Meist ist nur eine Seite von den Beschwerden betroffen. Typischerweise wird Ihr Kind im Alter zwischen drei und acht Jahren vom Hüftschnupfen erwischt. Er ist in dieser Zeit die wohl häufigste Ursache für Hüftschmerzen.

DAS KÖNNEN SIE SELBST TUN

Die beste Therapie für einen Hüftschnupfen ist Ruhe. Da Ihr Kind ansonsten aber fit ist, fällt es ihm schwer, die Beine stillzuhalten. Denken Sie sich Beschäftigungen aus, die man gut im Sitzen machen kann: Gesellschaftsspiele, aber auch ein Nachmittag vor Fernseher oder Play Station sind in diesen Fällen ausnahmsweise eine gute Lösung. Auch wenn die Beschwerden nach ein paar Tagen schon deutlich abgeklungen sind, sollte es Ihr Kind langsam angehen lassen, damit die Entzündung komplett ausheilen kann.

DAS MACHT DER ARZT

Hüftschnupfen ist zwar der häufigste Auslöser für Hüftbeschwerden bei Kleinkindern, aber nicht der einzige. Daher sollte der Arzt andere Erkrankungen, die infrage kommen, z. B. Morbus Perthes, ausschließen. Bei Verdacht auf Hüftschnupfen kann der Arzt mit dem Ultraschall die Flüssigkeitsansammlung im Gelenk feststellen. Auch die Beweglichkeit im Gelenk wird untersucht. In Ausnahmefällen, wenn die Schmerzen zu stark sind, kann der Arzt entzündungshemmende und schmerzstillende Medikamente wie z. B. Ibuprofen verordnen.

SCHWACHE MUSKULATUR
Leistenbruch

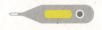

Zum Leistenbruch kommt es, weil die Bauchwand natürliche Schwachstellen aufweist. In diesem Fall ist es der Leistenkanal, durch den die Hoden aus der Bauchhöhle in den Hodensack gelangen. Auch Mädchen haben einen Leistenkanal, der aber durch ein Bindegewebeband besser verschlossen ist – deshalb kommt es bei Mädchen auch deutlich seltener zu einem Leistenbruch als bei Jungen. Besonders im ersten Lebensjahr wird durch das unvermeidliche regelmäßige Schreien ein hoher Druck im Bauchraum aufgebaut, der die dortigen Schwachstellen zum Nachgeben bringen kann. Folge sind dann Nabel- und/oder Leistenbruch. Bei Jungen macht er sich als Schwellung in der Leiste bemerkbar, bei Mädchen kann es infolge des Bruchs zu einer Schamlippenschwellung kommen. Durch die geweiteten Stellen im Bauchraum können beim Schreien Darmanteile (= Schlingen) austreten. Meist rutschen sie nach der Schreiattacke wieder zurück an Ort und Stelle oder verbleiben ohne weitere Beschwerden zu verursachen im Bruchsack. Rutschen sie aber unter großem Druck durch die Bruchpforte und werden daraufhin abgeklemmt, kommt es aufgrund von Durchblutungsstörungen und Behinderungen des Stuhltransports zu sehr starken Schmerzen und der Gefahr, dass der betroffene Darmanteil abstirbt. In diesem Fall muss sofort operiert werden. Bei einer Einklemmung sind die Schmerzen nahezu unerträglich, Ihr Kind hört nicht auf zu schreien, es kann zu Übelkeit und Erbrechen kommen; außerdem wird Ihr Kind zunehmend apathischer.

DAS KÖNNEN SIE SELBST TUN
Bei einem Leistenbruch können Sie selbst kaum etwas tun. Wenn Sie den Verdacht haben, dass Ihr Kind einen Leistenbruch hat, sollten Sie zügig – kein Notfall – einen Arzt aufsuchen. Wenn Sie dagegen denken, dass Ihr Kind einen eingeklemmten Bruch hat, ist Eile geboten. Gehen Sie am besten sofort in eine Klinik.

DAS MACHT DER ARZT
Meist ist die Diagnose eines Leistenbruches bereits durch Tasten möglich. Bei Schwierigkeiten kann Ihr Arzt die Leiste auch mit Ultraschall untersuchen, um die Diagnose zu sichern. Da sich die Leiste nicht von alleine wieder verschließt und die Gefahr einer Einklemmung besteht, wird er bald nach der Diagnose operieren.

KNOPF AM BAUCH
Nabelbruch

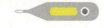

Ist bei Ihrem Kind plötzlich der Nabel leicht nach vorne ausgestülpt – was besonders beim Schreien gut zu sehen ist –, liegt der Gedanke nahe, dass etwas nicht in Ordnung ist, Ihr Kind hat allerdings – auch wenn der Nabel anders aussieht – keine Schmerzen durch die Vorwölbung. Zur Schwellung des Nabels kommt es durch eine zu schwach ausgeprägte bzw. lückenhafte Muskulatur der Bauchwand. Der Nabelbruch ist beinahe schon ein Standardkonstruktionsfehler: Etwa 20 von 100 Neugeborenen haben ihn in mehr oder weniger stark ausgeprägter Form.

Die Bauchwand ist an dieser Stelle besonders dünn und nach der Geburt noch nicht richtig trainiert und stark. Bei Husten, Niesen oder Schreien kommt es zu einem Anstieg des Drucks im Bauch, sodass Darmteile von innen gegen die Bauchwand drücken und eine Ausbuchtung verursachen. Das ist nicht schlimm; weitet sich die zunächst kleine Lücke aber immer weiter aus, kann ein Teil des Darms dort einklemmen. Er wird dann von der notwendigen Blutversorgung abgeschnitten und stirbt im schlimmsten Fall ab. Eine solche Abklemmung verursacht starke Schmerzen. In einem solchen Fall muss ihr Kind sofort ins Krankenhaus.

DAS KÖNNEN SIE SELBST TUN
Bei einem Nabelbruch sollten Sie auf jeden Fall mit Ihrem Kind zum Kinderarzt gehen. Entscheidet der, dass erst einmal abgewartet werden kann, sollten Sie genau beobachten, ob die Vorwölbung länger bestehen bleibt, ob Ihr Kind über Stunden schreit oder ob der Bruch sogar überhaupt nicht mehr zurückgeht.

DAS MACHT DER ARZT
Die gute Nachricht zuerst: Die meisten Nabelbrüche schließen sich innerhalb der ersten zwei Lebensjahre ohne weitere Therapie. Die beste Therapie ist das Training der Bauchmuskulatur. Durch Aufrichten, Aufstehen und Laufen werden die Bauchmuskeln automatisch trainiert und die dünne und schwache Bauchwand fester und stabiler. Auch sehr kleine Nabelbrüche, die nur tastbar, aber nicht sichtbar sind, gibt es.

Bei ausgeprägten Nabelbrüchen, die über das zweite Lebensjahr bestehen bleiben, Brüchen, die immer größer werden, und natürlich bei eingeklemmten Darmanteilen muss operiert werden. Dabei werden die auseinandergedrifteten Bauchmuskeln mit Nähten wieder verbunden und der Bruch damit verschlossen.

SELTENER ALS GEDACHT
Nahrungsmittelintoleranzen

Schaut man sich die Vielzahl der entsprechenden Produkte in den Supermarktregalen heutzutage an, merkt man, wie weit verbreitet verschiedene Nahrungsmittelunverträglichkeiten sind. Und auch wenn z. B. Laktoseintoleranz (= Milchzuckerunverträglichkeit) nicht so häufig vorkommt, wie man vielleicht vermuten würde, sollten Sie doch daran denken, wenn Ihr Kind ständig Blähungen, Bauchkrämpfe und Durchfälle hat. Wenn die Beschwerden auch noch häufig nach dem Verzehr von Milchprodukten auftreten, sollten bei Ihnen die Alarmglocken klingeln und Sie die Diagnose bei einem Arzt klären lassen. In Deutschland leiden etwa 15 Prozent der Bevölkerung unter Laktoseintoleranz, damit ist sie die häufigste Nahrungsmittelunverträglichkeit hierzulande. In anderen Ländern, besonders im Mittelmeerraum, tritt die Laktoseintoleranz aufgrund der genetischen Veranlagung deutlich häufiger auf. Wenn Sie oder Ihr Partner aus dem Mittelmeerraum stammen oder Vorfahren aus diesem Raum haben, ist eine Laktoseintoleranz bei Ihrem Kind nicht unwahrscheinlich. Da der Gendefekt erst etwa mit dem fünften Lebensjahr voll zum Tragen kommt, zeigen sich die Symptome selten vor dem Schulalter.

Aber was ist der Grund für die Unverträglichkeit? Um die Bestandteile der Milch überhaupt erst über die Darmschleimhaut in unseren Blutkreislauf aufnehmen zu können, müssen sie aufgespalten werden. Das geschieht mithilfe sogenannter Enzyme. Den Milchzucker spaltet das Enzym Laktase. Liegt bei Ihrem Kind ein Gendefekt vor, wird dieses Enzym nur unzureichend beziehungsweise gar nicht gebildet. Der Milchzucker kann nicht aufgespalten werden, er wird dann durch die Darmbakterien zersetzt. Die dabei entstehenden Gase sorgen für heftige Blähungen und Bauchkrämpfe und der Milchzucker sorgt für die Durchfälle. Ähnliche Beschwerden können auch durch eine Unverträglichkeit von Fruchtzucker auftreten (= Fruktoseintoleranz).

Wenn Ihr Kind ständig einen aufgeblähten Bauch, dünne Ärmchen und Beinchen hat und sein Stuhl auffällig breiig und übelriechend ist, sollte an Zöliakie (= Glutenunverträglichkeit) gedacht werden. Meist setzen die Symptome ein, wenn Sie beginnen, Brei zuzufüttern. Darin ist der Klebeeiweiß Gluten enthalten. Auf das Gluten bzw. dessen Bestandteil Gliadin reagiert Ihr Kind feindlich. Durch eine Fehlprogrammierung des Immunsystems (= Autoimmunerkrankung) werden, ausgelöst durch das Gliadin, Abwehrzellen (= Antikörper) gegen die feinen Ausstülpungen (= Zotten) der Dünndarmschleimhaut gebildet. Wenn dies über einen längeren Zeitraum passiert, können die Zotten ihrer Aufgabe, der Spaltung und Aufnahme von Nährstoffen, nicht mehr nachkommen. Es folgen der typische Blähbauch, fette, schwere Stühle und, infolge des Nährstoffmangels, häufig verzögertes Wachstum. Die Erkrankung tritt etwa bei 0,5 Prozent der Kinder auf – das ist nicht häufig und viele Probleme bei der Verdauung haben nichts mit einer Unverträglichkeit zu tun – wenn Ihr Kind diese Probleme aber hat, sollte zumindest an die Möglichkeit gedacht werden.

Nicht selten kommt eine Glutenunverträglichkeit häufiger in einer Familie vor; sie kann vererbt werden. Die Erkrankung kann zu Beginn auch nur schwach ausgeprägt sein und wenige, unspezifische Beschwerden verursachen. So können Müdigkeit, Gereiztheit, Durchfälle und immer wiederkehrende Hautausschläge in späteren Lebensjahren ein Hinweis auf eine milde Form der Zöliakie sein.

DAS KÖNNEN SIE SELBST TUN

Ist eine bestimmte Unverträglichkeit bei Ihrem Kind vom Arzt diagnostiziert worden, müssen Sie darauf achten, dass seine Ernährung künftig ohne die problematischen Nahrungsmittel auskommt – bei Laktoseintoleranz sind Eis und Kakao leider passé, bei Zöliakie müssen Roggen, Weizen, Hafer und Gerste z. B. durch Reis oder Soja ersetzt werden. Bei industriell hergestellten Lebensmitteln ist die Gefahr groß, dass Gluten verarbeitet wurde. Kaufen Sie dann am besten z. B. Pizza oder Nudeln, die speziell ohne Gluten hergestellt wurden. Obst, Gemüse, Fleisch, Fisch und Käse sind unverdächtige Lebensmittel für Ihr Kind.

Entwickelt sich Ihr Kind aufgrund von Nahrungsmittelunverträglichkeiten nicht altersgemäß, so wird dies sicher bei den regelmäßigen Vorsorgeuntersuchungen (U1 bis U11) festgestellt und nach der Ursache hierfür gesucht. Es ist zwar möglich, z. B. Laktase als Kapsel zu sich zu nehmen, aber die richtige Dosierung ist nicht ganz einfach und bleibt Ausnahmesituationen vorbehalten.

DAS MACHT DER ARZT

Zur Diagnose wird ein Test mithilfe von Milchzucker (bei Laktoseintoleranz) bzw. eine Blutuntersuchung (bei Glutenunverträglichkeit) beim Kinderarzt durchgeführt. Um eine Glutenunverträglichkeit zu diagnostizieren, wird im nächsten Schritt eine Gewebeprobe aus dem Dünndarm entnommen. Durch die Selbstzerstörung der feinen Zotten finden sich dann auch keine mehr in der Gewebeprobe. Eine lebenslange glutenfreie Diät ist notwendig, damit die Zotten sich wieder ungestört bilden können und Ihr Kind darüber die notwendigen Nährstoffe aufnehmen kann.

Nahrungsmittelintoleranzen

AKUTER, HEFTIGER BRECHDURCHFALL
Rotavirus-Infektion

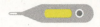

Magen-Darm-Infekte mit Durchfall, Erbrechen, Fieber und Kopfschmerzen kommen bei Kleinkindern häufig vor. Meist ist ein Virusinfekt der Auslöser für diese unangenehmen Symptome. Rotaviren gehören dabei zu den häufigsten Vertretern. Sie sind hochansteckend und praktisch jedes Kind bis zum fünften Lebensjahr hat mindestens einmal eine Rotavirus-Infektion durchgemacht. Die Infektion wird leicht als Schmierinfektion, also durch mangelnde Hygiene über verunreinigte Gegenstände wie z. B. Toilettendeckel, Türklinken oder Spielzeug, aber auch durch Tröpfcheninfektion weitergegeben. Eine kleine Anzahl von Viren reicht aus, um Ihr Kind oder Sie zu infizieren. Einmal aufgenommen, bewegen sich die Viren zielstrebig zur Darmschleimhaut, befallen dort die Schleimhautzellen und schädigen sie, sodass sie absterben. Übelkeit und vor allem massiver Durchfall sind die Folge. Der normalerweise ungefährliche Durchfall kann bei der Rotavirus-Infektion gefährlich werden, da hier häufig auch noch Flüssigkeit über Erbrechen und/oder Fieber verloren geht. Besonders kleine Kinder oder alte Menschen können den durch Erbrechen und Durchfall in kurzer Zeit entstandenen Flüssigkeitsverlust manchmal nicht mehr ausreichend ausgleichen. Ihnen fehlt häufig auch das Durstgefühl. Kommt dies alles zu-

Meldepflicht

Rotavirus-Infektionen sind in Deutschland seit 2001 meldepflichtig: 2014 gab es hierzulande knapp 33 000 gemeldete Fälle. Es ist aber davon auszugehen, dass die tatsächlichen Fallzahlen deutlich höher liegen. Das liegt daran, dass bei vielen Patienten mit Durchfall nicht nach dem Auslöser gesucht wird – Virusnachweis im Stuhl – und einfach die Symptome bekämpft werden. Wenn Ihr Kind in die KiTa oder den Kindergarten geht und bei Ihm der Rotavirus nachgewiesen wird, muss die Gemeinschaftseinrichtung das Gesundheitsamt darüber informieren. Es werden dann Maßnahmen getroffen, um die weitere Ausbreitung zu verhindern.

sammen, kann es zur gefährlichen Dehydratation (= Austrocknung) kommen, die im schlimmsten Fall zu Bewusstseinsverlust und Tod führt.

Glücklicherweise laufen die meisten Infekte aber glimpflich ab. Solange Ihr Kind genügend trinkt, ist die Gefahr der Austrocknung gering. Im Normalfall dauert der Infekt mit Durchfall und Erbrechen insgesamt vier bis sieben Tage. Oft lässt das Erbrechen allerdings schon rascher nach und damit wird das Wichtigste – der Flüssigkeitsersatz – wieder problemloser möglich.

DAS KÖNNEN SIE SELBST TUN

Achten Sie darauf, dass Ihr Kind viel trinkt – Essen ist erst einmal nicht ganz so wichtig. Sie sollten die gegebene Flüssigkeitsmenge kontrollieren. Das eigene Gefühl täuscht oft über die tatsächlich aufgenommene Menge. Außerdem sollten Sie Ihrem Kind die Getränke häufiger als sonst anbieten und nicht warten, bis es sich von selbst meldet. Stillen Sie Ihr Kind noch, sollten Sie das unbedingt auch während der Erkrankung weiter tun: Tees sind nicht halb so gut wie Muttermilch. In der Muttermilch befinden sich Stoffe, die die Darmschleimhaut schneller regenerieren lassen und so den Durchfall stoppen. Ist das Stillen aufgrund des massiven Erbrechens nicht möglich, sind Tees, leicht gesüßt mit Honig, eine gute Alternative. Auch können Sie eine selbstgemischte Elektrolytlösung (siehe S. 150) herstellen, mit deren Hilfe die wichtigsten Mineralstoffe, die bei Erbrechen und Durchfall verloren gehen sind, ersetzt werden.

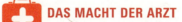

DAS MACHT DER ARZT

Hat Ihr Kind massiven Durchfall und/oder Erbrechen, müssen Sie auf jeden Fall zu Ihrem Arzt gehen. Auch wenn er nichts gegen die Ursache – die Virusinfektion – machen kann, wird er entscheiden, ob Ihr Kind bereits „ausgetrocknet" oder ob der Flüssigkeitshaushalt des Körpers noch in Ordnung ist. Bei zu starkem Flüssigkeitsverlust muss Ihr Kind möglicherweise Infusionen mit Flüssigkeit und Mineralien bekommen. Dies geschieht dann meist im Krankenhaus.

Um den Nachwuchs und Sie vor solchen unschönen Erfahrungen zu schützen, können Sie ihr Kind impfen lassen. Mittlerweile gibt es zwei Impfstoffe gegen das Rotavirus, die aus zwei bis drei Impfdosen bestehen und Säuglinge vor dem sechsten Lebensmonat als Schluckimpfung gegeben werden können. Die Impfung schützt immerhin mit ca. 70 Prozent vor einer Infektion, in über 90 Prozent der Fälle wird ein schlimmer und potenziell lebensgefährlicher Verlauf vermieden. Die Impfungen können Sie bei Ihrem Kind im Rahmen der Vorsorgeuntersuchungen U3 bis U5 durchführen lassen.

UNKOMPLIZIERTE BEHANDLUNG MÖGLICH
Schamlippenverklebung

Auch wenn sich die Diagnose schlimm anhört, ist dies meist ein harmloses Problem, das bei immerhin zwei Prozent der Mädchen unter sechs Jahren vorkommt. Da es oft aber keinerlei Beschwerden verursacht, wissen viele Eltern gar nichts davon – mal wird es zufällig beim Windelwechseln oder bei den Vorsorgeuntersuchungen entdeckt, manchmal wird auch ein „Nachtröpfeln" des Urins nach dem Wasserlassen beobachtet, oder es kommt häufiger zu Scheiden- und Harnwegsinfekten aufgrund des zurückbleibenden Urins. Worauf genau die Verklebung der kleinen Schamlippen zurückzuführen ist, ist unklar. Man geht aber davon aus, dass übertriebene Hygiene, zu enge, scheuernde Kleidung und feuchte Windeln zu Reizungen, Rissen und kleinen Infekten der Schamlippen führen. Daraufhin kommt es zu einer überschießenden Entzündungsreaktion mit anschließender Häutchenbildung. Bei Eintritt in die Pubertät steigt der Östrogenspiegel, die Schamlippen dehnen sich durch vermehrte Durchblutung und das Häutchen zerreißt ohne weitere Folgen.

DAS KÖNNEN SIE SELBST TUN
Haben Sie das Häutchen zufällig entdeckt, können Sie erst einmal ganz ruhig bleiben. Wenn es den Großteil der Scheidenöffnung bedeckt, sollten Sie zum Kinderarzt gehen. Auslöser für die Verklebung kann eine übertriebene Intimhygiene sein. Feuchttücher, Einmal-Waschlappen oder Seifen können die empfindlichen Schamlippen reizen und so zur Häutchenbildung anregen. Klares Wasser ist die bessere Alternative und für die Reinigung völlig ausreichend. Auch wenn es Ihnen in den Fingern juckt, sollten Sie das Häutchen nicht eigenständig durchtrennen. Das würde unnötige Schmerzen für Ihr Kind verursachen und vor allem nicht lange vorhalten.

DAS MACHT DER ARZT
Kommt es aufgrund des Häutchens zu vermehrten Infekten, sollten die Schamlippen getrennt werden. Meist reicht es, wenn Sie sie dafür mit einer östrogenhaltigen Salbe einreiben. Oft trennen sich die kleinen Lippen dann schon nach einigen wenigen Tagen. Die Behandlung sollte danach aber für einen ausreichend langen Zeitraum fortgesetzt werden, um sofortiges Wiederverkleben zu vermeiden. Nur in ganz wenigen Ausnahmefällen müssen die Schamlippen unter Lokalanästhesie mit einer Sonde auseinandergespreizt werden.

HALTUNG BEWAHREN
Skoliose und Co.

Bei einer Skoliose ist die Wirbelsäule zu einer Seite verkrümmt. Zusätzlich kommt es zur Verdrehung von Wirbelkörpern in der Längsachse. Was sich erst einmal dramatisch anhört, wird häufig gar nicht bemerkt. Zwar haben ca. drei bis fünf Prozent der Bevölkerung eine Skoliose, es müssen jedoch nur ca. 0,5 Prozent, also fünf von 1 000, behandelt werden, da sie sonst mit massiven Haltungsproblemen und Rückenschmerzen zu kämpfen hätten.

Allerdings ist es wichtig, dass die Skoliose rechtzeitig erkannt wird, damit sie nicht zu schlimmen Verformungen führt. Gerade während der Wachstumsphasen zwischen dem 9. und 14. Lebensjahr kann sich eine Skoliose erstmals zeigen und rasch verschlimmern. Eine umgehende Behandlung ist dann absolut notwendig. Die Gründe für das Auftreten einer Skoliose sind relativ unklar: Erbliche Faktoren scheinen eine Rolle zu spielen, auch Muskellähmungen oder ein Morbus Scheuermann (siehe S. 171). Mädchen sind übrigens fünfmal häufiger betroffen als Jungen.

❌ DAS KÖNNEN SIE SELBST TUN

Achten Sie auf die Haltung Ihres Kindes. Motivieren Sie Ihr Kind schon frühzeitig zu regelmäßigem Sport und Bewegung. Das sind gute Grundlagen für einen gesunden Rücken. Wenn Sie eine Fehlhaltung, z. B. eine hängende Schulter, bei Ihrem Kind feststellen, sollten Sie zu Ihrem Kinderarzt oder zu einem Orthopäden gehen. Wird bei Ihrem Kind dann eine Skoliose diagnostiziert, ist es eine wichtige, manchmal auch ermüdende Aufgabe, Ihr Kind bei der jahrelangen Behandlung zu unterstützen: Die notwendigen Turnübungen machen ihm meist

Rechtzeitig erkannt, ist die Fehlhaltung gut zu therapieren.

kaum Spaß und werden als sehr lästig empfunden – um ein gutes Behandlungsergebnis zu erreichen, müssen sie aber trotzdem sein. Und das am besten täglich! Vielleicht können Sie ja sogar selbst mitturnen – Übungen für Rücken, Bauch und Co. tun jedem Menschen gut. Das gemeinsame Turnen – jeden Morgen 10 Minuten – könnte ein prima Start in den Tag sein. Auch das in ausgeprägteren Fällen der Skoliose notwendige Korsett ist unangenehm – nicht nur, dass Ihr Kind darunter mehr oder weniger schwitzt und sich deshalb unwohl fühlt. Auch Spott und unsensible Bemerkungen müssen nicht selten zusätzlich ertragen werden. Gerade Kinder in dem Alter, in dem die Skoliose behandelt werden muss, gehen nicht immer besonders feinfühlig miteinander um. Stärken Sie Ihrem Kind im wahrsten Sinne des Wortes den Rücken und erklären ihm die Bedeutung für seine spätere (Körper-)Haltung. Das Korsett muss regelmäßig angepasst werden und bis zum Abschluss des Wachstums konsequent täglich 23 Stunden getragen werden! Lieber ein paar Jahre ein Korsett, als lebenslang ein kranker Rücken – das könnte eine hilfreiche Formel sein, um Ihr Kind in schwierigen Phasen zu motivieren.

DAS MACHT DER ARZT

Eine Skoliose kann Ihr Arzt schnell anhand der körperlichen Untersuchung feststellen. Nutzen Sie am besten die Vorsorgeuntersuchungen. Gerade bei der U 11 und J 1 können solche Haltungsfehler gut festgestellt werden. Um die Schwere der Skoliose und damit auch die notwendige Therapie festzulegen, muss eine Röntgenaufnahme der Wirbelsäule gemacht werden. Bei einer leichten Skoliose kann zunächst mit Krankengymnastik und täglichen Turnübungen versucht werden, die verdrehte Wirbelsäule wieder in die richtige Richtung zu bewegen.

Bei schwerer Skoliose erfolgt sofort die Anpassung eines Korsetts und zusätzliche Krankengymnastik. Der Erfolg der Therapie muss regelmäßig, etwa zweimal im Jahr, mittels Röntgenbild überprüft und die Therapie ggf. intensiviert werden. Nur in ganz schweren Fällen einer Wirbelsäulenverkrümmung muss eine Operation zur Begradigung durchgeführt werden. Durch frühzeitige Diagnose und Therapie kann dies heute aber meist verhindert werden.

HALTUNGSSCHWÄCHE

Klettern, springen, laufen – das war einmal. Heute ist der Alltag sehr vieler Kinder und Jugendlicher eher unbewegt. Es ist aber auch zu verlockend: Warum rausgehen, wenn Computer, Spielkonsole und Co. fast alles bieten? Schon bei 30 Prozent der Schulanfänger finden sich verkümmerte Muskeln und damit einhergehend mehr oder weniger stark ausgeprägte Haltungsschwächen. Rundrücken, vorgezogene Schultern, Hohlkreuz, nach vorn gekipptes Becken sind häufige Folgen der Bewegungsarmut. Ursache sind vor allem abgeschwächte und verkürzte Muskelgruppen: Die Bauchmuskeln sind meist zu schwach, Hüft- und Oberschenkelmuskeln nicht dehnbar genug, um Wirbelsäule und Becken zu stützen und aufzurichten.

Gegen Haltungsfehler hilft – logisch – mehr Bewegung. Dabei ist nicht wichtig, was getan wird, die Hauptsache ist, Ihr Kind kommt in Bewegung. Bei jeder Sportart werden die Muskelgruppen gestärkt, die einen gesunden, aufrechten Gang sichern. Sportarten, die sich besonders günstig auf die Körperhaltung auswirken, sind z. B. Kampfsport wie Karate, Judo oder Ringen sowie Turnen und Leichtathletik. Mannschaftssportarten wie Fußball sind unter dem Gesichtspunkt der Haltungsverbesserung zwar nicht ganz so gut geeignet, aber in jedem Fall deutlich besser als gar keine Bewegung!

Besteht die Haltungsschwäche über eine längere Zeit, kann es zu erheblichen Wachstumsstörungen kommen. Einzelne Abschnitte der Wirbelsäule versteifen sich – so entsteht im schlimmsten Fall ein Haltungsschaden, der nicht mehr zu beheben ist.

Morbus Scheuermann

Beim Morbus Scheuermann kommt es zur Ausbildung eines Hohlrundrückens – d. h. der Wölbung der Wirbelsäule nach hinten und vorne. Meistens findet diese Verformung während der Pubertät im Bereich der Brustwirbelsäule statt. Der Rundrücken ist häufig kaum wahrnehmbar und verursacht zunächst auch keine Beschwerden. Im Erwachsenenalter leiden Menschen mit einem Hohlrundrücken allerdings häufiger an Rückenschmerzen. Deshalb sollten Sie einen Kinderarzt aufsuchen, wenn Ihnen derlei Fehlhaltungen bei Ihrem Kind auffallen.

Eine körperliche Untersuchung und eine Röntgenaufnahme sichern die Diagnose. Meist reicht Krankengymnastik, um einen Morbus Scheuermann zu behandeln – auch hier ist Ihre Aufgabe wieder die tägliche Motivation, gerade in der Pubertät ein nicht zu unterschätzender Konfliktherd. Gut für den Rücken sind Sportarten wie Schwimmen, Übungen mit dem eigenen Körpergewicht oder, noch moderner, Schlingentraining – so hat das notwendige Training auch den nötigen Coolness-Faktor. In sehr ausgeprägten Fällen muss ein Korsett getragen werden.

SCHWERES GESCHÄFT
Verstopfung

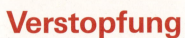

Für die meisten Kinder ist es eine Sache, über die sie sich keine großen Gedanken machen müssen. Stuhlgang geht meist ohne Schwierigkeiten. Allerdings haben ca. fünf Prozent der Kleinkinder Verstopfung, also massive Probleme beim großen Geschäft. Die Spanne, wie oft man Stuhlgang haben sollte, reicht von zweimal am Tag bis jeden zweiten oder dritten Tag. Die Häufigkeit ist aber nicht entscheidend, sondern ob der Vorgang mit oder ohne Schmerzen erfolgt. Hat Ihr Kind immer Schmerzen bei der Verdauung, wird es versuchen, den Toilettengang zu vermeiden und damit die Verstopfung weiter verschlimmern.

Wird dann harter und fester Kot ausgeschieden, kommt es dabei häufig zu Verletzungen der Darmschleimhaut, der Schließmuskel verkrampft daraufhin und der Stuhlgang wird noch schmerzhafter. So entsteht ein Teufelskreis. Hinter einer Verstopfung steckt nur in den seltensten Fällen eine schlimme Erkrankung. Das ist beruhigend, aber Ihr Kind leiden zu sehen, wenn es nicht auf Toilette kann und sich vor Schmerzen krümmt, ist dennoch schlimm genug.

Wenn Ihr Kind unter einer chronischen Verstopfung leidet, kommt es neben den starken Bauchschmerzen und zunehmender Appetitlosigkeit auch zu „Stuhlschmieren": Sie bemerken, dass Ihr Kind immer etwas Stuhl in Windel oder Hose hat, ohne dass es wirklich Stuhlgang hatte. Das kommt davon, dass hinter den harten, festen Kotballen, die am Ende des Darms die Verstopfung bewirken, weicher Stuhl aufgestaut ist, der anfängt zu gären und sich ab und zu an dem Stuhlballen vorbeischiebt. Durch die Verstopfung ist die Sensibilität der Darmschleimhaut gestört und Ihr Kind merkt gar nicht, dass ihm der weiche Stuhl entweicht und etwas in die Hose gelangt. Der Grund ist auf keinen Fall, dass Ihr Kind keine Lust hatte, auf Toilette zu gehen!

Auch ist Verstopfung keine psychische Erkrankung. Es kann zwar aufgrund der Änderung von Lebensumständen – z. B. ein Umzug oder Scheidung der Eltern – vermehrt zur Verstopfung kommen, aber gerade bei Kindern sind die Gründe deshalb nicht in jedem Fall psychisch. Viele andere Faktoren können hier eine Rolle spielen. So ist im Zuge eines Umzugs möglicherweise die Ernährung etwas provisorischer als sonst, da wegen des vielen Stresses kaum Zeit zum Kochen und Essen in Ruhe bleibt; oder Ihr Kind bewegt sich weniger. Chronische Verstopfung ist auf jeden Fall keine Lappalie und stellt Kind und Eltern oft auf eine harte Geduldsprobe, bis wieder ein regelmäßiger und vor allem schmerzloser Toilettengang möglich ist.

DAS KÖNNEN SIE SELBST TUN

An erster Stelle: Seien Sie geduldig – sehr geduldig. Wenn sich einmal eine chronische Verstopfung eingestellt hat, dauert es schon einige Zeit, bis sich alles wieder normalisiert hat. Währenddessen ist es ziemlich nervenaufreibend mit ansehen zu müssen, dass Ihr Kind starke Bauchschmerzen und Schmerzen während und nach dem Stuhlgang hat, ohne ihm irgendwie helfen zu können. Ihr Kind braucht sehr viel Zuwendung, damit es nicht aufgibt. Da das Thema Sauberwerden und Reinlichkeit im Kindesalter eine große Rolle spielt, müssen Kinder häufig mit einer großen Erwartungshaltung umgehen. ==Von dem Gedanken, dass ein Kind sein Geschäft alleine und in Abgeschiedenheit machen können muss, sollten Sie sich bei einer Verstopfung allerdings für die nächste Zeit verabschieden:== Der Stuhlgang Ihres Kindes wird Sie für längere Dauer begleiten und ein Thema sein, dem Sie viel Geduld und – Ihnen vielleicht auch unangenehme – Aufmerksamkeit widmen müssen.

Es gibt ein paar Möglichkeiten, mit deren Hilfe Sie versuchen können, die Verstopfung Ihres Kindes zu bekämpfen. Folgende Maßnahmen sollten Sie anwenden, um den harten Stuhl weich zu bekommen:

- Süßigkeiten sollten Sie auf ein Mindestmaß reduzieren.
- Vermeiden Sie auch faserarme Kost wie z. B. Weißbrot, Nudeln, Pizza und generell industriell verarbeitete Nahrung.
- Lassen Sie Ihr Kind viel trinken – am besten natürlich zuckerarme Getränke. Manchmal hilft Apfelsaft der Verdauung gut auf die Sprünge.
- Ihr Kind sollte sehr ballaststoffreich essen, viel Rohkost ist prima. Obst, Gemüse und viel Vollkorn sollte auf die Speisekarte. Leinsamen können z. B. unter Naturjoghurt gerührt werden und beugen der Darmträgheit vor.
- Trockenobst – Aprikosen, Apfelringe oder Pflaumen – zieht im Darm viel Wasser und bringt durch sein großes Volumen den trägen Darm wieder auf Trab. Sie können Trockenobst auch schon über Nacht in Wasser einlegen, dann ist seine Wirkung noch besser. Am nächsten Morgen kann Ihr Kind das Obst dann pur oder mit Naturjoghurt essen.
- Gehen Sie mit Ihrem Kind nach jeder Mahlzeit konsequent zur Toilette. Bei diesem „Toilettentraining" darf Ihr Kind ganz entspannt ca. 15 Minuten auf der Toilette sitzen. Die Mahlzeit bringt den Darm in Bewegung und die Chancen, dass Ihr Kind anschließend etwas Verdauung hat, stehen nicht schlecht. Wenn es aber nicht

Verstopfung

klappt, ist das auch nicht weiter schlimm – die nächste Mahlzeit kommt bestimmt.
- Sorgen Sie dafür, dass Ihr Kind sich ausreichend viel bewegt – ist das Kind in Bewegung, kommt auch der Darm eher in Schwung.
- Ebenfalls gut gegen Darmträgheit wirkt ein Löffel Milchzucker. Er kann gerade auch bei Säuglingen mit Verstopfung eingesetzt werden. Milchzucker lässt sich gut in Milch oder Tee auflösen und wird in der Regel problemlos von Ihrem Kind akzeptiert.

DAS MACHT DER ARZT

Mit jeder länger andauernden Verstopfung bzw. bei akuten Beschwerden aufgrund der Verstopfung sollten Sie zum Arzt gehen – mehr als vier, fünf Tage ohne Stuhlgang trotz wiederholter (schmerzhafter) Versuche sollten Sie nicht abwarten. Der Arzt klärt zunächst, ob eine organische Erkrankung der Grund für die Probleme ist. Infrage kommt z. B. eine Schädigung der Nerven, die die Darmbeweglichkeit regulieren. Ist diese Ursache ausgeschlossen, wird er die Verstopfung beseitigen. Dabei wird der Kotpfropf, der am Darmausgang sitzt, meist mithilfe eines Einlaufs oder eines Klistiers entfernt. Keine Frage: Das ist keine schöne Erfahrung für Ihr Kind, und die Sorge, dass es diesen unangenehmen Vorgang künftig mit dem Stuhlgang assoziiert, ist ebenfalls nicht von der Hand zu weisen. Das macht die Situation zu Beginn sicher noch etwas schwerer und Ihr Kind braucht viel Zuspruch von Ihnen. Denn ohne den Grund für die Schmerzen und den Aufstau zu beseitigen, ist die Verstopfung nicht zu besiegen.

Ist die Wurzel des Übels herausgespült, gilt es, einer erneuten Verhärtung des Stuhls vorzubeugen. Hierfür gibt es verschiedene abführende Mittel, die alle auf dem osmotischen Prinzip beruhen: Sie ziehen ganz viel Wasser in den Darm und halten auf diese Weise den Stuhl weich. Durch das Aufquellen sorgen sie außerdem dafür, dass die Verdauung in Gang kommt. ==Mithilfe dieser Präparate gelingt es fast immer, dass Ihr Kind sein Geschäft wieder regelmäßig und vor allem schmerzfrei verrichten kann.==

Die „Therapie" mit diesen Mitteln sollte länger durchgehalten werden – sechs bis 24 Monate sind hier keine Seltenheit. Ihr Kind muss die positive Erfahrung machen, dass Stuhlgang ohne Beschwerden möglich ist. Außerdem brauchen auch die Darmschleimhaut und der Schließmuskel eine gewisse Zeit, um sich von den Strapazen der Verstopfung zu erholen. Sie können ganz beruhigt sein: Die Abführmittel können ohne Probleme zu gegebener Zeit abgesetzt werden, der Darm Ihres Kindes nimmt dadurch keinen Schaden. Vielmehr kann ein zu frühes Absetzen dazu führen, dass der gerade erst durchbrochene Teufelskreis erneut beginnt.

Wenn nichts mehr geht – Medikamente bei Verstopfung

Verstopfung bei Kindern sollten Sie grundsätzlich möglichst ohne Abführmittel behandeln. Bei kleinen Rissen im Analbereich (z. B. aufgrund von sehr hartem Stuhl) ist eine konsequente Hautpflege mit zinkoxidhaltigen Salben sinnvoll. Manchmal braucht Ihr Kind allerdings vorübergehend Medikamente zum Entleeren der angestauten Stuhlmassen. Das sollten Sie auf jeden Fall mit Ihrem Arzt besprechen. Verschiedene Präparate sind für Kinder geeignet.

- **Mittel zum Einnehmen** binden im Darm Wasser, machen den Stuhl auf diese Weise weicher und regen die Darmbewegungen an.

Für Kinder von 2 bis 11 Jahren gibt es ein spezielles rezeptfreies Präparat namens Movicol Junior Schoko, das den Wirkstoff Macrogol und Mineralien enthält. Das Pulver wird in Wasser aufgelöst und getrunken. Macrogol wird nicht in den Blutkreislauf aufgenommen und bleibt während der Darmpassage unverändert. Die zusätzlich enthaltenen Mineralstoffe sollen den Verlust an Elektrolyten ausgleichen, der durch Abführmittel entstehen kann.

Auch ein Sirup mit dem Wirkstoff Laktulose kann eine Verstopfung lindern. Kindern geben Sie eine Dosierung von 0,5 bis maximal 1 Milliliter pro Kilogramm Körpergewicht. Der Sirup kann mit Wasser oder einem Getränk verdünnt oder in Joghurt oder Müsli eingerührt werden.

- **Rektale Mittel:** Diese Mittel wirken direkt im Enddarm und dürfen auch schon bei Säuglingen zum Einsatz kommen. Sie eignen sich besonders dann, wenn eine akute Verstopfung vorliegt. Es gibt verschiedene Mittel: Zäpfchen mit dem Wirkstoff Glyzerol machen unter anderem den Stuhl gleitfähig (Präparate: Babylax, Glycilax). Andere Zäpfchen setzen langsam Kohlendioxid frei und regen so die Darmtätigkeit an (Präparate: Lecicarbon S für Säuglinge, Lecicarbon K für Kinder ab einem Körpergewicht von 10 Kilogramm). Miniklistiere, also quasi kleine Tuben mit einer Mischung aus Elektrolyten und Zucker, binden Wasser und weichen so verhärteten Stuhl auf (Präparat z. B. Microlax). Säuglinge und Kleinkinder unter 3 Jahren erhalten nur die Hälfte des Miniklistiers.

MEIST KEINE OPERATION NÖTIG
Vorhautverengung

Dass sich die Vorhaut bei Ihrem Sohn nach der Geburt nicht zurückschieben lässt, ist normal. Bei Dreijährigen lässt sich das dann bereits bei jedem zweiten problemlos machen und bei Sechsjährigen besteht nur noch bei acht von 100 Jungen eine zu enge Vorhaut (= Phimose); im Alter von 17 Jahren dann schließlich sogar nur noch bei einem Prozent. Diese Zahlen zeigen: Auch ohne Therapie löst sich das Problem meist von ganz alleine. Mit zunehmendem Alter löst sich die Vorhaut von der Eichel. Spätestens in der Pubertät, unter dem Einfluss des männlichen Geschlechtshormons Testosteron, wird das Gewebe der Vorhaut locker und lässt sich dann nach hinten schieben.

Die Funktion der Vorhaut ist der Schutz des vorderen Anteils des Penis (= Eichel). Die Vorhaut besteht aus einem inneren und äußeren Blatt, die gegeneinander verschiebbar sind. In den ersten Lebensjahren ist das innere Blatt noch mit der Eichel verklebt, so dass es sich kaum nach hinten schieben lässt. Dies hat den Effekt, dass die sehr empfindliche Eichel vor Umwelteinflüssen – etwa Urin – geschützt ist. Mit der Reifung des Penis löst sich das innere Blatt immer mehr von der Eichel. Nur relativ selten kommt es durch eine zu enge Vorhaut zu Beschwerden wie Problemen beim Wasserlassen oder einer immer wieder auftretenden Vorhautentzündung.

DAS KÖNNEN SIE SELBST TUN
Versuchen Sie nie, die Vorhaut gewaltsam zurückzuziehen! Das kann zu Verletzungen des inneren Blattes führen und damit die Entstehung einer wirklichen Phimose begünstigen. Mit dem Wissen, dass sich die Vorhaut mit dem Alter von alleine löst, können Sie in Ruhe abwarten. Sollte sich die Vorhaut einmal entzünden, können Kamillensitzbäder für Linderung sorgen.

Bläht sich die Vorhaut beim Wasserlassen, ist der Urinstrahl sehr dünn oder kommt es immer wieder zu Vorhautentzündungen, ist die Vorhaut krankhaft verengt und muss behandelt werden.

DAS MACHT DER ARZT
Bestehen noch keine Beschwerden, kann zunächst versucht werden, die Phimose mit kortisonhaltiger Salbe zu behandeln. Dabei reiben Sie die Eichel Ihres Sohnes etwa vier bis acht Wochen regelmäßig mit der Creme ein, dehnen die Vorhaut vorsichtig und schieben Sie nach und nach weiter nach hin-

ten. In den ersten zwei Wochen tragen Sie die Creme nur vorsichtig auf die Vorhaut auf. Danach beginnen Sie mit dem Zurückschieben der Vorhaut. ==Hierbei müssen Sie unbedingt vermeiden, dass die Vorhaut einreißt, da sonst Vernarbungen zu einer erneuten Verengung führen können.==

Dieses konservative Verfahren ist bei etwa 30 von 100 Kindern erfolgreich. Manche Ärzte raten zum Beginn der Therapie im Vorschulalter, andere zu deutlich längerem Abwarten. Sind allerdings bereits Komplikationen aufgetreten – wie z. B. das ballonartige Aufblähen der Vorhaut beim Wasserlassen, mehrfache Vorhautentzündungen oder Schmerzen beim Wasserlassen –, wird eine baldige Beschneidung (= Zirkumzision) empfohlen. Dabei wird entweder die gesamte Vorhaut (= radikale Zirkumzision) oder nur der verengte Abschnitt (= plastische Zirkumzision) entfernt. Bei der radikalen Beschneidung wird die Eichel komplett freigelegt. Bei der plastischen Operation bleibt so viel Vorhaut erhalten, dass sie im nicht erigierten Zustand des Penis die Eichel noch bedeckt. Ziel ist nicht nur eine ausreichende Weite der Restvorhaut, sondern auch ein ansprechendes optisches Ergebnis.

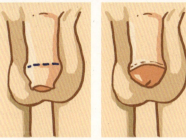

Links: Vor der Beschneidung ist die Eichel komplett mit der Vorhaut bedeckt.
Rechts: Nach der plastischen Zirkumzision bedeckt noch ein Teil der Vorhaut die Eichel. Bei der radikalen Zirkumzision wird die Eichel komplett freigelegt.

Die Operation erfolgt unter Vollnarkose und kann ambulant oder stationär durchgeführt werden. Danach ist eine regelmäßige Wundkontrolle und -versorgung nötig. Häufigste Komplikation ist eine Nachblutung, die jedoch bei regelmäßiger Kontrolle schnell gestoppt werden kann. Da die Wunde schmerzen kann, wird Ihr Kind einige Tage ein Schmerzmittel bekommen.

Eine Alternative sind die sogenannten Vorhauterweiterungsplastiken. Hierbei wird die Vorhaut längs eingeschnitten und anschließend quer vernäht, bleibt dabei aber komplett erhalten. Bei dieser Methode kommt es allerdings häufiger zu erneuten Verengungen. ==Von „vorbeugenden" Beschneidungen wird abgeraten, denn immerhin 30 Prozent der Verengungen lösen sich von alleine.== Zudem birgt jede Operation Risiken – durch die Narkose, die Operation selbst und ein möglicherweise nicht den Wünschen entsprechendes Ergebnis.

Nicht mehr durchgeführt wird die Behandlung mit östrogenhaltigen Salben (Östrogen = weibliches Geschlechtshormon): Als Nebenwirkung trat in Einzelfällen verstärktes Brustwachstum auf.

Vorhautverengung

WENN WACHSEN WEHTUT
Wachstumsschmerzen

Wachstumsschmerzen sind kein Mythos, auch wenn man den Grund für sie noch nicht genau kennt. Gerade zwischen dem dritten und sechsten Lebensjahr wird etwa jedes dritte Kind mehr oder weniger von ihnen gepeinigt. Aber auch Grundschulkinder können noch über Beschwerden klagen. Typisch für Wachstumsschmerzen ist es, dass Ihr Kind besonders am frühen Abend und nachts klagt, dass ihm die Beine wehtun. Manchmal sind die Schmerzen in Knien, Ober- und Unterschenkeln so stark, dass an Schlaf nicht zu denken ist. Am nächsten Morgen sind die Beschwerden dann wieder verschwunden und Ihr Kind kann wie gewohnt herumtollen. Einige Wochen später können die Schmerzen dann aber plötzlich wieder auftauchen.

Typisch ist auch, dass der Schmerz meist nicht genau zu lokalisieren ist: Meist tut das Bein vom Knöchel bis zum Knie weh. Belastungsschmerzen, z. B. nach dem Sport oder dem Herumtoben, sind hingegen eher untypisch für den Wachstumsschmerz. Sollten sie bei Ihrem Kind häufiger auftreten, müssen andere Ursachen ausgeschlossen werden.

Die Diagnose Wachstumsschmerzen ist immer eine Ausschlussdiagnose. Erst wenn kein anderer Grund gefunden wird, kann man von Wachstumsschmerzen ausgehen. Sämtliche Laboruntersuchungen oder auch Röntgen oder Kernspintomografie zeigen keine Ursache für die Beschwerden. Andere Gründe können z. B. Entzündungen der Knochenhaut oder auch Tumore sein, diese würde man aber bei den Untersuchungen entdecken.

Man nimmt an, dass die Ursache für die Wachstumsbeschwerden ein ungleiches Längenwachstum von Knochen, Sehnen und Muskeln ist. Dabei entstehen Spannungen. Passen sich die Strukturen irgendwann wieder aneinander an, verschwindet der Schmerz und Ihr Kind ist beschwerdefrei. Meist halten Wachstumsschmerzen glücklicherweise nicht lange an. Ist einmal geklärt, dass es sich nur um harmlose Wachstumsschmerzen handelt, können Ihr Kind und Sie mit den Beschwerden besser umgehen und beruhigt abwarten, bis sie wieder verschwinden.

DAS KÖNNEN SIE SELBST TUN

Nehmen Sie das Klagen Ihres Kindes auf jeden Fall ernst! Bei Schmerzen in den Beinen müssen Sie zum Kinderarzt. Hat er dann andere Ursachen für die Beschwerden ausgeschlossen, geht es in erster Linie um die Schmerzlinderung. Wacht Ihr Kind nachts mit den Beschwerden auf, hilft oft schon verständnisvolles Trösten. Erklären Sie Ihrem Kind, was mit seinem Körper passiert und dass das manchmal zum „Großwerden" dazu gehört. Sie können die schmerzhaften Stellen auch sanft mit Körperlotion oder Öl massieren. Kalte Umschläge oder Kühlpackungen helfen ebenfalls. Manche Kinder reagieren besser auf warme Umschläge oder Bäder – probieren Sie einfach aus, was Ihrem Kind guttut. Wachstumsbeschwerden können auch gut homöopathisch behandelt werden. Nur in Ausnahmefällen sollten Schmerzmittel wie Ibuprofen eingesetzt werden.

DAS MACHT DER ARZT

Treten Schwellungen, Rötungen, Schmerzen bei Belastung oder Fieber auf, müssen Sie auf jeden Fall zügig zum Kinderarzt, damit eine schlimme Erkrankung wie etwa eine Infektion der Knochenhaut oder sogar des Knochens ausgeschlossen und ggf. behandelt werden kann. Auch bei Kindern gibt es, zum Glück selten, rheumatische Gelenkentzündungen. Dies kann der Kinderarzt mittels Laboruntersuchungen des Bluts und Röntgen oder MRT (= Kernspintomografie) ausschließen. Schmerzt z. B. nur eine Stelle an der Hüfte Ihres Kindes, kann dies ein Hüftschnupfen (siehe S. 161) sein, der gut zu behandeln ist. Hat sich das Gewebe durch eine kleine Verletzung entzündet (Wundrose, siehe S. 203), muss ein Antibiotikum gegeben werden. Auch die Bestätigung, dass die Schmerzen vom normalen Wachstum herrühren, ist eine Diagnose, die besser der Kinderarzt stellt.

Normales Wachstum – sehr unterschiedlich!

Manchmal macht Ihr Kind scheinbar über Nacht einen Riesensprung, dann wächst es monatelang kaum einen Millimeter. Es besteht kein Grund zur Sorge – Wachstumsschübe, also Zeiten mit vermehrtem Wachstum – sind ganz normal. Auch wenn Kinder unterschiedliche Wachstumsgeschwindigkeiten haben, bieten folgende Größen einen groben Anhalt für normales Längenwachstum:

- 25 Zentimeter wächst Ihr Baby im ersten Lebensjahr. Danach nimmt die Geschwindigkeit deutlich ab:
- Bei Grundschülern sind es gerade mal bis zu 4 Zentimeter pro Jahr.
- Bis zu 13 Zentimeter legen Jungen in der Pubertät pro Jahr zu.
- Bei Mädchen können es bis zu 7 Zentimeter pro Pubertätsjahr sein.

GETIER IM DARM
Würmer

Allein beim Gedanken daran sträuben sich vielen die Haare: Fast alle Menschen ekeln sich vor Würmern, leider sind sie bei Kindern aber gar nicht so selten, vor allem Faden- bzw. Madenwürmer. Kinder stecken so gut wie alles in den Mund, und dabei passiert es dann schon mal, dass irgendwie ein Wurmei in den Organismus gelangt. Daraus schlüpfen innerhalb kurzer Zeit die Würmer.

Die weiblichen Madenwürmer legen nachts Eier in der Nähe des Darmausgangs ab. Das verursacht bei Ihrem Kind einen Juckreiz. Durch das Kratzen an den betroffenen Stellen werden die Wurmeier dann noch weiter verteilt. Fällt Ihnen auf, dass Ihr Kind sich besonders häufig am Po kratzt, kann das ein Anzeichen für Wurmbefall sein. Ein Blick in die Windel oder das Töpfchen kann den Verdacht bestätigen, denn Würmer sind mit bloßem Auge zu erkennen. Madenwürmer sehen aus wie weiße Nähfäden, weshalb man sie als Fadenwürmer bezeichnet.

Hat Ihr Kind Würmer, ist die Wahrscheinlichkeit, dass auch die anderen Familienmitglieder befallen sind, hoch: Würmer sind anhänglich, extrem widerstandsfähig und können längere Zeit außerhalb des Körpers überleben.

DAS KÖNNEN SIE SELBST TUN

Hygiene steht an erster Stelle. Folgende Maßnahmen sollten Sie unbedingt beachten, um eine Infektion beziehungsweise Ausbreitung zu verhindern:

- Waschen Sie Ihrem Kind und sich selbst nach jedem Toilettengang die Hände sehr gründlich mit Wasser und Seife.
- Wechseln Sie Unter- und Bettwäsche täglich und waschen Sie sie möglichst bei 60, eventuell sogar bei 90 Grad Celsius.
- Beobachten Sie den Stuhlgang Ihres Kindes – sind die weißen Fadenwürmer erkennbar?
- Halten Sie die Fingernägel Ihres Kindes kurz, denn dort bleiben die Madenwurm-Eier hängen.
- Schrubben Sie die Fingernägel zusätzlich regelmäßig mit einer Nagelbürste ab.
- Reinigen Sie Ihrem Kind nach jedem Stuhlgang den After mit einem Waschlappen (jeweils nur einmal benutzen!).
- Nachts sollte Ihr Kind eng anliegende Unterhosen tragen, damit keine Würmer ins Bett gelangen können.
- Denken Sie an eine mögliche Mitinfektion von Familienmitgliedern und deren eventuell nötige Mitbehandlung.

Rumpf

DAS MACHT DER ARZT

Die Diagnose ist meist einfach, im Zweifel hilft ein Klebestreifen am Darmausgang: Die Wurmeier haften dort an und der Arzt kann sie unter dem Mikroskop erkennen. Ist die Diagnose gestellt, bekommt Ihr Kind wurmabtötende Tabletten, die in der Regel gut verträglich sind und nur einige Tage genommen werden müssen. Zudem kann es sein, dass auch dem Rest der Familie eine „Wurmkur" empfohlen wird. Dies ist sinnvoll, wenn Ihr Kind noch in Ihrem Bett schläft oder sich häufig darin aufhält. Hat Ihr Kind Würmer, ist es sehr wahrscheinlich, dass auch Sie von den Parasiten heimgesucht werden.

ANDERES WURMGETIER

Eine Infektion mit Rinder- und Schweinebandwürmern ist hierzulande selten. Auf Reisen sollten Sie jedoch Lebensmittel zweifelhafter Herkunft meiden, vor allem Fleisch ist riskant.

In Deutschland können, wenn auch relativ selten, Fuchsbandwurm-Infektionen auftreten. Auch sie erfolgen über Wurmeier, die mit dem Kot ausgeschieden werden. Meist werden die Eier von Haustieren, die Kontakt mit dem Fuchskot hatten, eingeschleppt. Nicht ganz klar ist, ob mit Wurmeiern verunreinigte Nahrungsmittel wie Waldfrüchte eine Rolle bei der Übertragung spielen.

Wurden die Eier vom Menschen aufgenommen, schlüpfen im Darm Larven, die durch die Darmwand in innere Organe wie Leber und Lunge eindringen (= Echinokokkose) und dort schwere Symptome verursachen. Diese Erkrankung ist unbehandelt lebensbedrohlich. Ihre Diagnose kann mit Ultraschall und Bluttests gesichert werden. Je nach Stadium wird sie chirurgisch und/oder mit Antihelminthika – das sind Medikamente gegen Würmer – behandelt.

Selten befällt der Fuchsbandwurm auch Hund und Katze, die dann die infektiösen Eier ausscheiden. Eine regelmäßige Entwurmung der Haustiere schützt nicht nur vor Fuchsbandwürmern.

Hinweise auf Würmer

Bei folgenden Beschwerden sollten Sie an Wurmbefall denken und den Inhalt von Windel oder Töpfchen kontrollieren:

- Bauchschmerzen, meist im Oberbauch, können krampfartig sein.
- Gestörter Appetit, oft auch Heißhunger, ggf. Gewichtsabnahme.
- Starker Juckreiz, Ihr Kind kratzt sich auffällig in der Analgegend.
- Müdigkeit aufgrund des Juckreizes.

Diese Beschwerden treten zwar nicht nur bei Würmern auf, aber sie können auf unerwünschte Gäste hinweisen.

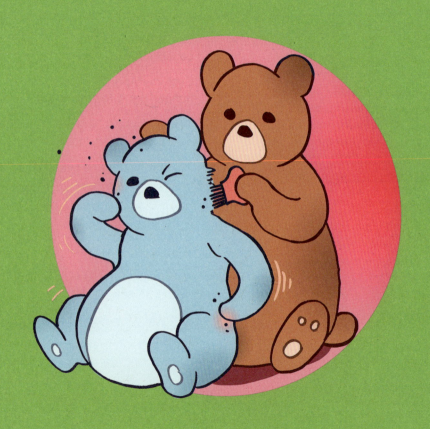

Haut, Nägel, Haare

Akne und Pickel → 184

Eiterflechte → 186

Fußpilz → 187

Hand-Fuß-Mund-Krankheit → 188

Läuse und Krätzmilben → 189

Muttermale und Co. → 193

Nagelumlauf → 194

Sonnenbrand → 196

Sonnenstich → 198

Warzen → 200

Windeldermatitis → 202

Wundrose → 203

Zeckenbiss → 204

ÄRGER MIT DER HAUT
Akne und Pickel

Pickel kommen plötzlich und scheinbar ohne Grund. Daran herumdrücken macht alles noch schlimmer. Auch die meisten Cremes und Mittelchen helfen nicht wirklich. Viele Jugendliche leiden an Pickeln und Akne. Das hat meist nichts mit mangelnder Hygiene oder falscher Ernährung zu tun, sondern mit der hormonellen Umstellung während der Pubertät. Geschlechtshormone, die nun vermehrt gebildet werden, lassen unsere Talgdrüsen wachsen und verstärkt arbeiten. Das Gesicht glänzt und verstopfte Talgdrüsen werden zu Pickeln. Nisten sich dann noch Bakterien in den Drüsen ein, kommt es zur Entzündung: Rote, geschwollene und schmerzhafte Pusteln zieren das Gesicht.

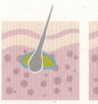 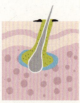 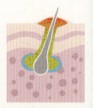

Von links nach rechts: Reine Haut, Mitesser, Aknepustel.

DAS KÖNNEN SIE SELBST TUN
Die richtige Hautpflege ist wichtig: Reinigung steht an erster Stelle, mit milden, seifenfreien Reinigungsmitteln für die Haut (= Syndets), die das überflüssige Fett entfernen. Mit Peelings können die Hornzellen, die die Talgdrüsen verstopfen, abgerubbelt werden.

Aus der Apotheke empfehlen sich bei leichter bis mittelschwerer Akne chemische Schälmittel, die Benzoylperoxid enthalten.

DAS MACHT DER ARZT
Ist die Akne sehr stark ausgeprägt, gibt es verschiedene Therapien. Oft helfen antibiotikahaltige Cremes, die die Bakterien abtöten und die Pusteln zum Abheilen bringen.

Ist die Akne nicht mit äußerlichen Mitteln zu lindern, kann man ihr mit Tabletten zu Leibe rücken. Sie lassen die Talgdrüsen schrumpfen, die Entzündungen verschwinden, das Hautbild klarer werden. Eigentlich eine ideale Therapie – wären da nicht die möglichen, teilweise erheblichen Nebenwirkungen.

Bestimmte Präparate, die ähnlich wie Antibabypillen zusammengesetzt sind und als „Nebenwirkung" verhütend wirken, haben auch eine Zulassung zur Aknebehandlung. Diese Mittel können insbesondere bei jungen Mädchen mit einem hohen Anteil männlicher Sexualhormone hilfreich sein.

Ein Wort zu ...
Schönheitsidealen

An jeder Ecke warten die Idealbilder auf uns: Werbung in Zeitschriften, auf Plakaten oder in einschlägigen Fernsehsendungen. Es ist nahezu unvermeidbar, sich den angesagten Schönheitsidealen zu entziehen und ungestört sein eigenes Körperbild zu entwickeln. Gerade in der Pubertät sind Kinder aufgrund der rasanten körperlichen Entwicklung oft sehr verunsichert. Alles wird infrage gestellt und das Äußere ist häufiger Anlass für Zweifel, vor allem im Vergleich mit den überall präsenten Idealformen. Bei Jungen steht ein muskulöser Körper an erster Stelle und bei Mädchen ist eine schlanke Taille das Maß aller Dinge. Diesem allgegenwärtigen Druck – der sich durch soziale Medien nur noch immer mehr erhöht – können sich die allerwenigsten entziehen. Schlank zu sein scheint für viele dazuzugehören, wenn man dazugehören möchte. Übergewicht und Unsportlichkeit sind dagegen ein schwerwiegender Makel, der zu psychischer Belastung führen kann. Bei Jungen sorgt dieser übertriebene Anspruch immer häufiger dafür, dass schon frühzeitig muskelaufbauende Substanzen (= Anabolika) genommen werden, wenn das Training im Fitnessstudio nicht den gewünschten Effekt zeigt. Bei Mädchen kann der Schlankheitswahn in eine Spirale mit immer weiterer Gewichtsabnahme führen. Magersucht ist kein Randphänomen: Bei ca. 30 Prozent der 14- bis 17-jährigen Mädchen gibt es Hinweise auf eine Essstörung. Auch die Zahl der Schönheitsoperationen wie Brustvergrößerungen oder Nasenkorrekturen nimmt stetig zu.

Wie können Sie Ihr Kind vor solchen Fehlentwicklungen schützen? Wie bei vielen anderen Dingen gilt auch bei der eigenen Körperwahrnehmung, dass diese umso positiver ausfällt, je stärker sich Ihr Kind zu Hause angenommen fühlt. Haben Sie innigen Kontakt zu Ihrem Kind, geben ihm viel positive Rückmeldung und ziehen es in Entscheidungsprozesse mit ein, stärkt das sein Selbstbewusstsein, was sich wiederum positiv auf seine Körperwahrnehmung auswirkt. Regelmäßige körperliche Aktivität – ohne überzogenen Ehrgeiz – vermittelt ein gutes Körpergefühl und macht Ihr Kind weniger anfällig für unrealistische Schönheitsideale. Und ganz wichtig: Was Sie Ihrem Kind vorleben, hat einen starken Einfluss auf sein eigenes Erleben. Wenn Sie ständig über Diäten und körperliche Defizite sprechen, wird Ihr Kind davon nicht unbeeinflusst bleiben.

GELBLICHE KRUSTEN AM MUND
Eiterflechte

Ihr Kind bekommt zwischen Mund und Nase plötzlich kleine Blasen, die aufplatzen und gelblich-braune Krusten bilden. Diese Hauterkrankung, ausgelöst durch Staphylo- und Streptokokken, also Bakterien, ist harmlos. Da die Blasen bzw. Krusten jucken, kratzt Ihr Kind sich oft und verbreitet die Infektion so im Gesicht oder sogar auf dem gesamten Körper. Die Bläschen sind mit klarer Flüssigkeit oder Eiter gefüllt. Die Erreger können in die Haut eindringen, wenn sie z. B. durch Schnupfen mit „Rotznase" vorbelastet ist. Die Bakterien schütten dann einen Giftstoff (= Toxin) in der Hautoberfläche aus, der zur Bläschenbildung führt. Die Keime sind sehr ansteckend. Aus diesem Grund sollten erkrankte Kinder auch so lange zu Hause bleiben, bis die Krusten abgeheilt sind. Auch wenn die gelblich-braunen Krusten unappetitlich und gefährlich aussehen, heilen sie fast immer ohne Narbenbildung ab. Wenn Ihr Kind unter Neurodermitis leidet, kann die Infektion allerdings deutlich heftiger ablaufen. Hier ist eine frühzeitige Diagnose und Therapie wichtig.

DAS KÖNNEN SIE SELBST TUN
Wegen der hohen Ansteckungsgefahr ist der Kontakt mit anderen Kindern während einer Erkrankung generell keine gute Idee, da ständiges Händewaschen und andere Hygienemaßnahmen bei Kleinkindern oft nur schwierig umzusetzen sind.

Da die Bakterien durch Kratzen überall verteilt werden, sollte Ihr Kind sich möglichst wenig kratzen. Manchmal hilft hier ein Pflaster.

Waschen Sie Bettzeug, Waschlappen und Handtuch täglich und schneiden Sie Ihrem Kind die Fingernägel möglichst kurz. Sorgen Sie dafür, dass es sich möglichst oft die Hände gründlich mit Seife wäscht. Baumwollhandschuhe sind nachts ein guter Schutz vor dem Aufkratzen.

DAS MACHT DER ARZT
Sie sollten mit jedem unklaren Hautausschlag zum Arzt gehen. Die Diagnose Eiterflechte ist leicht zu stellen. Um die weitere Ausbreitung zu verhindern, kann Ihr Arzt antibiotikahaltige und/oder desinfizierende Salben verschreiben. Außerdem gibt es Lösungen, die die Bläschen austrocknen. Ist der Juckreiz sehr ausgeprägt, können Tabletten dagegen verordnet werden. Sollten sich die Bakterien sehr weit ausgebreitet haben, kann eine Therapie mit Antibiotika in Saft- oder Tablettenform notwendig sein.

JUCKENDE FÜSSE
Fußpilz

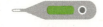

Pilze können am gesamten Körper auftreten. Fußpilz tritt allerdings besonders häufig auf. Meist verursacht die Infektion der Haut mit einem Pilz einen mehr oder weniger starken Juckreiz und schuppende runde oder ovale Stellen. Ohne Behandlung kann der Fußpilz auch die Nägel befallen, die sich dann gelb verfärben und brüchig werden. Die durch den Pilz beschädigte Haut ist eine Eintrittspforte für Bakterien – es kann dann z. B. zum Nagelumlauf (siehe S. 194) oder einer Wundrose (siehe S. 203) kommen. Deshalb sollte Fußpilz auch möglichst zügig behandelt werden.

DAS KÖNNEN SIE SELBST TUN

Trocknen Sie Ihrem Kind nach dem Baden, Duschen oder Schwimmen stets gut die Füße ab, besonders die Zehenzwischenräume! Feuchtigkeit und Wärme sind idealer Nährboden für Pilze. Sollten Sie mit Ihrem Kind häufig schwimmen gehen, ziehen Sie ihm Badelatschen an. Die schützen zwar auch nicht komplett, helfen aber, den direkten Kontakt mit den Pilzsporen zu meiden. Die Fußduschen in den Bädern helfen auch etwas, indem sie die Hautschuppen mit den Sporen abspülen. Das zugesetzte Desinfektionsmittel ist gegen Pilz aber unwirksam.

Achten Sie außerdem darauf, dass Ihr Kind reine Baumwollsocken trägt, um Schweißfüße zu verhindern. Die Socken und – nur für die Füße verwendeten – Handtücher sollte täglich gewechselt und bei 60 Grad Celsius gewaschen werden.

Schauen Sie Ihrem Kind, z. B. bei Pediküre und Maniküre, regelmäßig auf die Füße. Sollten Sie dort schuppende, rötende Stellen – besonders zwischen den Zehen – entdecken, sollten Sie den Fußpilz behandeln. Dafür bekommen Sie Cremes, Lösungen, Puder oder Sprays in der Apotheke. Wenn Sie diese konsequent einsetzen, z. B. jeden Abend vor dem Schlafengehen, ist der Fußpilz bald gebannt. Um andere nicht anzustecken, sollte Ihr Kind bis der Pilz abgeheilt ist nicht barfuß laufen.

DAS MACHT DER ARZT

Mit einem einfachen Fußpilz müssen Sie normalerweise nicht zum Arzt. Wenn Sie sich aber unsicher sind, ob die schuppende Stelle am Fuß Ihres Kindes wirklich nur Fußpilz ist, lassen Sie dies besser klären. Sollte sich der Hautausschlag trotz Ihrer Behandlung nicht bessern oder sogar ausbreiten, sollten Sie die (Selbst-)Diagnose Fußpilz auf jeden Fall ärztlich überprüfen lassen.

VERRÄTERISCHE BLÄSCHEN
Hand-Fuß-Mund-Krankheit

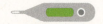

Die Kombination von wässrigen Bläschen an Hand, Fuß und Mund ist kennzeichnend für eine Infektion mit dem Coxsackie-Virus. Der meist schmerzlose Ausschlag findet sich häufig an Handinnenflächen, Fußsohlen, Mundschleimhaut und um den Mund herum. Es handelt sich um eine Tröpfcheninfektion, die beim Sprechen, Niesen oder Husten weitergegeben wird – die größte Gefahr besteht bei direktem Kontakt mit den Bläschen, da sie ein hoch ansteckendes Sekret absondern.

Hat sich Ihr Kind infiziert, tritt der namensgebende Ausschlag nach ca. drei bis zehn Tagen auf, wobei dieser Zeitraum sich auch auf bis zu vier Wochen ausdehnen kann. Auch muss der Ausschlag nicht an allen drei Stellen erscheinen, er kann auch nur an Hand und Mund vorkommen. Da das Virus hoch infektiös ist, sind im Kindergarten häufig alle Kinder einer Gruppe betroffen. ==Zu Beginn der Infektion hat Ihr Kind leichtes Fieber, danach entsteht der rötliche, leicht juckende Ausschlag an den entsprechenden Körperstellen.== Die Coxsackie-Infektion heilt nach spätestens zwei Wochen folgenlos wieder ab und bedarf keiner speziellen Therapie. Häufig bemerken Infizierte gar nichts von der Infektion, da die Erkrankung oft ganz ohne Symptome verläuft.

Ansteckungsgefahr besteht, solange der Ausschlag zu sehen ist. Anschließend können die Viren noch längere Zeit über den Stuhlgang ausgeschieden werden.

DAS KÖNNEN SIE SELBST TUN

Um sich nicht selbst anzustecken, sollten Sie sich nach jedem Kontakt mit Ihrem erkrankten Kind immer gründlich die Hände waschen. Zur Linderung des Juckreizes bieten sich Kühlung oder Tinkturen, z. B. Tannolact oder Tannosynt, an. Bei Fieber können Sie Wadenwickel anlegen. Außerdem sollten Sie darauf achten, dass Ihr Kind trotz der möglicherweise schmerzhaften Stellen im Mund genügend trinkt. So lange, wie der Ausschlag besteht, sollte Ihr Kind zu Hause bleiben, damit es die anderen Kinder im Kindergarten oder der Schule nicht ansteckt.

DAS MACHT DER ARZT

Um andere Krankheiten auszuschließen, sollten Sie zu Ihrem Kinderarzt gehen. Er kann Ihnen bei Bedarf fiebersenkende Zäpfchen und juckreizstillende Tabletten verschreiben. Ein erneuter Arztbesuch ist in der Regel nicht nötig, da der Ausschlag einfach von selbst wieder verschwindet.

Haut, Nägel, Haare

WENN'S JUCKT UND KRIBBELT
Läuse und Krätzmilben

Läuse: Ungebetene Gäste können ganz schön nerven: Es juckt und kribbelt und Ihr Kind kratzt sich dauernd am Kopf. Da liegt der Verdacht auf Läuse nahe. Aber wenn man sie sucht, sind sie oft schlecht zu finden. Zumal es zu Beginn meist nur ein paar Exemplare sind, die sich auf dem Kopf Ihres Kindes herumtreiben. Und dass ihr Panzer die bräunliche Farbe vieler Haarschöpfe hat, macht es umso schwieriger, sie mit bloßem Auge zu entdecken. Später, wenn die Läuse ihre Eier – die Nissen – ins Haar gelegt haben, gelingt das Aufspüren dann einfacher.

Die Kopflaus ist ein kleines, nur etwa zwei bis drei Millimeter großes Insekt. Sie braucht den Menschen als Wirt und muss immer wieder zur Kopfhaut, um sich durch Blutsaugen zu ernähren – alle zwei bis drei Stunden muss sie ihren Wirt stechen. Der Speichel, der beim Blutsaugen in die Stichwunde gelangt, verursacht das unangenehme Jucken. Die Nissen werden am Haaransatz abgelegt. Dort können sie am besten gedeihen, denn es ist warm und etwas feucht. Die Eier werden festgeklebt, damit sie nicht einfach aus dem Haar fallen. Der von den Läusen dafür benutzte „Klebstoff" übersteht auch eine Haarwäsche mit normalem Shampoo. Nach sieben bis zehn Tagen schlüpft dann die nächste Generation der Plagegeister, die sich gleich auf die Kopfhaut stürzt, um Blut zu saugen. Läuse können mit den Widerhaken an ihren Beinen zwar schnell an den Haaren entlanglaufen, springen können sie, trotz anderslautender Gerüchte, allerdings nicht. Ausgewachsene Läuse wechseln allerdings gerne ihren Wirt. Das geschieht z. B. beim gemeinsamen Spielen oder Kuscheln, wenn es zu direktem Kopf-zu-Kopf-Kontakt kommt.

Übrigens: Läuse halten sich nicht an soziale Milieus – sie kommen in allen sozialen Schichten gleich häufig vor. Auch ob die Haare gewaschen oder ungewaschen sind ist nebensächlich. Es gilt der Spruch: Häufiges Haarewaschen führt zu sauberen Läusen!

Krätzmilben: Der Mythos, dass Plagegeister sich mithilfe von Körperpflege verbannen lassen, ist auch bei Krätzmilben verbreitet. Und wer glaubt, die Krätze (= Skabies) wäre ein Problem längst vergangener Zeiten oder würde nur extrem ungepflegte Kinder befallen, liegt falsch: Die Zahl der Skabiesinfektionen nahm in den letzten Jahren sogar tendenziell zu. Die Krätze, unter der z. B. auch Napoleon litt, wird hauptsächlich durch engen Körperkontakt übertragen. Aber auch Bettwäsche, Decken und Kleidung können den Milben als Unterschlupf dienen und dann von Kind zu Kind weitergegeben werden. Die Milben bohren an warmen, feuchten Körperstellen ihre Gänge direkt unter der Hautoberfläche – Finger- und Zehenzwischenräume, Genitalbereich und Achselhöhlen sind häufig befallen. Abgelegte Larven und Kot verursachen starken Juckreiz, es kommt zum unvermeidbaren Kratzen, das der Krankheit auch ihren Namen gab.

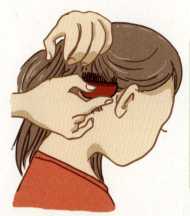

Bitte suchen Sie hinter den Ohren nach Nissen, da sie sich dort besonders gerne aufhalten. Kämmen Sie diese Stellen gründlich mit dem Kamm, um allen Nissen beizukommen.

DER RICHTIGE KAMM

Um den Läusebefall auf dem Kopf wirksam zu bekämpfen, gehört es unbedingt dazu, die Haare sorgfältig auszukämmen. Welcher Kamm dazu geeignet ist, hat die Stiftung Warentest beurteilt. Aus diesem Test sind folgende allgemeine Tipps entstanden:

- Die Zinken sollten eng stehen. Experten empfehlen einen Zinkenabstand von 0,2 Millimetern.
- Nach innen gewölbte Zinkenenden passen sich der Kopfform gut an. Nach außen gewölbte Enden erschweren es, den Kamm auf der Kopfhaut zu führen.
- Mit langzinkigen Kämmen lässt sich langes, lockiges und kurzes Haar gleichermaßen gut auskämmen.
- Kämme mit kurzen und zum Teil auch mittellangen Zinken eignen sich am besten für kurzes Haar.
- Stabile Kämme sind selbstverständlich von Vorteil.
- Allerdings: Große Griffe und lange, breite Leisten können beim Kämmen hinter den Ohren und an Schläfen stören.
- Der Kamm sollte sich auf Küchenpapier abstreifen und gut reinigen lassen. Übergießen Sie ihn – soweit es das Material erlaubt – mit 60 Grad Celsius heißem Wasser und lassen ihn 10 Minuten darin liegen.

DAS KÖNNEN SIE SELBST TUN

Läuse können Sie selbst suchen. Am einfachsten geht das mit Lupe und Nissenkamm. Um die Läuseeier aus den Haaren Ihres Kindes zu streifen, brauchen Sie einen speziellen Nissenkamm, dessen Zinken weit weniger als einen Millimeter auseinanderstehen. Solche Kämme bekommen Sie in der Apotheke. Bleiben beim Kämmen Eihüllen an den Zinken hängen, ist die Diagnose eindeutig. Mit der Lupe können Sie die flinken Läuse auf den Haaren sehen.

Es gibt verschiedene Medikamente, um den Läusen zu Leibe zu rücken. Manche sind in der Apotheke frei verkäuflich, manche können auf Kosten der gesetzlichen Krankenkasse verordnet werden, sollte Ihr Kind zwölf Jahre oder jünger sein. Es handelt sich oft um speziell gegen die Parasiten entwickelte Insektizide. Diese Mittel töten lebende Läuse ab, aber häufig nicht ihre Eier: Die Nissen entwickeln erst nach vier Tagen ein Nervensystem, auf das ein Insektizid tödlich wirken kann. Deshalb ist es so wichtig, dass Sie die Behandlung nach acht bis zehn Tagen wiederholen, um auch die gesamte Nachkommenschaft zu erwischen.

Eine Alternative zu den Insektiziden sind Kopflausmittel auf Silikonölbasis. Ihre Wirkung ist einfach, aber effektiv: Sie ersticken die Läuse, indem sie die Atemöffnungen der Parasiten verkleben. Die Experten der Stiftung Warentest haben die Mittel mit dem Wirkstoff Dimeticon als „mit Einschränkung geeignet" bewertet, da die Wirksamkeit noch besser belegt werden sollte. Andere physikalische Mittel stuften sie im Test als „wenig geeignet" ein, z. B. weil sie wie Ylang-Ylang-Öl ein sehr hohes Allergiepotenzial bergen. Grundsätzlich sind physikalische Mittel aber zu begrüßen, weil die Läuse gegen chemische Wirkstoffe zunehmend widerstandsfähig werden.

Unabhängig davon, mit welchem Mittel Sie den Läusen den Garaus machen: Bearbeiten Sie zusätzlich die nassen Haare Ihres Kindes mit dem Nissenkamm. Entwarnung gibt es erst, wenn bei wiederholten Kontrollen keine Nissen mehr zu finden sind.

Wer die winzigen Mitbewohner loswerden möchte, sollte Schritt für Schritt vorgehen:
- Haare mit einem Spezialshampoo waschen.
- Kuscheltiere und Kopfkissen für 24 Stunden in einer luftdichten Plastiktüte ins Gefrierfach geben.
- Mützen, Schals, Jacken, Bettwäsche usw. bei mindestens 60 Grad Celsius waschen.
- Den Kopf Ihres Kindes in regelmäßigen Abständen über zehn Tage kontrollieren.
- Geschwisterkinder ebenfalls untersuchen.
- Denken Sie auch an Ihren Kopf. Falls es dort juckt, lassen Sie ihn kontrollieren.

Wichtig ist, dass Sie alle Läuse und Nissen erreichen, damit die Sache nicht wieder von vorne losgeht. Das Robert-Koch-Institut hat hierfür einen Zeitplan entwickelt:

Läuse und Krätzmilben

- **Tag 1:** Behandlung mit Läusemittel, Auskämmen der Haare mit einem Läusekamm.
- **Tag 5:** Haar mit einer Pflegespülung eincremen, mit dem Läusekamm auskämmen.
- **Tag 8, 9 oder 10:** Zweite Behandlung mit Läusemittel und sorgfältiges Auskämmen.
- **Tag 13:** Kontrolle, Auskämmen mithilfe von Pflegespülung.
- **Tag 17:** Eventuell erneute Kontrolle und Auskämmen mit Pflegespülung.

Bei der Krätze sieht es ähnlich aus: Ist die Ursache einmal gefunden, heißt es, alles zu waschen, womit die befallene Person in Berührung gekommen ist. Alternativ können die Sachen auch für eine Woche in einen luftdichten Plastiksack gegeben werden. Ganz wichtig: Suchen Sie alle Personen im Haushalt nach Spuren der Krätzmilben ab und behandeln Sie diese ggf. auch. Der Besuch beim Arzt ist unumgänglich, da nur er die gut geeignete permethrinhaltige Salbe verschreiben kann, mit der die Haut eingerieben werden muss.

DAS MACHT DER ARZT

Haben Sie Läuse auf dem Kopf Ihres Kindes entdeckt, müssen Sie nicht unbedingt zum Arzt gehen. Allerdings haben Kinderärzte ein geschultes Auge und können bei Zweifeln Ihren Verdacht bestätigen. Auch wenn Ihr Kind sich den Kopf blutig gekratzt hat und sich vielleicht sogar einige Stellen entzündet haben, sollten Sie den Arzt aufsuchen. Ein Vorteil der ärztlichen Beratung: Viele Mittel gegen Läuse werden bei Verordnung vom Arzt von der Kasse bezahlt.

Kindergarten oder Schule müssen Sie mitteilen, wenn Ihr Kind Kopfläuse hat. Grundsätzlich gilt, dass eine schriftliche Bestätigung über den Beginn der Behandlung ausreichen sollte, damit Ihr Kind die Einrichtung wieder besuchen darf. Gibt es allerdings innerhalb von vier Wochen einen erneuten Befall, kann ein ärztliches Attest über die Kopflausfreiheit nötig werden. Da lokale Aufsichtsbehörden die Regeln hierfür festlegen, sehen sie überall etwas anders aus. Mit anderen Kindern darf Ihr Kind schon nach der ersten Behandlung wieder zusammen sein. Sie müssen es aber natürlich so lange weiter behandeln, bis auch der letzten Laus der Garaus gemacht wurde.

Die Diagnose Krätze kann der Arzt mithilfe einer Lupe stellen. Nicht immer gelingt der direkte Nachweis der Milben – die Gänge und der Juckreiz sind aber charakteristisch für einen Befall. Häufig wird aber, besonders bei gepflegten Kindern, eine Krätze gar nicht als Ursache in Erwägung gezogen und stattdessen lange nach der richtigen Diagnose gefahndet. Der Arzt verschreibt die für die Behandlung nötige Salbe mit Permethrin. Meist reicht eine Behandlung aus – bei stärkerem Befall sollte sie nach zwei Wochen allerdings noch einmal wiederholt werden.

HARMLOSE HAUTMALE

Muttermale und Co.

Die meisten Neugeborenen haben Hautmale, die Ihnen als Eltern sofort auffallen und die große Beunruhigung auslösen können, z. B. Storchenbiss, Feuermal, Leberflecken und Hämangiom. In den meisten Fällen sind sie aber harmlos und verschwinden auch nach einiger Zeit wieder von alleine.

Storchenbiss: Solch ein rotes Hautmal hat ca. die Hälfte der Neugeborenen. Typischerweise tritt es im Nacken auf, es kann aber auch an Stirn und Augenlidern sitzen. Es handelt sich um eine Erweiterung von Gefäßen unter der Haut, die durch die dünne Babyhaut hindurchscheinen. Wird die Haut mit zunehmendem Alter Ihres Kindes dicker, so blasst auch der Storchenbiss immer weiter ab. Bis zum sechsten Lebensjahr sind die meisten nicht mehr sichtbar. Storchenbisse müssen nicht behandelt werden. Typisch ist, dass sie abblassen, wenn Sie mit einem (durchsichtigen) Lineal draufdrücken Das unterscheidet sie z. B. von Pigmentveränderungen.

Blutschwämmchen (= Hämangiome): Diese schwammartigen rot-bläulichen Flecken entstehen durch Fehlentwicklungen von Blutgefäßen unter der Haut. Sie können sofort oder in den ersten Lebenswochen am gesamten Körper auftreten und im Laufe der ersten Lebensjahre an Größe zunehmen. Auch sie verschwinden normalerweise bis zum sechsten Lebensjahr. Befinden sich Blutschwämmchen an kosmetisch problematischen Stellen oder beeinträchtigen sie z. B. das Sehvermögen, können sie durch Kältebehandlung oder mithilfe eines Lasers entfernt oder mit speziellen Medikamenten behandelt werden.

Feuermal: Die dunkelroten bis rötlich-violetten Hautmale treten meist im Gesicht auf. Sie sind zwar auch harmlos, bleiben aber bestehen und blassen mit der Zeit auch nicht ab. Da die Feuermale optisch auffällig sind und die betroffenen Kinder belasten können, werden sie oft behandelt. Mithilfe eines Lasers kann man sie zum Abblassen bringen. Die vollständige Entfernung bedarf meist mehrerer Anwendungen. Manchmal ist das Feuermal auch ein Zeichen dafür, dass andere Krankheiten vorliegen. Lassen Sie dies ggf. von Ihrem Kinderarzt abklären.

Muttermale / Leberflecken: Diese Zellansammlungen treten meist erst im Laufe der ersten Lebensjahre auf und bilden ein braunes Pigment. In der Regel sind sie harmlos. Werden sie aber häufig ungeschützt der Sonne ausgesetzt, können sie später entarten und zum gefürchteten schwarzen Hautkrebs führen.

EINGEWACHSENER NAGEL
Nagelumlauf

Ihr Kind klagt über Schmerzen im dicken Zeh. Beim Nachschauen sehen Sie eine Rötung des Nagelbetts und vielleicht auch schon eine Eiteransammlung unter der Haut. Bei Berührung schmerzt der Zeh oft sehr stark und macht das Tragen von Schuhen für Ihr Kind zur Qual. Kleinste Verletzungen oder Einrisse an der Nagelhaut von Zehen oder Fingern können dazu führen, dass Keime (Bakterien) unter die Haut wandern. Schweißfüße oder nicht gründlich abgetrocknete Füße und Zehen nach dem Baden oder Schwimmen lassen die Haut aufquellen und erleichtern den Keimen das Eindringen in die Haut. Hat Ihr Kind Neurodermitis oder die Zuckerkrankheit (= Diabetes), ist die Gefahr einer Nagelbettentzündung (= Paronychie) erhöht. Bei sehr häufigen und heftigen Infektionen des Nagelwalls sollten andere Erkrankungen wie z. B. Diabetes mithilfe eines Bluttests ausgeschlossen werden.

DAS KÖNNEN SIE SELBST TUN

Befindet sich die Entzündung noch im Anfangsstadium – es ist noch keine Eiteransammlung zu sehen, die Schmerzen sind noch erträglich –, können warme Bäder mit Kernseife, Salz oder Kamille die Entzündung eindämmen. Am besten lassen Sie Ihr Kind den betroffenen Körperteil ca. zehn Minuten in lauwarmem Wasser baden. Danach die Hand bzw. den Fuß gut abtrocknen. Sie können auch antiseptische Lösungen, Cremes oder Gels auf den entzündeten Nagelwall auftragen. Sogenannte Zugsalben sind im Anfangsstadium der Entzündung gut geeignet. Geht die Entzündung trotz dieser Behandlung nach drei Tagen nicht zurück, schwillt der Nagel an, klagt Ihr Kind über ein Pochen in Zeh oder Finger oder können Sie Eiter unter der Haut erkennen, sollten Sie zum Arzt gehen.

Um weiteren Nagelbettentzündungen vorzubeugen können Sie einiges tun:
- Achten Sie darauf, dass sich Ihr Kind besonders nach dem Baden, Duschen und Schwimmen immer gründlich die Füße abtrocknet. Das verhindert nicht nur das Entstehen von Nagelbettentzündungen, auch Fußpilz (siehe S. 187) kann so effektiv verhindert werden.
- Gerade wenn Ihr Kind in der Pubertät schnell wächst, werden ihm die Schuhe zu eng und können zu Druckstellen und Rissen in der Haut führen – ein ideales Eintrittstor für Bakterien und Pilze. Über-

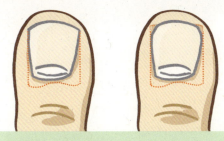

Achten Sie beim Nagelkürzen darauf, den Nagelwall nicht zu verletzen. Schneiden Sie die Nägel möglichst gerade (ähnlich wie linke Abb.).

prüfen Sie darum regelmäßig, ob Ihrem Kind seine Schuhe noch passen.
- Neigt Ihr Kind zu Schweißfüßen, sollte es keine synthetischen Socken tragen und atmungsaktive Schuhe tragen.
- Machen Sie bei Ihrem Kind regelmäßig Maniküre und Pediküre und achten Sie darauf, dabei nicht den Nagelwall zu verletzen. Das Nagelhäutchen (am Nagelansatz, wo der Nagel aus dem Zeh wächst) sollten Sie dabei nur sanft mit einem Schieber zurückschieben.
- Gerade im Winter, wenn die Hände durch die Kälte rau und rissig sind, kann eine Handcreme das Nagelbett gut vor Einrissen und somit Infektionen schützen.

DAS MACHT DER ARZT

Wenn sich im Nagelbett Ihres Kindes Eiter gebildet hat, muss dieser auf jeden Fall vom Arzt entfernt werden. Sonst besteht die Gefahr, dass sich die Bakterien weiter im Körper ausbreiten (= Wundrose, siehe S. 203) und die vom Eiter verursachte Schwellung Ihrem Kind erhebliche Schmerzen bereitet. Die Hautstelle, an der sich der Eiter befindet, wird betäubt, die Haut vom Arzt mit einem kleinen Schnitt geöffnet und der Eiter kann abfließen. Anschließend wird die Wunde desinfiziert und verbunden. Am nächsten Tag erfolgt eine Kontrolle, ob sich noch einmal etwas Eiter gebildet hat. Nach drei bis vier Tagen sieht der Zeh oder Finger dann wieder ganz normal aus. Hat sich die Entzündung allerdings schon etwas weiter ins umliegende Gewebe ausgebreitet, ist z. B. der ganze Zeh entzündet, kann es nötig werden, dass Ihr Kind nach dem Einschnitt ein paar Tage lang mit einem Antibiotikum behandelt werden muss. Ist der Zehennagel schon sehr tief in den Nagelwall eingewachsen und führt immer wieder zu Infektionen, kann es sinnvoll sein, diesen Nagelanteil operativ zu entfernen. Dazu wird der betroffene Zeh lokal betäubt und der Nagelkeil herausgeschnitten. Danach wächst der Nagel Ihres Kindes wieder gerade heraus und die Bakterien können nicht mehr in den Nagelwall eindringen. Wichtig: Leidet Ihr Kind unter Diabetes, müssen Sie mit ihm bei einer Nagelbettentzündung zügig zum Arzt gehen, da sich die Bakterien sonst sehr schnell vermehren und im Gewebe ausbreiten können. Eine gründliche Entfernung der Bakterien muss sofort erfolgen, meist ist auch eine Antibiotikagabe notwendig.

Nagelumlauf

KREBSROT VOM STRAND
Sonnenbrand

Die Gefahren, die von der Sonne ausgehen, können Kinder noch nicht einschätzen. Da sie aber eine besonders empfindliche und dünne Haut haben, kann ein schöner Tag im Freien schnell zu einem ausgeprägten Sonnenbrand führen. Der Sonnenbrand wird durch die energiereichen UV-Strahlen verursacht. Die Symptome reichen, je nach Intensität und Dauer der Sonneneinstrahlung, von schmerzhaft geröteter Haut bis hin zur Blasenbildung und können sofort oder erst nach einigen Stunden auftreten. Ein Sonnenbrand schädigt die Haut immer dauerhaft, auch wenn Rötung und Schmerzen bald wieder verschwunden sind. Gerade Sonnenbrände in jungen Jahren erhöhen die Wahrscheinlichkeit für das spätere Auftreten von Hautkrebs. Grund sind die dabei verursachten Schäden am Erbmaterial (= DNA) der Hautzellen. Jedes Sonnenbad zählt und jeder Sonnenbrand zählt mehrfach! Die UV-Strahlung beschleunigt zudem die Hautalterung, weil die Fasern Kollagen und Elastin, die für die Spannung der Haut zuständig sind, durch sie geschädigt werden. Vorzeitige Faltenbildung spielt für Ihr Kind noch keine Rolle, aber die Haut hat ein gutes Gedächtnis – zu viel Sonne sorgt später für deutliche Spuren.

Ab wann es zu viel wird, ist nicht genau zu sagen. Sicher aber ist, dass Ihr Kind und Sie sich nur sparsam und nie ohne Schutz der Sonne aussetzen sollten – besonders Kopf und Nacken sollten geschützt werden. Auch der Hauttyp spielt eine Rolle: Je heller er ist, umso schneller wird die Haut durch die UV-Strahlen geschädigt. Aber: Sonneneinstrahlung, egal wie viel, kann immer zu Zellschäden in der Haut führen – also ist weniger hier besser! Die folgenden Dinge zur Vorsorge sollten Sie für sich und Ihr Kind beachten:

- Sonne meiden, besonders zur Mittagszeit.
- Im Wasser und Schnee wird die UV-Dosis durch die Reflexion quasi verdoppelt.
- Schützen Sie sich und Ihr Kind durch Sonnencreme mit einem Lichtschutzfaktor über 15 und UV-undurchlässiger Kleidung. Gute Sonnencreme muss nicht teuer sein!
- Im Schatten ebenfalls Sonnencreme auftragen, denn auch hier wirkt indirekte Strahlung auf die Haut.
- Sonnenschutz mindestens 30 Minuten vor dem Sonnenbad auftragen.
- Cremen Sie großzügig ein und cremen Sie alle zwei bis drei Stunden nach!
- Kleine Kinder und Babys sollten der Sonne nicht direkt ausgesetzt werden.

DAS KÖNNEN SIE SELBST TUN

Hat Ihr Kind einen Sonnenbrand, bringen Sie es sofort in den Schatten. Bei einem leichten Sonnenbrand sollten Sie die Haut Ihres Kindes kühlen, z. B. mithilfe einer kalten – nicht eiskalten! – Dusche. Danach versorgen Sie die betroffenen Hautstellen mit feuchten Umschlägen. Quark oder Joghurt nehmen die Wärme auch gut auf und werden direkt oder als Wickel aufgebracht. Feuchtigkeitscremes vermindern das Spannungsgefühl. Da Ihr Kind über die Haut viel Wasser verloren hat, sollte es nun viel trinken. Normales Mineralwasser ist hier vollkommen ausreichend. Schmerzen können meist gut mit Parazetamol oder Ibuprofen behandelt werden. Tritt nach dem Sonnenbrand Juckreiz auf, können entsprechende Salben aus der Apotheke Linderung verschaffen.

Egal ob Sonnenmilch, Sonnenspray oder Sonnencreme: Je höher der Lichtschutzfaktor, desto stärker der Schutz – vorausgesetzt, Sie cremen Ihr Kind reichlich und mehrmals am Tag ein. Der Lichtschutzfaktor gibt an, um welchen Faktor sich die natürliche Eigenschutzzeit (je nach Hauttyp von 10 bis 30 Minuten Eigenschutz) mithilfe der Creme verlängert. Aber auch mit Sonnenschutz gilt: Je kürzer, je besser.

SONNENALLERGIE UND MALLORCA-AKNE

Bekommt Ihr Kind in der Sonne einen merkwürdigen, juckenden Ausschlag statt braun zu werden, hat es womöglich eine Sonnenallergie. Immerhin 15 von 100 Deutschen leiden unter diesem Ausschlag, der bei Sonnenlicht entsteht (= Lichtdermatose). Die ersten Sonnenstrahlen des Jahres lassen unschöne Quaddeln auf der Haut entstehen. Sparsamer Sonnengenuss und Sonnenschutz mit hohem Lichtschutzfaktor helfen.

Seltener, aber noch unangenehmer als die Sonnenallergie ist die Mallorca-Akne. Sie verursacht stark juckenden, akneähnlichen Ausschlag (große und kleine Pickel), besonders im Gesicht. Auslöser ist das Zusammentreffen von empfindlicher Haut, Bestandteilen der Sonnencreme und intensiver Sonneneinstrahlung. Verwenden Sie Gels statt Cremes und vermeiden Sie, dass Ihr Kind sich lange in der Sonne aufhält.

DAS MACHT DER ARZT

Wenn auf der Haut Blasen entstehen (= Verbrennung 2. Grades), muss der Sonnenbrand vom Arzt behandelt werden. Er wird die Blasen wenn nötig öffnen und verbinden. Außerdem achtet er darauf, dass sich die Stellen nicht entzünden. Eventuell ist eine Behandlung mit leichten Schmerzmitteln wie Ibuprofen oder Parazetamol und dem abschwellenden, entzündungshemmenden Medikament Kortison – als Salbe oder sogar Tablette – nötig.

DA RAUCHT DER KOPF
Sonnenstich

Zu viel Sonne auf Kopf und Nacken kann einen Sonnenstich auslösen. Kinder geben Ihrem natürlichen Bewegungsdrang auch bei starker Sonneneinstrahlung nach und sind deshalb besonders gefährdet. Säuglingen und Kleinkindern fehlen zudem meist die schützenden Kopfhaare bzw. sind diese noch sehr dünn. Für einen Sonnenstich ist jedoch nicht die UV-Strahlung der Auslöser, sondern die Wärmewirkung der Sonne im Kopf. Wird der Kopf in der Sonne immer wärmer, kommt es nach einiger Zeit zu einer Entzündungsreaktion der Hirnhaut. Kinder mit Sonnenstich haben oft einen hochroten, heißen Kopf, während der übrige Körper eine vergleichsweise kühle Temperatur aufweist – anders als bei einem Hitzschlag. Sie klagen über Unruhe, Kopfschmerz und Ohrgeräusche. Einige müssen sich übergeben, Bewusstseinsstörungen können auftreten. Die Kopfschmerzen verstärken sich bei Beugen des Kopfes nach vorne. Auch Nackenschmerzen bis hin zur Nackensteife – wie bei der Meningitis (siehe S. 124) – sind häufige Symptome.

HITZSCHLAG

Häufig werden die Begriffe „Sonnenstich" und „Hitzschlag" durcheinandergeworfen, ein Hitzschlag ist jedoch deutlich gefährlicher als ein Sonnenstich.

Ausgelöst wird er durch körperliche Überanstrengung in einer heißen Umgebung ohne entsprechende Kühlung. Verstärkt wird der Hitzestau dadurch, dass die Wärmeabgabe durch Schwitzen bei Kleinkindern und Säuglingen noch nicht so gut funktioniert wie bei Erwachsenen. Außerdem wird bei intensivem Spielen gerne mal das Trinken vergessen. Kinder, die in schlecht belüfteten, heißen Räumen oder aber auch in der (Sonnen-)Hitze intensiv spielen, sind besonders gefährdet, einen Hitzschlag zu bekommen. Auch überhitzte Autos, in denen Sie Ihr Kind über weite Strecken mitnehmen, können zur Entstehung eines Hitzschlags beitragen.

Bei einem Hitzschlag erhitzt sich im Gegensatz zum Sonnenstich der gesamte Körper, weil sein Temperatur-Regulationssystem beeinträchtigt ist. Die Körpertemperatur liegt dann bei 40 Grad Celsius und mehr – das ist lebensbedrohlich.

Erste Anzeichen für einen Hitzschlag sind oft Krämpfe und Bewusstseinsstörungen. Das Kind muss sofort aus der Sonne bzw. dem überhitzten Raum. Entkleiden Sie Ihr Kind, kühlen Sie seinen ganzen Körper mit feuchten

Tüchern und verständigen Sie erst dann den Notarzt. Bei Bewusstlosigkeit oder Herzstillstand führen Sie die Erste-Hilfe-Maßnahmen durch (siehe S. 34).

Die Entzündung der Hirnhaut kann eine Hirnschwellung mit Steigerung des Hirndrucks zur Folge haben. Je nach Schweregrad kann die Hirnhautentzündung zu Kollaps, Bewusstseinstrübung, Koma und schließlich zum Tod führen. ==Besonders anfällig für einen Sonnenstich sind Säuglinge und Kleinkinder.==

SO SCHÜTZEN SIE IHR KIND VOR EINEM SONNENSTICH

- Setzen Sie Ihr Kind nicht der direkten Sonneneinstrahlung aus.
- Eine Kopfbedeckung ist ein „Muss".
- Begrenzen Sie die Dauer der Sonneneinwirkung auf ein gesundes, niedriges Maß.
- Achten Sie darauf, dass Ihr Kind nicht in der Sonne einschläft.
- Ihr Kind sollte bei höheren Temperaturen öfter mal eine Spielpause machen.
- Achten Sie darauf, dass Ihr Kind genügend trinkt.
- Ihr Kind sollte sich bei starker Sonnenstrahlung – gerade zur Mittagszeit – immer im Schatten aufhalten. Während des Urlaubs ist eine Siesta, also ganz raus aus der Sonne und ab ins schattige Hotelzimmer, eine gute und sichere Alternative.
- Wichtig bei Kleinkindern: Keine langen Autofahrten bei Hitze und starker Sonne.
- Wenn Sie sich mit Ihrem Kind am Strand aufhalten, sollte ein Sonnenschirm zur Grundausrüstung gehören.

DAS KÖNNEN SIE SELBST TUN

Haben Sie den Verdacht, dass Ihr Kind einen Sonnenstich hat, sollten Sie umgehend zum Arzt gehen. Die Kühlung steht im Vordergrund der Erste-Hilfe-Maßnahmen. Dazu ist es zunächst notwendig, Ihr Kind an einen kühlen und ruhigen Ort ohne Sonneneinstrahlung zu transportieren, es zu entkleiden und in halb sitzender Position zu lagern.

Die Temperatur von Kopf und Nacken sollte mit kalten, feuchten Tüchern gesenkt werden. Die Gabe von kühlen Getränken ist nur dann sinnvoll, wenn Ihr Kind bei klarem Bewusstsein ist und selbst trinken kann. Beruhigen Sie Ihr Kind und lassen Sie es nicht allein. Wenn es bewusstlos ist oder wird, bringen Sie es in die stabile Seitenlage (siehe S. 35) und rufen einen Notarzt.

DAS MACHT DER ARZT

Der Gang zum Arzt ist wichtig, weil nur er den noch gefährlicheren Hitzschlag ausschließen oder ggf. die entsprechende Therapie einleiten kann.

Ist das Kind bewusstlos oder apathisch, muss es sofort ins Krankenhaus gebracht oder sogar der Notarzt (Telefonnummer 112) gerufen werden.

ENE MENE MECK, WARZE GEH JETZT WEG
Warzen

Früher oder später hat fast jedes Kind Warzen. Manchmal stören sie und manch einer findet, dass sie unschön aussehen. An sich sind sie aber harmlos. Durch eine Infektion mit Viren – meist bestimmte Typen des humanen Papillomavirus (HPV) – kommt es zu einer gutartigen Hautwucherung. Dellwarzen bilden die einzige Ausnahme, sie werden durch ein Pockenvirus verursacht. Warzen können an allen Bereichen des Körpers, vereinzelt oder gehäuft vorkommen. Bevorzugt treten Warzen allerdings an Fingern und der Fußsohle, im Gesicht oder im Intimbereich auf.

Wer im Schwimmbad barfuß läuft, riskiert eine Infektion mit dem HPV. Und nicht nur da: Die Übertragung erfolgt durch Hautkontakt, Kontakt mit dem Erreger auf Oberflächen oder z. B. das gemeinsame Benutzen von Handtüchern. Kleine Haut- oder Schleimhauteinrisse ermöglichen dem Virus das Eindringen in den Körper. Nach einer Inkubationszeit, d. h. der Zeit zwischen Ansteckung und Ausbruch der Erkrankung, äußert sich die Infektion in Form einer neuaufgetretenen Hautwucherung. Aber Vorsicht: Hautkrebs kann ähnliche Veränderungen hervorrufen wie eine Warze. Also im Zweifelsfall immer einen Arzt darauf schauen lassen!

Nicht jeder, der sich mit dem HPV infiziert, bekommt auch Warzen. Gerade bei Kindern und Jugendlichen, deren Immunsystem ja noch nicht „trainiert" ist, treten Warzen häufig auf. Anfällig sind vor allem Kinder, die leicht schwitzen und deshalb oft feuchte Hände oder Füße haben.

Die häufigste Warzenform sind die vulgären Warzen, die meist an den Fingern und im Gesicht auftreten. An den Fußsohlen treten vermehrt die beim Gehen schmerzenden Dornwarzen auf. Ihren Namen tragen sie, weil sie wie Dornen in die Haut hineinwachsen.

Feigwarzen treten im Genital- und Analbereich auf. Sie werden beim ungeschützten Geschlechtsverkehr übertragen und sind eher bei Jugendlichen und jungen Erwachsenen ein Thema.

Dellwarzen finden sich meist im Gesicht, an Hals, Armen und Beinen. Sie haben in der Mitte eine Delle und entleeren auf Druck eine breiige, milchige Flüssigkeit.

Um Warzen möglichst zu vermeiden, sollte Ihr Kind in Schwimmbädern, Sportanlagen, Saunen und Hotelzimmern immer Badeschlappen tragen. Trocknen Sie ihm außerdem Finger- und Zehenzwischenräume nach dem Baden stets sorgfältig ab.

DAS KÖNNEN SIE SELBST TUN

„Abwarten und Tee trinken" ist nicht die schlechteste Therapie. Viele Warzen verschwinden wieder, so wie sie gekommen sind, über Nacht. So erklärt sich auch, dass viele obskure Therapien – wie Warzen besprechen oder merkwürdige Kräutermischungen – zu Erfolgen führen: Die Warzen wären ohnehin wieder verschwunden. Gerade bei Kindern ist es sinnvoll, nichtoperative Therapien auszuprobieren.

Ganz wichtig: Finger weg von Warzen! Erklären Sie Ihrem Kind, dass durch das beliebte Aufkratzen eher noch mehr Warzen entstehen, da das dabei austretende Blut die verursachenden Viren enthält. ==Kinder, die ihre Finger partout nicht von den Warzen lassen können, bekommen oft einen kleinen Warzenrasen im Bereich der ersten Warze.== Hat Ihr Kind eine Warze, sollte es keine Handtücher oder Waschlappen gemeinsam mit den anderen Familienmitgliedern benutzen. Alles, was mit den Warzen in Berührung gekommen ist, sollten Sie bei mindestens 60 Grad Celsius waschen. Hände und Gegenstände, die die Warze berührt haben, sollten Sie direkt danach desinfizieren.

Die in der Apotheke erhältlichen Pflaster und Lösungen enthalten Salizylsäure (oft in Kombination mit Milchsäure). Sie müssen so lange auf die Warzen aufgetragen werden, bis diese verschwunden sind. Da die Pflaster und Lösungen die Oberfläche der Warzen aufweichen, können unter der Behandlung Viren freigesetzt werden und neue Warzen entstehen. In unseren Tests stufen wir diese Mittel aber als geeignet ein. Einige Mittel enthalten Dimethylether oder Chloressigsäure – sie sind aus unserer Sicht „wenig geeignet".

DAS MACHT DER ARZT

Hat Ihr Kind eine verdächtige Stelle, die Sie nicht eindeutig als Warze identifizieren können, sollten Sie mit ihm zum Arzt gehen. Er kann ausschließen, dass es sich um eine bösartige Hautveränderung handelt, z. B. Hautkrebs oder ein anderer Tumor. Der Arzt kann störende Warzen chirurgisch entfernen, mit dem Laser beseitigen oder durch Vereisen mit Stickstoff zum Absterben bringen, sodass sie von selbst abfallen. Dornwarzen verursachen, auch wenn sie nur sehr klein sind, erhebliche Schmerzen. Ihr Kind mag nicht mehr am Sport teilnehmen und das Gehen schmerzt auch sonst. Die Dornwarzen müssen tief aus der Haut geschnitten werden, damit der Dorn vollständig aus der Haut entfernt wird. Das ist häufig schmerzhaft. Bei Feigwarzen werden Ihnen medikamentenhaltige Cremes verschrieben.

Leider ist es auch bei sorgfältiger Entfernung der Warzen möglich, dass sie nach einiger Zeit wieder auftreten. Dann hilft nur ein erneuter Besuch bei Ihrem Arzt.

WUNDER PO
Windeldermatitis

Einen wunden, roten Po haben früher oder später fast alle Babys. Auch wenn Sie noch so gut aufpassen, lässt sich die heftige Reizung mit nachfolgender Hautrötung meist nicht vollständig vermeiden. Grund dafür ist die ständige Reizung der Haut Ihres Kindes durch Urin und Stuhl. Gerade bei Nahrungsumstellungen kann es bei Kleinkindern zu Durchfall kommen, der die zarte Kinderhaut angreift. Hinzu kommt, dass das feucht-warme Milieu in der Windel die Haut aufquellen lässt – und auf diese Weise Bakterien und Pilzen (= Windelsoor) eine ideale Eintrittspforte bietet. So kann die sowieso schon strapazierte Babyhaut noch weiter geschädigt werden. Starke Rötungen und Schuppenbildung sind sichtbare Zeichen dafür. Bei einem Pilzbefall breiten sich die Pusteln häufig als „Satelliten" weiter aus und haben am Rand eine weißliche Schuppung. Außerdem ist die gereizte Babyhaut berührungsempfindlicher.

DAS KÖNNEN SIE SELBST TUN

Ein wunder Po kommt auch bei bester Pflege und Sorgfalt vor. Machen Sie sich also keine Vorwürfe! Sorgen Sie mit noch häufigerem Windelwechseln dafür, dass Urin und Stuhl die gerötete Haut nicht noch weiter reizen können. An der frischen Luft, ganz ohne Windel, heilt die Haut am besten. Lassen Sie Ihr Kind deshalb so oft wie möglich nackt auf einer gut waschbaren Decke strampeln.

Benutzen Sie zum Reinigen des Pos nur Wasser und einen weichen Lappen. Versuchen Sie, möglichst wenig zu reiben und eher zu tupfen, seien Sie sanft zur gereizten Haut. Öltücher oder Seifen sollten Sie ganz meiden. Beim Abtrocknen auch nur tupfen, oder Sie föhnen Ihr Kind aus einem sicherem Abstand von 30 bis 50 Zentimeter auf schwächster Wärmestufe trocken.

Zur Pflege des wunden Pos eignet sich besonders Zinksalbe. Geben Sie Ihrem Kind außerdem viel zu trinken, am besten Wasser und Tees. Fruchtsäfte sind nicht so gut geeignet, da die darin enthaltenen Fruchtsäuren die Haut zusätzlich reizen können.

DAS MACHT DER ARZT

Normalerweise ist die Windeldermatitis gut selbst zu behandeln. Haben Sie aber das Gefühl, dass sich die Rötung immer weiter ausbreitet oder gar eine Infektion mit Bakterien oder Pilzen dazugekommen ist, sollten Sie zum Kinderarzt. Er kann Cremes oder Salben gegen die Infektionen verordnen.

PLÖTZLICH ROT UND HEISS
Wundrose

Was oft mit einer kleinen Verletzung beginnt, kann sich schnell zur Wundrose (= Erysipel) entwickeln. Durch eine Hautverletzung, etwa durch einen Fußpilz, ein Ekzem oder einen kleinen Einriss am Fußnagel, können Bakterien eindringen und sich in kurzer Zeit unter der Hautoberfläche ausbreiten. Ist der Zeh anfangs nur leicht gerötet, so ist manchmal schon innerhalb weniger Stunden der ganze Fuß – gut abgrenzbar – flammend rot und Ihr Kind fühlt sich schlapp und hat sogar Fieber.

DAS KÖNNEN SIE SELBST TUN

Wenn Ihr Kind ein Ekzem oder Fußpilz hat, sollten Sie dies vorbeugend behandeln lassen. Dann können Bakterien nicht so leicht unter die Haut eindringen. Trocknen Sie Ihrem Kind nach dem Baden oder Duschen immer gründlich die Zehenzwischen-räume ab. Bei rissigen Nagelbetten kann es zudem sinnvoll sein, dass Ihr Kind sich im Winter die Hände eincremt. Haben Sie den Verdacht auf Entwicklung einer Wundrose bei Ihrem Kind, sollten Sie zum Arzt.

DAS MACHT DER ARZT

Die Wundrose verschwindet in den meisten Fällen nicht wieder von alleine und gerade bei Kindern sollte nicht zu lange mit der Therapie gewartet werden. Der Kinderarzt wird Ihrem Kind ein Antibiotikum verordnen. Meist sind hierfür Tabletten ausreichend. Hat Ihr Kind bereits eine sehr ausgedehnte Wundrose, zusätzlich noch eine andere Erkrankung wie Diabetes oder ein bereits geschwächtes Immunsystem, kann es notwendig sein, dass ihm das Antibiotikum mittels einer Infusion gegeben wird. Das geht am besten im Krankenhaus.

Um den Verlauf der Wundrose beurteilen zu können, ist es hilfreich, dass Sie oder der Kinderarzt die Ausgangsgröße am besten mit einem Stift auf der Haut umfahren. So kann eine weitere Ausdehnung frühzeitig erkannt werden. Hat sich die Wundrose bereits vom Fuß bis zum Unterschenkel ausgebreitet, können Spritzen gegen eine Thrombose notwendig werden. Tritt die Wundrose bei Ihrem Kind immer wieder auf, sollte nach anderen Krankheiten wie Diabetes oder einer Störung des Immunsystems gesucht werden. Auch ein nicht behandelter Fuß- oder Nagelpilz kann zu wiederholten Erysipel-Infektionen führen.

Übrigens: Auch wenn eine Wundrose gefährlich aussieht, ansteckend ist sie nicht.

DIE GEFAHR AUS DER WIESE
Zeckenbiss

Zecken sind als Mitbringsel vom Spielen in Wald und Wiese oder aus dem eigenen Garten leider gar nicht so selten. Finden Sie z. B. beim Abtrocknen Ihres Sprösslings eine Zecke, ist vermutlich eine Ihrer ersten Sorgen eine mögliche Borreliose oder FSME. Dabei sind die Krankheitserreger nicht dieselben: Die Borreliose wird durch Bakterien (= Borrelien) verursacht, während der Auslöser für die FSME (= Frühsommer-Meningo-Enzephalitis) ein von der Zecke übertragenes Virus ist.

FSME

Sollte Ihr Kind von einer Zecke gestochen worden sein, ist die Wahrscheinlichkeit einer FSME-Infektion eher gering, denn die Viren werden nicht bei jedem Stich übertragen. Hinzu kommt: Nur jeder dritte Infizierte entwickelt Krankheitszeichen. Bisher gilt, dass Zecken in den südlichen Bundesländern häufiger mit FSME infiziert sind als im Norden. Aber auch dort sind nur ca. 1–5 von 100 Zecken Träger des Virus. Die aktuelle Verbreitung können Sie z. B. unter www.rki.de/fsme nachlesen.

FSME-Infektionen sind vor allem im Frühjahr und im frühen Sommer vergleichsweise häufig. Kommt die Krankheit bei Ihrem Kind zum Ausbruch, treten typischerweise ca. ein bis zwei Wochen nach der Übertragung Fieber und grippeähnliche Symptome auf. Bei etwa zwei Drittel der Infizierten gehen die Beschwerden vorüber und die Krankheit heilt innerhalb einer Woche folgenlos aus. Die übrigen Erkrankten entwickeln, meist nach einer fieberfreien Periode von etwa einer Woche, neurologische Symptome. Es kann zu einer Hirnhautentzündung (= Meningitis), einer Gehirnentzündung (= Enzephalitis) oder einer Entzündung des Rückenmarkgewebes (= Myelitis) kommen. Je nachdem treten dann starke Kopfschmerzen mit Fieber, Nackensteifigkeit, Übelkeit, Erbrechen, Verwirrtheit und Bewusstseinsstörungen auf. Auch kann es zu Gangstörungen, Krampfanfällen, Lähmungen und Atemstörungen kommen.

==Beim Gros der Betroffenen heilt die Erkrankung vollständig aus. Ist aber das zentrale Nervensystem (Gehirn) betroffen, können die Schäden länger andauern oder für immer bleiben. Diese Gefahr steigt mit dem Lebensalter.==

BORRELIOSE

Es ranken sich viele schreckliche Gerüchte um die Borreliose. Das hängt damit zusammen, dass sie viele Folgeerkrankungen nach sich ziehen kann. Aber auch damit, dass viele Symptome, die nur schwer zu erklären sind, irrtümlich einem Zeckenstich und einer vermeintlichen Infektion zugeordnet werden. Hinzu kommt, dass der Nachweis der Erkrankung nicht immer eindeutig möglich ist.

Die Infektion mit den Borrelien erfolgt über einen Zeckenstich, bei dem die Borrelien beim Blutsaugen mit dem Speichel weitergegeben werden. Die Gefahr, dass Ihr Kind von einer infizierten Zecke gestochen wird, besteht weltweit. In Deutschland trägt im Durchschnitt jede fünfte Zecke Borrelien in sich. Von diesen Zecken verursachen aber nur ca. 5 von 100 eine Infektion, und bei nur einem von 100 Infizierten kommt es zu entsprechenden Krankheitszeichen. In den restlichen 99 Fällen wird das Immunsystem mit den Erregern fertig. Deshalb lassen sich auch bei vielen Menschen Antikörper gegen Borrelien nachweisen, ohne dass jemals Krankheitszeichen aufgetreten sind.

Bevorzugter Angriffsort der Zecken sind Kniekehle, Leiste, Achselhöhle und Gesicht. Die Stiche sind nicht schmerzhaft und werden häufig gar nicht oder erst später entdeckt. Sollte Ihr Kind von einer infizierten Zecke gestochen worden sein, bildet sich nach einiger Zeit – Tage oder auch Wochen – auf der Haut die Wanderröte (= Erythema migrans): ein roter Ring, dessen Durchmesser langsam von der Stichstelle ausgehend zunimmt. Sie ist charakteristisch für die Borreliose. Entdecken Sie diesen typischen Hautausschlag bei Ihrem Kind nach einem Zeckenbiss, sollten Sie umgehend mit ihm zum Arzt gehen. Allerdings tritt dieser eindeutige Hautausschlag nicht immer auf.

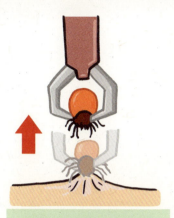

So entfernt man eine Zecke: Das Tier möglichst hautnah greifen, dann gerade herausziehen. Nie am Hinterleib anfassen und quetschen!

Kommt es dann später zu Symptomen, die auch mit einer Borreliose in Verbindung stehen können, sollte an diese Diagnose gedacht und entsprechende Untersuchungen gemacht werden. Wird eine bestehende Infektion nicht behandelt, können unspezifische Symptome auftreten, die auch bei vielen anderen Erkrankungen vorkommen, z. B. Hautveränderungen, Gelenk-, Muskel- und Nervenschmerzen bis hin zu Lähmungen. Das kann die richtige Diagnose manchmal verzögern.

DAS KÖNNEN SIE SELBST TUN

Die beste Maßnahme, um gegen beide Erkrankungen vorzubeugen: Schützen Sie Ihr Kind vor Zeckenstichen. Das gelingt mit den folgenden Regeln:

- Im Wald sollte Ihr Kind nicht im Unterholz spielen, da hier viele Zecken sind.
- Lange und geschlossene Kleidung hält, ebenso wie auf die Haut aufgetragene, Insekten abwehrende Mittel, Zecken fern.
- Lassen Sie Ihr Kind eine Kopfbedeckung tragen – Zecken setzen sich mit Vorliebe in den Nacken unter die Haare.
- Ihr Kind sollte festes Schuhwerk und lange Strümpfe tragen und die Hose in die Strümpfe stecken.
- Nach jedem Aufenthalt in Wald, Wiese und Garten sollten Sie den Körper Ihres Kindes gründlich nach Zecken absuchen und diese ggf. sofort entfernen.
- Wenn Sie ein Haustier haben, sollten Sie dieses auch regelmäßig nach Zecken absuchen. Beim Kuscheln mit dem Haustier können die Zecken zu Ihrem Kind „überlaufen". Ihr Hund sollte ein Zeckenhalsband tragen.

Wurde Ihr Kind von einer infizierten Zecke gestochen, gilt: Je länger die Zecke in der Haut sitzt, umso höher das Risiko, dass sie Ihr Kind mit Borrelien/FSME ansteckt. Also: möglichst umgehend nach jedem Aufenthalt in der Natur den Körper nach Zecken absuchen und sie dann zügig entfernen. Öl und Klebstoff sind nicht die richtigen Mittel hierfür, denn die Zecken ersticken daran und erbrechen ihron Darminhalt in die Einstichstelle – das Risiko einer Infektion steigt. Der richtige Weg ist, die Zecken mit einer Zeckenpinzette oder -karte am tiefstmöglichen Punkt zu fassen – direkt an der Hautoberfläche – und gerade aus der Haut zu ziehen. Bitte drehen oder zerquetschen Sie die Zecke dabei nicht, auch das würde das Risiko einer Infektion erhöhen. Danach desinfizieren Sie die Einstichstelle. Wenn der Saugrüssel in der Stichstelle steckenbleibt, ist das kein Anlass zur Sorge. Er trocknet aus und wächst später von alleine heraus oder kann vom Arzt entfernt werden.

Vor FSME können Sie Ihr Kind neben den genannten Maßnahmen zusätzlich durch eine Impfung schützen. Machen Sie häufig Ausflüge in die Natur oder reisen in Gebiete mit hoher Infektionsgefahr, sollten Sie das tun. Zugelassen ist die Impfung am Ende des ersten Lebensjahres. Da Kleinkinder aber selten FSME-Folgeschäden davontragen, halten manche Mediziner eine Impfung erst ab dem achten Lebensjahr für notwendig. Besprechen Sie dies ggf. mit Ihrem Kinderarzt – auch spezifisch für Ihre Wohn- bzw. Urlaubsregion.

Für die Grundimmunisierung – erstmalige Impfung – sind drei Impfungen notwendig. Bereits 14 Tage nach der zweiten Impfung hat Ihr Kind einen Schutz aufgebaut. Nach der dritten Impfung hält der Impfschutz drei Jahre, danach wird ein Impfabstand von fünf Jahren empfohlen. Mit einem Schnellimpfschema ist es möglich, Ihrem Kind eine Grundimmunisierung innerhalb von drei Wochen vor dem Urlaub zu verschaffen.

DAS MACHT DER ARZT

Die Behandlungsansätze für Borreliose und FSME sind sehr unterschiedlich:

FSME: Da FSME eine Viruserkrankung ist, kann der Arzt kein Medikament zur Heilung verschreiben. Nur Symptome wie Fieber und Schmerzen können behandelt werden. Die Symptome treten erst ca. zwei Wochen nach dem Zeckenbiss auf, daher ist Ihnen der Zusammenhang vielleicht nicht sofort klar. Der Arzt kann dann mithilfe einer Blutuntersuchung die Diagnose absichern. Kommt es bei Ihrem Kind zu einer Hirnhautentzündung infolge der Infektion, muss es auf jeden Fall ins Krankenhaus. Es muss sich dann längere Zeit körperlich schonen und Bettruhe einhalten, außerdem bekommt es Medikamente gegen die Schmerzen, das Fieber, die Entzündung und ggf. gegen einen erhöhten Hirndruck. Bis zur vollständigen Ausheilung kann es zwei bis vier Wochen dauern.

Borreliose: Bei einer Borreliose wird Ihrem Kind ein Antibiotikum für zwei bis drei Wochen verordnet. Damit ist die Gefahr einer weiteren Ausbreitung im Körper gebannt. Sollte sich zu Beginn der Erkrankung die typische Wanderröte auf der Haut nicht zeigen, wird die Diagnose schwieriger. Der Arzt wird Ihrem Kind Blut abnehmen, allerdings müssen die Bluttests vorsichtig interpretiert werden. So kann es vorkommen, dass eine Borreliose vorliegt und der Test sie nicht nachweist – und andersherum. Die Feststellung einer Borreliose beruht daher immer auf einer Kombination von Symptomen, der Krankengeschichte und Bluttests. Es ist sinnlos, das Blut immer wieder zu kontrollieren und zu hoffen, dass das Testergebnis unter Antibiotikagabe „negativ" wird.

Das Ziel der Therapie ist erreicht, sobald die Symptome verschwunden sind und sich Ihr Kind wieder gut fühlt. Wichtig ist, ärztlich klären zu lassen, dass die angegebenen Beschwerden tatsächlich keine anderen Ursachen haben. ==Die „Verlegenheitsdiagnose" Borreliose kann dazu verführen, andere Krankheiten zu übersehen.==

Übrigens: Mit einer aufwendigen und teuren Laboruntersuchung kann herausgefunden werden, ob die Zecke, die Ihr Kind gestochen hat, mit Borrelien befallen ist. Das heißt aber noch nicht, dass Ihr Kind auch infiziert wurde. Und da die Kosten von den Krankenkassen nicht übernommen werden, kann eine routinemäßige Kontrolle der Zecken auf Dauer teuer werden. Auch liegt der Gedanke nah, dass nach jedem Zeckenbiss ohne Abwarten mit einer Antibiotika-Therapie begonnen werden könnte, um absolute Sicherheit zu haben. Bedenken Sie aber, dass nur jede fünfte Zecke befallen ist und nur bei einem Prozent der Infektionen Symptome auftreten, heißt das, dass Sie Ihr Kind bei 1 000 Bissen 998-mal grundlos ein Antibiotikum nehmen lassen – mit allen Nebenwirkungen und Risiken!

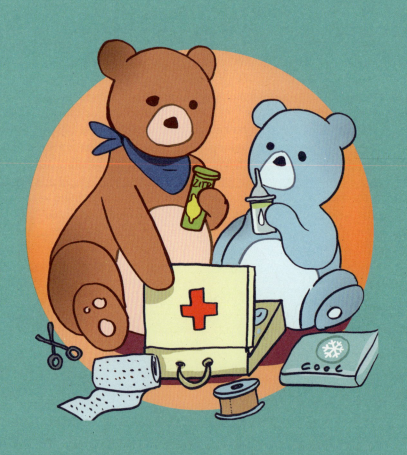

Gut zu wissen

Bewährte Hausmittel → 210

Haus- und Reiseapotheke → 214

Reisen mit Kindern → 218

Register → 220

Giftnotrufnummern → 223

AUCH OHNE REZEPT
Bewährte Hausmittel

Hausmittel sind umstritten. Wissenschaftlich ist ihnen nicht beizukommen, aber viele von ihnen werden seit Jahrzehnten eingesetzt und die meisten sind ohne ernsthafte Nebenwirkungen. Und auch wenn sie vielleicht nach dem Prinzip „Der Glaube versetzt Berge" wirken, ist das in diesem Fall nicht das Schlechteste – und fast kostenlos. Außerdem kann es Spaß machen, bestimmte Hausmittel selbst „zuzubereiten" und anzuwenden. Sie vermitteln Ihrem Kind mit dem sinnvollen Einsatz von selbst hergestellten Mitteln, dass es Alternativen zu chemischen Arzneimitteln gibt und dass man sich bei vielen Erkrankungen auch erst einmal selbst helfen kann.

Besonders wichtig – gerade für Kinder – sind Ruhe, Wärme und ausreichend Flüssigkeit. Es muss nicht immer strikte Bettruhe sein, auch die Couch in Mamas oder Papas Nähe ist prima. Wenn es Ihrem Kind wieder besser geht, ist es meist schwierig mit der Ruhe, aber körperliche Schonung sollte nach einer schweren Infektion schon noch ein paar Tage eingehalten werden.

Es gibt eine Reihe von Hausmitteln, die dem Organismus helfen, schonend sind und auch nicht viel kosten – auf diesen Seiten stellen wir einige davon vor.

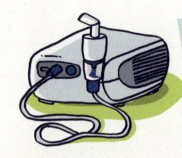

Der elektrische Vernebler ist auch bei jüngeren Kindern eine sichere Methode zur Inhalation.

DAMPFINHALATION
Bei verstopfter Nase und Husten

Heißes Wasser in eine Schüssel und dann den Kopf unters Handtuch und tief einatmen. Vorsicht: Nicht zu nah heran, um Verbrühungen zu vermeiden. Zweimal täglich ca. 10 Minuten inhalieren, schon löst sich der Schleim. Sie sollten keine ätherischen Öle oder Kamille zusetzen, da diese die Schleimhäute austrocknen oder auch allergische Reaktionen auslösen können. Inhalieren über der Schüssel ist bei Kindern ab ca. 10 Jahren möglich, allerdings nur unter Ihrer Aufsicht. Bei jüngeren Kindern kann die Inhalation mit dem elektrischen Vernebler oder Töpfen mit speziellen Aufsätzen erfolgen.

ROTLICHTLAMPE
Bei Nasennebenhöhlenentzündung

Zweimal täglich 5 bis 10 Minuten Bestrahlung

mit der Rotlichtlampe kann bei Schleimverflüssigung und -abfluss helfen. Geeignet ab 10 Jahren. Der vorgeschriebene Mindestabstand (je nach Modell meist 30–50 Zentimeter) muss unbedingt eingehalten werden, das Kind darf nicht direkt in das Licht schauen. Während der Bestrahlung müssen Sie Ihr Kind immer beaufsichtigen!

NASENDUSCHEN
Bei Nasennebenhöhlenentzündungen und Allergien
Nasenduschen können allergieauslösende Pollen aus der Nase spülen und damit die unangenehme Schleimproduktion eindämmen. Bei einer Entzündung der Nebenhöhlen können Nasenduschen helfen, festsitzendes Sekret zu verflüssigen. Bei einer Allergie kann das Ausspülen dabei helfen, Symptome zu mindern und ggf. auch weniger Medikamente nötig zu machen. Ab einem Alter von 5 Jahren können Sie versuchen, ob Ihr Kind die Nasendusche mag und damit zurechtkommt. Mit einer großen Schüssel auf dem Tisch kann Ihr Kind spielerisch den Umgang mit dieser nebenwirkungsarmen Therapie ausprobieren.

WÄRMFLASCHE UND CO.
Bei Rücken- oder Nackenschmerzen, Bauchschmerzen, Wachstumsschmerzen
Ob elektrisches Wärmekissen, Kirschkernkissen oder altbewährte Wärmflasche: Wärme hilft bei Verspannungen aller Art. Passen Sie auf, dass die Wärmflasche nicht zu heiß ist und wickeln Sie sie immer in Stoff ein. Für Kinder gibt es schöne Umschläge mit lustigen Motiven. Legen Sie sie nie direkt auf die Haut und kontrollieren die Temperatur einige Minuten auf Ihrer eigenen Haut.

WARME UMSCHLÄGE/WICKEL
Bei Bauchschmerzen, Wachstumsschmerzen, Halsschmerzen, Husten
Warme Umschläge wirken durch die Feuchtigkeit etwas tiefer im Gewebe als eine Wärmflasche. Ihre Wärmeabgabe wird manchmal etwas angenehmer empfunden.

Für warme Umschläge nehmen Sie ein Hand- oder Geschirrtuch, tauchen es in warmes Wasser und wringen es leicht aus. Zum Abdecken nehmen Sie ein bis zwei trockene Tücher und befestigen das Ganze mit einem Schal. Auch im Wasserbad erwärmter Quark kann in einem Halswickel eingesetzt werden. Dazu tragen Sie den Quark ca. fingerdick in der Mitte eines Tuchs auf, schlagen dieses von beiden Seiten ein, legen die Wickel um den Hals Ihres Kindes und fixieren sie mit einem Schal. Vor dem Auflegen immer die Temperatur prüfen!

KALTE UMSCHLÄGE
Bei Fieber (ab 38,5 Grad Celsius)
Nehmen Sie ein Handtuch, getränkt mit lauwarmem – nicht eiskaltem! – Wasser, wringen es aus und wickeln es Ihrem Kind um die Wa-

de. Schlagen Sie ein schützendes, trockenes Tuch darum und lassen den Wickel ca. 15 bis 20 Minuten wirken. Wenn die Waden immer noch warm sind, können Sie das Ganze noch einmal wiederholen. Immer wieder mal die Körpertemperatur messen, um die Wirkung der Wickel zu überprüfen. Ist Ihrem Kind kalt, hat es Schüttelfrost oder sind ihm die Wickel unangenehm, sollten Sie keine Wadenwickel anlegen. Nach der Behandlung sollte Ihr Kind noch einige Zeit im Bett ruhen, da durch die Wadenwickel der Kreislauf belastet wird.

Kalte Halswickel können die Beschwerden bei einer Halsentzündung lindern. Ob Sie Ihrem Kind warme oder kalte Halswickel machen, hängt von der Vorliebe Ihres Kindes ab. Fragen Sie es, was die Beschwerden am besten lindert.

KÜHLPACKUNG
Bei Schwellungen und Entzündungen

Ein wichtiger Baustein beim PECH-Schema nach Sportverletzungen (siehe S. 41). Kühlpackungen vor dem Auflegen immer mit einem Handtuch umwickeln – sonst besteht die Gefahr von Erfrierungen. Ca. 10 Minuten kühlen, dann Pause machen. Wenn keine Kühlpackungen zur Hand sind, können Sie zur Kühlung auch Dinge aus dem Gefrierfach verwenden, z.B. tiefgefrorene Erbsen oder kleine bunte Schokokugeln, die Ihr Kind, wenn Sie wieder warm sind, aufessen darf.

QUARKWICKEL
Bei Entzündungen und Sonnenbrand

Den Quark aus dem Kühlschrank auf knapp Zimmertemperatur (ca. 18 Grad Celsius) erwärmen lassen und dann direkt auf die Haut auftragen und mit einem Tuch abdecken. Das Tuch kann mit einer Mullbinde fixiert werden. Für ca. 20 Minuten einwirken lassen. Das Prozedere kann mehrfach am Tag wiederholt werden. Für die etwas „sauberere" Variante schlagen Sie den Quark in ein Tuch ein, statt ihn direkt aufzutragen. Quarkwickel können auch bei Wachstumsschmerzen zur Linderung dienen. Spaß macht es, wenn Sie Ihr Kind bei der Herstellung der Wickel mithelfen lassen! Achtung: Nie auf offene Wunden auftragen!

GURGELN
Bei Halsentzündungen

Drei- bis viermal täglich mit Salbei- oder Arnikatee gurgeln kann dem strapazierten Hals guttun. Auch Salzlösung kann helfen.

BEI VERSTOPFUNG

Buttermilch mit 1 oder 2 Teelöffel Milchzucker zum Frühstück kann helfen, ebenso Trockenobst, z.B. Aprikosen in Wasser aufgeweicht. Achten Sie immer darauf, dass Ihr Kind genügend trinkt. Gerade im Sommer kann zu wenig trinken eine unangenehme Verstopfung mit Bauchkrämpfen hervorrufen.

Homöopathie – Beweise nein, Hinweise ja

Im Ernstfall lieber auf Nummer sicher: Bei ernsthaften Erkrankungen und Störungen raten wir von homöopathischen (Eigen-)Behandlungen ab: Zwar gibt es Hinweise für eine Wirksamkeit von homöopathischer Behandlung im Einzelfall bei einigen Erkrankungen, als allgemeines Konzept ist die Homöopathie aber zur Behandlung von Krankheiten und Störungen nicht geeignet. Aus wissenschaftlicher Sicht fehlen schlicht und einfach die Beweise für ihre therapeutische Wirksamkeit. Lassen Sie also im Ernstfall oder wenn Sie unsicher sind und keine Zeit verlieren wollen Ihr Kind stets zunächst schulmedizinisch untersuchen und behandeln.

Sagen Sie Bescheid: Wird Ihr Kind ergänzend oder unterstützend bei einem anderen Arzt oder Heilpraktiker homöopathisch behandelt, muss Ihr Kinderarzt das wissen. Um Nebenwirkungen zu minimieren, müssen ihm alle Behandlungsansätze bekannt sein!

NASENTROPFEN

Gegen die verstopfte Nase Ihres Babys können Sie einen halben Teelöffel Kochsalz in 250 Milliliter Wasser auflösen. Diese Lösung tröpfeln Sie mit einer Pipette aus der Apotheke in die Nasenlöcher. Dies können Sie ohne Bedenken mehrmals täglich wiederholen. Die Salzlösung möglichst jeden Tag neu ansetzen.

SELBSTGEMACHTE HUSTENSÄFTE

Hustensaft aus Rettich

Halbieren Sie einen schwarzen Rettich, höhlen ihn aus, bohren ihn unten an und pinseln Sie die Wände großzügig mit Honig aus. Setzen Sie ihn auf ein Glas, sodass der Honig dorthin abfließen kann. Von dem aufgefangenen Honig können Sie Ihrem Kind ab dem zweiten Lebensjahr ein- bis zweimal täglich einen Esslöffel geben.

Hustensaft aus Zwiebeln

Geben Sie einen halben Liter Wasser, 100 bis 150 Gramm braunen Kandiszucker (alternativ Honig), 2 bis 3 mittelgroße, gehackte Zwiebeln und ½ Teelöffel Thymian in einen Topf und köcheln alles auf kleiner Flamme zu einem Sirup. Geben Sie diesen durch ein Sieb. Den Sud können Sie Ihrem Kind – dreimal täglich einen Esslöffel – als Hustensaft geben. Lassen Sie Ihr Kind bei der Herstellung mithelfen und z. B. die Honigsorte aussuchen.

Bewährte Hausmittel

DAS GEHÖRT IN DEN ARZNEISCHRANK
Haus- und Reiseapotheke

Checkliste Hausapotheke

- ☐ Schmerz- und Erkältungsmittel
- ☐ Fiebersenkende Medikamente
- ☐ Abschwellende Nasentropfen, (Meer-)Salzlösung für die Nase
- ☐ Wunddesinfektionsmittel und Heilsalbe
- ☐ Sterile Kompressen und Mullbinden
- ☐ Notfall-Rufnummern auf großem Zettel
- ☐ Pflaster
- ☐ Erste-Hilfe-Anleitung
- ☐ Mittel gegen Insektenstiche, Sonnenbrand, Juckreiz
- ☐ Verbandpäckchen und Brandwundenverbandpäckchen
- ☐ Heftpflaster, Verbandklammern, Sicherheitsnadeln
- ☐ Splitterpinzette, Verbandschere
- ☐ Fieberthermometer (quecksilberfrei)
- ☐ Kühlpackungen (im Eisfach aufbewahren)
- ☐ Einmalhandschuhe
- ☐ Zeckenzange
- ☐ Dreieckstuch
- ☐ Ggf. Notfallset bei Vergiftungen (siehe S. 62)

Mindestens einmal im Jahr sollten Sie Medikamente und Verbandmaterial kontrollieren und ggf. auffüllen. Die Hausapotheke kindersicher an einem trockenen Ort aufbewahren, beispielsweise auf dem Schlafzimmerschrank.

Checkliste Reiseapotheke

Basis: Das sollten Sie für Ihre Kinder immer einpacken.

- ☐ Arzneimittel, die Sie regelmäßig verwenden – am besten doppelt so viel, wie Ihr Kind voraussichtlich braucht
- ☐ Mittel gegen Fieber und Schmerzen
- ☐ Desinfektionsmittel (Povidon-Jod, z. B. Betaisodona)
- ☐ Sonnenschutz, -hut, -brille
- ☐ Mücken-/Zeckenschutzmittel
- ☐ Fieberthermometer (quecksilberfrei)

Gut zu wissen

- Pinzette, die sich zum Entfernen von Splittern und Zecken eignet
- Heftpflaster zum Selbstausschneiden oder in verschiedenen Größen
- Elastische Binden und Mullbinden
- Klammern oder Rollenpflaster, um die Verbände zu fixieren
- Dreieckstuch
- Kleine Schere

Extras: Das sollten Sie je nach Reiseland, geplanten Aktivitäten und Krankheitsanfälligkeit Ihres Kindes einpacken.

- Mittel gegen Durchfall
- Pulver mit Elektrolyten
- Schnupfenmittel, wie Nasenspray
- Mittel bei Sonnenbrand
- Mittel gegen Übelkeit, besonders bei Reisekrankheit
- Mittel bei Verstopfung
- Mittel gegen Allergien
- Ohrenstöpsel
- Mittel zur Wasserdesinfektion, vor allem in den Tropen und Subtropen
- Moskitonetz, speziell im Malariagebiet
- Malariaprophylaxe nach Rücksprache mit dem Arzt, Apotheker oder der Fachberatung, z. B. durch das Tropeninstitut

Ein guter Schutz gegen viele Infektionen ist die Impfung. Lassen Sie daher den Impfschutz Ihres Kindes regelmäßig vom Hausarzt überprüfen und ggf. auffrischen.

Wenn Sie exotische Länder bereisen, benötigt Ihr Kind nicht selten zusätzliche Impfungen. Erkundigen Sie sich frühzeitig beim Reiseveranstalter oder z. B. auf www.crm.de, welche Impfungen notwendig sind, damit genug Zeit zum Aufbau des Impfschutzes bleibt.

Hat Ihr Kind Diabetes und behandeln Sie diesen mit Insulin, sollten Sie sich – gerade bei Flugreisen – eine Bescheinigung darüber beim Arzt holen, damit Sie die Grenzkontrollen ohne Probleme passieren können. Nutzen Sie hierzu am besten die Vordrucke auf www.diabetesde.org/gesund_leben/reisen/

ALLGEMEINE HINWEISE:
Bewahren Sie Medikamente in der Originalverpackung und mit Beipackzettel auf. So haben Sie stets alle wichtigen Informationen zu den Arzneimitteln parat und Verwechslungen sind ausgeschlossen.

Auswahl an guten Medikamenten für die Haus- und Reiseapotheke

BEI SCHMERZEN UND FIEBER

Bei Schmerzen und Fieber eignen sich Ibuprofen und Parazetamol auch bei Kindern, Stillenden, Schwangeren (Ibuprofen nicht im letzten Drittel). Für Kinder ist Saft besonders gut dosierbar.

Tipp: Schmerzmittel sollten Sie nur zurückhaltend, kurz und laut Dosierempfehlung verwenden. Sonst drohen gefährliche Nebenwirkungen.

BEI SCHÜRFWUNDEN

Kleine Verletzungen, vor allem Schürfwunden, und die umgebende Haut sollten sofort desinfiziert werden. Das tötet Bakterien, Pilze und Viren, die sonst leicht Entzündungen hervorrufen. Präparate mit Povidon-Jod oder Phenoxyethanol/Octenidin brennen nicht so stark – das ist gut für Kinder. Povidon-Jod sollte aber nicht bei Säuglingen unter sechs Monaten zum Einsatz kommen – und ebenso wenig bei Stillenden, Schwangeren und Menschen mit Schilddrüsenüberfunktion.

Tipp: Unabhängig vom Mittel sollte eine einmalige Desinfektion genügen. Entzündet sich die Wunde, muss Ihr Kind zum Arzt.

BEI DURCHFALL

Durchfall gilt als Urlaubsvermieser Nr. 1: Ungewohnte Speisen und Gewürze sind eine Herausforderung für den Darm. Aber auch Keime gedeihen in den Tropen und Subtropen besser und können die Darmmisere auslösen. Wichtigste Maßnahme, vor allem bei Kindern: Wasser und Salze ersetzen. Dazu eignen sich Elektrolytmischungen zum Auflösen. Bei schwerem, krampfartigem Durchfall können Präparate mit Loperamid zum Einsatz kommen. Sie stellen den Darm ruhig, wirken aber nicht gegen die Durchfallursache. Kinder unter zwei Jahren dürfen sie nicht bekommen. Auch Stillende und Schwangere sollten sie weglassen.

BEI SCHNUPFEN

Kaum vorstellbar, aber Schnupfen ist im Sommerurlaub leider keine Seltenheit – oft ausgelöst durch klimatisierte Räume. Dagegen helfen Nasensprays oder -tropfen mit dem abschwellenden Wirkstoff Xylometazolin, am besten ohne Konservierungsmittel. Aber bitte nicht länger als fünf bis sieben Tage anwenden! Andernfalls gewöhnt sich die Nasenschleimhaut daran und schwillt beim Absetzen der Mittel wieder an – ein Teufelskreis beginnt.

Tipp: Für Kinder zwischen zwei und sechs Jahren gibt es niedriger dosierte Sprays. Babynasen helfen oft befeuchtende Tropfen mit Kochsalz.

Gut zu wissen

BEI SONNENBRAND

Bei Sonnenbrand sind Cremes mit Hydrokortison hilfreich, ebenso wie allgemein bei leichten Hautentzündungen und wohl auch bei Juckreiz durch Insektenstiche. Die Präparate dürfen nicht großflächig aufgetragen werden – etwa auf dem ganzen Bauch oder Rücken. Ihr Einsatz ist jedoch bei Schwangeren, Stillenden und Kindern heikel. Sie sollten vor allem auf kühlende Umschläge, z. B. mit Quark (siehe S. 212), und ähnliche Maßnahmen setzen.

BEI ÜBELKEIT

Gegen Übelkeit, Erbrechen und Reisekrankheit hilft besonders der Wirkstoff Diphenhydramin. Der noch weiter verbreitete Wirkstoff Dimenhydrinat ist nur „mit Einschränkungen geeignet", weil sich bei ihm ohne irgendeinen Zusatznutzen das Risiko für unerwünschte Wirkungen erhöht. Für Kinder ab einem Jahr gibt es entsprechende Zäpfchen. Stillende dürfen die Mittel kurzfristig bekommen. Beide Wirkstoffe machen müde und können vorzeitig Wehen auslösen. Also besser nicht in der Schwangerschaft verwenden, vor allem nicht im letzten Drittel!

Tipp: Auch Verstopfung (siehe S. 172) kann Kinder auf Reisen belasten – etwa wegen ungewohnter Ernährung –, vergeht aber von selbst. Abführende Mittel sollten Sie zurückhaltend einsetzen. Länger angewandt, können sie die Darmbewegungen verringern und letztlich zu erneuten Verstopfungen führen. Verträglich für Kleinkinder, Stillende und Schwangere sind Glyzerin-Zäpfchen.

BEI ALLERGIEN

Wenn Sie wissen, daß Ihr Kind allergisch auf bestimmte Reize reagiert, können Sie vorsorglich Medikamente einpacken. Allgemein gegen allergische Beschwerden helfen Mittel mit Cetirizin und Loratadin. Sie blockieren Bindungsstellen für den Botenstoff Histamin, der eine wichtige Rolle beim Aufflammen von Allergien spielt.

Tipp: Kinder ab zwei Jahren dürfen Säfte mit Cetirizin bekommen – ohne ärztliche Rücksprache aber höchstens vier Wochen lang. Die Dosierung erfolgt nach Gewicht. Stillende und Schwangere sollen vor Einnahme der Wirkstoffe ärztlichen Rat einholen. Auf Dauer hilft gegen die Allergie nur eine Desensibilisierung (siehe S. 90).

AUF GROSSER FAHRT
Reisen mit Kindern

Der gemeinsame Urlaub mit Ihrem Kind ist eine ganz besondere Zeit. Sie erleben gemeinsam neue Dinge, lernen sich selbst und Ihr Kind noch besser kennen und wachsen durch bestandene Abenteuer dichter zusammen. Damit der Urlaub für beide Seiten stressfrei wird und Sie gesund zurückkommen, sind vorher aber einige Dinge zu berücksichtigen.

Welche Art von Reise Sie planen, hängt immer auch vom Alter Ihres Kindes ab. Eine Fernreise mit dem Flugzeug kann mit einem Säugling, der zum ersten Mal fliegt, zu einer wahren Tortur für Sie und die Mitreisenden werden. Mit Säuglingen in die Tropen zu reisen kann auch aufgrund der notwendigen Impfungen oder z. B. einer notwendigen Malariaprophylaxe ein schwieriges Unterfangen sein. Außerdem reagieren Säuglinge auf Klima- und Zeitumstellungen deutlich heftiger als größere Kinder. Gerade bei Reisen in die Tropen sollte zudem eine gute medizinische Versorgung vor Ort vorhanden sein, damit bei einer Erkrankung schnelle ärztliche Hilfe möglich ist und nicht erst ein langer Heimtransport organisiert werden muss.

Bei größeren Kindern kann man den Urlaub gut als gemeinsames Projekt angehen. Ihr Kind hat sicher eine mehr oder weniger konkrete Vorstellung, was es gerne möchte: Berge, Meer, Seen, Strand, Sonne, Zelturlaub oder lieber Hotel. Vielleicht mag es gerne mit Ihnen ganz alleine verreisen, oder es braucht unbedingt eine große Gruppe von anderen Kindern, um glücklich zu sein. Aber achten Sie auch darauf, dass Ihre eigenen Ansprüche nicht zu kurz kommen. Es ergibt keinen Sinn, sich ganz auf Ihr Kind einzustellen, um dann unzufrieden und gestresst aus dem Urlaub zurück nach Hause zu kommen. Wenn Sie eher lange Spaziergänge am Strand mögen, Ihr Kind aber Remmidemmi braucht, ist ein Urlaub mit einer Gruppe oder mit einer anderen Familie vielleicht eine gute Lösung. Auch Berge und Wasser schließen sich nicht gegenseitig aus und können für beide Seiten befriedigend sein. Erzählen Sie Ihrem Kind, was Sie vom Urlaub erwarten, und es wird sich gerne Ihren Vorschlägen anschließen, wenn es merkt, dass auch seine Wünsche berücksichtigt werden.

Grundsätzlich gilt beim Verreisen mit Kindern, dass alles länger dauert – planen Sie besser deutlich mehr Zeit ein, als Sie es gewohnt sind. Geraten Sie aufgrund der straffen Planung unter Zeitdruck, merkt Ihr Kind das garantiert, und dann geht erst einmal gar

Gut zu wissen

nichts mehr ... Planen Sie außerdem immer genügend Ruhezeiten für sich und Ihr Kind ein und lassen Sie sich Zeit für Unvorhergesehenes und spontane Erkundigungen.

Damit Sie medizinisch gewappnet sind, überprüfen Sie vor der Reise genauestens Ihre Reiseapotheke (siehe S. 214) und lassen Sie den Impfschutz der ganzen Familie überprüfen – und ggf. auffrischen.

Hat Ihr Kind eine chronische Krankheit, z. B. Diabetes oder Asthma, sprechen Sie Ihre Reisepläne mit dem Kinderarzt ab. Keine Sorge: Die meisten Reisen sind mit einer chronischen Krankheit kein Problem.

Reisekrankheit

Verreisen ist eigentlich eine tolle Sache, die Reisekrankheit kann Ihrem Kind das Ganze aber leider schön vermiesen. Mehr als 10 von 100 Kleinkindern erleben dieses ziemlich üble Gefühl – ob bei Auto-, Bus- oder Bahnfahrt. Besonders heftig reagieren die betroffenen Kinder auf das Schaukeln bei Schiffsfahrten. Ausgelöst wird die Reisekrankheit durch die Reizung des Gleichgewichtsorgans im Innenohr – Übelkeit und Erbrechen sind die Folgen.

Leidet Ihr Kind unter der Reisekrankheit, ist daran leider erst einmal nichts zu ändern, und es wird trotz der Vorsichtsmaßnahmen immer wieder mal die Tüte gebraucht oder der Seitenstreifen angesteuert werden müssen. Wichtig ist: Ihr Kind kann sich noch so sehr „anstrengen", gegen die Übelkeit ist es machtlos. Es gibt allerdings einige Strategien, um die Beschwerden abzumildern:

- Ihr Kind sollte vor der Reise nur wenig essen und trinken. Fett sollte dabei vermieden werden. Trockenes Brot und Tees sind eine gute Wahl.

- Wenn Sie mit dem Auto unterwegs sind, machen Sie viele Pausen und hören auf die Alarmsignale Ihres Kindes. Lieber einmal zu oft Rast machen!

- Ihr Kind sollte nicht lesen und keine Bilderbücher anschauen. Besser sind Hörspiele oder gemeinsames Rätselraten – Ablenkung hilft gegen die Übelkeit.

- Ihr Arzt kann Ihnen Zäpfchen oder Tabletten gegen die Reisekrankheit verschreiben. Nutzen Sie diese ruhig! Es ist für beide – Eltern und Kinder – keine gute Erfahrung, wenn der gemeinsame Urlaub mit Übelkeit und Erbrechen beginnt.

REGISTER

A

Abführmittel 175
AD(H)S 141
Akne 184
Allergien 88
 –, Hausmittel 211
 –, Medikamente 217
Allergietests 90
Anaphylaxie 89
Antibiotika 39
 – vorbeugend verabreichen 81
Antihistaminikum 90
Apgar-Score 9
Aphthen 91
Aspirationspneumonie 118
Aspirin 79, 110
Asthma
 –, allergisches 93
 – bronchiale 92
Astigmatismus 96
Atemaussetzer, nächtliche 121, 122
Atemnot 64
 –, akute 92
 –, nächtliche 134
Atemwege freimachen 34, 49, 64
Atemwegsinfektionen 136
Aufmerksamkeitsdefizit-Hyperaktivitäts-Syndrom (ADHS) 141
Auge
 –, Fremdkörper im 99
 –, tränt/juckt 100
 – verätzt 58
Augenerkrankungen 94
Augengrippe 101
Austrocknung 149, 167
Autoimmunerkrankung 164

B, C

Bauchfellentzündung 147
Bauchschmerzen 144, 148, 173, 181
 –, Hausmittel 211
Beatmen 50
Belastungsasthma 93
Beschneidung 177
Bestrahlung mit Rotlichtlampe 211
Bewegungsentwicklung 21, 22, 24, 26, 29
Bewusstlosigkeit 34
Bienenstich 89
Bindehautentzündung 100
 –, allergische 89, 101
Bisswunden 36
Blinddarmentzündung 146
Blumenkohlohr 130
Blutschwämmchen 193
Blutvergiftung 38
Borreliose 204
Brandwunden 60
Brechdurchfall 166
Bronchitis 102
Bruch 40
Coxsackie-Infektion 188

D

Dampfinhalation 108, 210
Darmeinstülpung 148
Dehydratation 149, 167
Dellwarzen 200
Desensibilisierung 90
Diabetes 9, 28, 194, 195, 203, 215, 219
Diarrhoe 149
Diazepam 111
Diphterie 134
Dreimonatskoliken 104
Dreitagefieber 72, 84
Durchfall 149
 –, Medikamente 216

E

EHEC-Infektion 151
Eiterflechte 186
Elektrolytlösung 150
Entwicklungsgeschwindigkeit 18
Entzündungen, Hausmittel 212
Enzephalitis 78, 204
Erbrechen 152, 219
Erfrierungen 43
Erkältungen 106
Ernährung 16, 17, 21, 24, 20, 27
Erste Hilfe 33
Erste-Hilfe-Kurse 51
Ersticken 34, 64
Ertrinken 46
Erziehung 16, 19, 20, 21, 28

F

Fadenwürmer 180
Farbenblindheit, partielle 98
Faulecken 129
Fehlhaltung 169
Fehlsichtigkeit 95
Feigwarzen 200
Feuermal 193
Fieber 109
 –, Hausmittel 211
 –, Medikamente 216
Fieberbläschen 128
Fieberkrampf 111
Fläschchen, Entwöhnung 21
Fluorid 10
Flüssigkeitsverlust 149, 166
Fremdkörper
 – im Auge 99
 – verschluckt 64
Frühsommer-Meningo-Enzephalitis (FSME) 204
Fruktoseintoleranz 164
Fußpilz 187

G

Gehirnentzündung 78, 204

Gehirnerschütterung 34, 47
Gehirnprellung 47
Gelenk verrenkt/verstaucht 42
Gelenkbildung 42
Gestationsdiabetes 9
Giardiasis 154
Giemen 92
Glutenintoleranz 165
Grippaler Infekt 106
Grippe 112
Grundimmunisierung 74, 78, 83, 206
Gurgeln 212
Gürtelrose 83

H

Halsschmerzen 120
–, Hausmittel 211
Haltungsfehler 169
Haltungsschwäche 170
Hand-Fuß-Mund-Krankheit 188
Harnwegsinfektion 155
Hausapotheke, Checkliste 214
Hausmittel 210
Haut verätzt 58
Hautausschläge bei Kinderkrankheiten 84
Hautwucherung, gutartige 200
Heimlich-Handgriff 65
Herdenimmunität 68
Herpes labialis 128
Herpes Zoster 83
Herpesvirus 72
Herzdruckmassage 50
Herz-Kreislauf-Stillstand 49
Herzrhythmusstörungen 57
Heuschnupfen 88
Hirnhautentzündung 73, 124, 204
Hitzschlag 198
Hodenhochstand 157
Hohlkreuz 170
Hohlrundrücken 171
Homöopathie 213
Hornhautverkrümmung 96
Hüftdysplasie 158
Hüftkopfnekrose 160
Hüftschnupfen 161
Hühnereiweißallergie 70
Husten 102
–, Hausmittel 210, 211, 213
Hustenattacken 114
Hustensaft
– aus Rettich 102, 213
– aus Zwiebeln 103, 213

I

Immunsystem, überaktives 88
Impfkalender 71
Impfreaktionen 70
Impfung 68
–, passive 70
–, Sicherheit 69
– Übersicht 84
– Windpocken 83
Infektasthma 93
Infektion, bakterielle 39
Inhalator 108
Inkubationszeit 78
Insektengiftallergie 89

K

Karies vorbeugen 10, 139
Kartoffelwickel 103
Kehlkopfentzündung 135
Keuchhusten 114
Kieferorthopädie 139
Kinderkrankheiten 67
–, Überblick 84
Kinderlähmung 68
Kinder-Untersuchungsheft 8
Knochen stabilisieren 10
Knochenbruch 40
Kontaktekzem 88
Kopfschmerzen 116
Kopfverletzungen 47
Kortison 93
Krampfanfall 72
Krätzmilben 189
Kreuzbiss 139
Krupp 134
Kühlpackung 212
Kurzsichtigkeit 95, 101
Kusskrankheit 131

L

Laktoseintoleranz 164
Läuse 189
Leberflecken 193
Leistenbruch 162
Lungenentzündung 118

M

Madenwürmer 180
Magen-Darm-Infekte 166
Magersucht 185
Mallorca-Akne 197
Mandelentzündung 120
Mandeln entfernen 121
Mandelvergrößerung 122
Masern 73, 84
Masernenzephalitis 73
Masern-Mumps-Röteln-Impfung (MMR) 70, 76, 78, 83
Medienkonsum 23, 24, 26, 28, 29, 30
Medikamente
–, abführende 175
– für Haus- und Reiseapotheke 216
–, schleimhautabschwellende 107
–, Wirksamkeit 133
Medikamentenallergie 90
Meningitis 124, 204
Migräne 116
Mittelohrentzündung 126
Mononukleose 131
Morbus Crohn 91
Morbus Scheuermann 171
Mumps 75
Mund
–, Entzündungen im 91
–, gelbliche Kruste 186

–, Geschwüre im 128
– verätzt 58
Mundfäule 128
Mundspüllösungen 91
Mundwinkel, entzündete 129
Muttermale 193

N

Nabelbruch 163
Nabelkolik 145
Nacken steif 124, 204
Nackenschmerzen, Hausmittel 211
Nagelumlauf 194
Nahrungsmittelallergien 89
Nahrungsmittelintoleranzen 164
Nase verstopft, Hausmittel 210, 213
Nasenatmung, behinderte 122
Nasenbluten 52
Nasenduschen 211
Nasennebenhöhlenentzündung 107
–, Hausmittel 210, 211
Nasentropfen 213
Nekrose 44
Neugeborenengelbsucht 11
Nissen 189

O

Off-label-use 133
Ohr
–, Bluterguss 130
–, Flüssigkeitsansammlung 127
Ohrenschmerzen 126
Othämatom 130

P, Q

Partnerschaft 15
Paukenerguss 127
PECH-Schema 41
Pfeiffer-Drüsenfieber 131
Pickel 184
Platzwunden 54
Plötzlicher Kindstod 13
Po wund 202
Polio 68
Pseudoarthrose 42
Pseudokrupp 134
Pubertät 31, 184
Putzmittel geschluckt 58, 62
Quarkwickel 212

R

Rachenmandeln, vergrößerte 122
Reanimation 49
Rehabilitation 41
Reiseapotheke 214, 217
Reisekrankheit 219
Reisen mit Kindern 218
Reposition 41
Respiratory-Syncytial-Virus (RS-Virus) 136
Retention 41
Reye-Syndrom 79
Ringelröteln 77, 84
Rotavirus-Infektion 166
Röteln 78, 84
Rötelnembryopathie 78
Röteln-Titer 79
Rot-Grün-Schwäche 98
Rotlichtlampe 210
RSV-Infektion 136
Rückenschmerzen, Hausmittel 211
Rundrücken 170

S

Säugling
–, Bewusstlosigkeit 34
–, Fremdkörper verschluckt 64
–, Normalgewicht 8
Säure geschluckt 58
Schädelprellung 34
Schamlippenverklebung 168
Scharlach 80, 84
Schielen 97, 101
Schlaf-Apnoe-Syndrom 121, 122
Schmerzen, Medikamente 216
Schmierinfektion 75, 80, 114
Schnarchen 121, 122
Schnittwunden 54
Schnuller, Entwöhnung 21
Schnupfen, Medikamente 216
Schönheitsideale 185
Schreianfälle 104
Schürfwunden 54
–, Medikamente 216
Schwangerschaft
–, Nasenbluten 53
–, Röteln 78, 79
Schwangerschaftsdiabetes 8
Schwellungen, Hausmittel 212
Schwimmunfälle 46
Sehvermögen, Entwicklung 94
Sepsis 38
Sexualität 26, 29, 30, 31
Sinusitis 107
Skoliose 169
Sonnenallergie 197
Sonnenbrand 196
–, Hausmittel 212
–, Medikamente 217
Sonnenstich 198
Spange 140
Spannungskopfschmerz 116
Sportverletzungen 41
Sprachentwicklung 14, 17, 19, 22
Stabile Bauchlage 34
Stabile Seitenlage 34
Stabsichtigkeit 96
Ständige Impfkommission (STIKO) 83, 112, 135
Storchenbiss 193
Strabismus 97
Stromunfälle 56
Stuhlgang verhärtet 172
Sublinguale Therapie (SLIT) 90
Sudden Infant Death Syndrom (SIDS) 13

T

Temperatur messen 109
Tetanusimpfung 37, 55, 68
Tierhaarallergie 89
Tollwuterkrankung 37
Tonsillitis 120
Tröpfcheninfektion 77, 80, 106, 114
Trotzphase 19, 20

U

Übelkeit, Medikamente 217
Überbiss 139
Umschläge, warme 211
Unfallverhütung 11, 14, 16, 17, 22, 23, 24
Unterkühlungen 43

V

Varizellen 82
Verätzungen 58
Verbrennungen 60
Vergiftungen 62
Verletzungen, akute 33
Verrenkung 42
Verschlucken 64
Verstauchung 42
Verstopfung 172
 –, Hausmittel 212
Vierfachimpfung 71
Vitamin D 10, 23
Vitamin K 9
Vorhautverengung 176
Vorsorgeuntersuchungen 8
 –, augenärztliche 99

W

Wachstum 7
Wachstumsfuge 41
Wachstumsschmerzen 178
 –, Hausmittel 211
Wärmflasche 211
Warzen 200
Weitsichtigkeit 96
Wespenstich 89
Wickel, warme 211
Wiederbelebungsmaßnahmen 49
Windeldermatitis 202
Windpocken 82, 84
 –, Impfung 71, 83
Wirbelsäulenverkrümmung 169
Wundrose 203
Wundstarrkrampf 68
 –, Impfung 55
Würmer 180

Z

Zahnen 138
Zahnengstand 139
Zahnfäule 139
Zahnpflege 10, 20, 139
Zecke entfernen 206
Zeckenbiss 204
Zirkumzision 177
Zöliakie 165
Zuckerkrankheit 9, 28, 194, 195, 203, 215, 219

Giftnotrufnummern

Berlin, Brandenburg
030 192 40

Baden-Württemberg
0761 192 40

Bayern
089 192 40

Bremen, Hamburg, Niedersachsen, Schleswig-Holstein
0551 192 40

Hessen, Rheinland-Pfalz
06131 192 40 und 06131 23 24 66

Mecklenburg-Vorpommern, Sachsen, Sachsen-Anhalt, Thüringen
0361 730 730

Nordrhein-Westfalen
0228 192 40 und 0228 287 33 211

Saarland
06841 192 40

Österreich
01 406 43 43

Schweiz
145

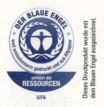

Dieses Buch ist das erste mit dem „Blauen Engel" für Druckerzeugnisse. Das bedeutet unter anderem: Es wurde auf 100 % Recyclingpapier mit mineralölfreien, schadstoffarmen Farben gedruckt und im Vergleich zu gängigen Druckprozessen entstanden beim Druck dieses Buches besonders wenige Emissionen und Papierabfälle. Gedruckt wurde es in Deutschland, um die Wege kurz zu halten.

© 2016 Stiftung Warentest, Berlin

Stiftung Warentest
Lützowplatz 11–13
10785 Berlin
Telefon 0 30/26 31–0
Fax 0 30/26 31–25 25
www.test.de
email@stiftung-warentest.de

USt-IdNr.: DE 1367 25570

Vorstand: Hubertus Primus
Weitere Mitglieder der Geschäftsleitung:
Dr. Holger Brackemann, Daniel Gläser

Alle veröffentlichten Beiträge sind urheberrechtlich geschützt. Die Reproduktion – ganz oder in Teilen – bedarf ungeachtet des Mediums der vorherigen schriftlichen Zustimmung des Verlags. Alle übrigen Rechte bleiben vorbehalten.

Programmleitung: Niclas Dewitz

Autor: Dr. med. Dirk Nonhoff, Köln
Projektleitung: Niclas Dewitz, Christiane Hefendehl
Lektorat: Florian Ringwald
Fachliche Unterstützung: Prof. Dr. Joachim Freihorst, Aalen; Prof. Dr. Gerd Glaeske, Bremen; Dipl. oec. troph. Dagmar von Cramm, Freiburg
Mitarbeit: Karsten Treber
Korrektorat: Hartmut Schönfuß, Berlin
Titelentwurf: Anne-Katrin Körbi
Layout und Satz: Anne-Katrin Körbi
Illustrationen: Olivia Vieweg, Weimar
S. 98: shutterstock/Alexilusmedical

Produktion: Vera Göring
Verlagsherstellung: Rita Brosius (Ltg.), Susanne Beeh
Litho: tiff.any, Berlin
Druck: DBM Druckhaus Berlin-Mitte GmbH

ISBN: 978-3-86851-158-1